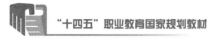
"十四五"职业教育国家规划教材

全国高等职业教育药品类专业
国家卫生健康委员会"十三五"规划教材

供药品经营与管理、药学、中药学、
药品生产技术专业用

药品储存与养护

第 3 版

主 编　徐世义　宫淑秋

副主编　冉启文　刘文娟　黄树春

编　者　（以姓氏笔画为序）

于　静　（山东省莱阳卫生学校）　　　　贾　琦　（黑龙江护理高等专科学校）

冉启文　（重庆医药高等专科学校）　　　顾明华　（江苏省连云港中医药高等职业技术学校）

刘文娟　（山西药科职业学院）　　　　　徐世义　（沈阳药科大学）

连　艳　（成都中医药大学）　　　　　　黄树春　（东北制药集团沈阳东北大药房连锁有限公司）

宫淑秋　（山东省莱阳卫生学校）　　　　颜仁梁　（广东食品药品职业学院）

人民卫生出版社

图书在版编目（CIP）数据

药品储存与养护/徐世义,宫淑秋主编.—3 版.—北京:人民卫生出版社,2018

ISBN 978- 7- 117- 25839- 5

Ⅰ.①药… Ⅱ.①徐…②宫… Ⅲ.①药物贮藏-高等职业教育- 教材②药品管理-高等职业教育- 教材 Ⅳ.①R954

中国版本图书馆 CIP 数据核字（2018）第 081793 号

| 人卫智网 | www.ipmph.com | 医学教育、学术、考试、健康, 购书智慧智能综合服务平台 |
| 人卫官网 | www.pmph.com | 人卫官方资讯发布平台 |

药品储存与养护

第 3 版

主　　编：徐世义　宫淑秋
出版发行：人民卫生出版社（中继线 010- 59780011）
地　　址：北京市朝阳区潘家园南里 19 号
邮　　编：100021
E - mail：pmph @ pmph. com
购书热线：010- 59787592　010- 59787584　010- 65264830
印　　刷：人卫印务（北京）有限公司
经　　销：新华书店
开　　本：850×1168　1/16　印张：15　插页：1
字　　数：353 千字
版　　次：2009 年 1 月第 1 版　2018 年 7 月第 3 版
　　　　　2024 年 10 月第 3 版第 14 次印刷（总第 30 次印刷）
标准书号：ISBN 978- 7- 117- 25839- 5
定　　价：40.00 元

打击盗版举报电话：010- 59787491　E- mail：WQ @ pmph. com
（凡属印装质量问题请与本社市场营销中心联系退换）

全国高等职业教育药品类专业国家卫生健康委员会"十三五"规划教材出版说明

《国务院关于加快发展现代职业教育的决定》《高等职业教育创新发展行动计划（2015-2018年）》《教育部关于深化职业教育教学改革全面提高人才培养质量的若干意见》等一系列重要指导性文件相继出台，明确了职业教育的战略地位、发展方向。为全面贯彻国家教育方针，将现代职教发展理念融入教材建设全过程，人民卫生出版社组建了全国食品药品职业教育教材建设指导委员会。在该指导委员会的直接指导下，经过广泛调研论证，人民卫生出版社启动了全国高等职业教育药品类专业第三轮规划教材的修订出版工作。

本套规划教材首版于2009年，于2013年修订出版了第二轮规划教材，其中部分教材入选了"十二五"职业教育国家规划教材。本轮规划教材主要依据教育部颁布的《普通高等学校高等职业教育（专科）专业目录（2015年）》及2017年增补专业，调整充实了教材品种，涵盖了药品类相关专业的主要课程。全套教材为国家卫生健康委员会"十三五"规划教材，是"十三五"时期人卫社重点教材建设项目。本轮教材继续秉承"五个对接"的职教理念，结合国内药学类专业高等职业教育教学发展趋势，科学合理推进规划教材体系改革，同步进行了数字资源建设，着力打造本领域首套融合教材。

本套教材重点突出如下特点：

1. 适应发展需求，体现高职特色　本套教材定位于高等职业教育药品类专业，教材的顶层设计既考虑行业创新驱动发展对技术技能型人才的需要，又充分考虑职业人才的全面发展和技术技能型人才的成长规律；既集合了我国职业教育快速发展的实践经验，又充分体现了现代高等职业教育的发展理念，突出高等职业教育特色。

2. 完善课程标准，兼顾接续培养　本套教材根据各专业对应从业岗位的任职标准优化课程标准，避免重要知识点的遗漏和不必要的交叉重复，以保证教学内容的设计与职业标准精准对接，学校的人才培养与企业的岗位需求精准对接。同时，本套教材顺应接续培养的需要，适当考虑建立各课程的衔接体系，以保证高等职业教育对口招收中职学生的需要和高职学生对口升学至应用型本科专业学习的衔接。

3. 推进产学结合，实现一体化教学　本套教材的内容编排以技能培养为目标，以技术应用为主线，使学生在逐步了解岗位工作实践，掌握工作技能的过程中获取相应的知识。为此，在编写队伍组建上，特别邀请了一大批具有丰富实践经验的行业专家参加编写工作，与从全国高职院校中遴选出的优秀师资共同合作，确保教材内容贴近一线工作岗位实际，促使一体化教学成为现实。

4. 注重素养教育，打造工匠精神　在全国"劳动光荣、技能宝贵"的氛围逐渐形成，"工匠精神"在各行各业广为倡导的形势下,医药卫生行业的从业人员更要有崇高的道德和职业素养。教材更加强调要充分体现对学生职业素养的培养,在适当的环节,特别是案例中要体现出药品从业人员的行为准则和道德规范,以及精益求精的工作态度。

5. 培养创新意识,提高创业能力 为有效地开展大学生创新创业教育,促进学生全面发展和全面成才,本套教材特别注意将创新创业教育融入专业课程中,帮助学生培养创新思维,提高创新能力、实践能力和解决复杂问题的能力,引导学生独立思考、客观判断,以积极的、锲而不舍的精神寻求解决问题的方案。

6. 对接岗位实际,确保课证融通 按照课程标准与职业标准融通,课程评价方式与职业技能鉴定方式融通,学历教育管理与职业资格管理融通的现代职业教育发展趋势,本套教材中的专业课程,充分考虑学生考取相关职业资格证书的需要,其内容和实训项目的选取尽量涵盖相关的考试内容,使其成为一本既是学历教育的教科书,又是职业岗位证书的培训教材,实现"双证书"培养。

7. 营造真实场景,活化教学模式 本套教材在继承保持人卫版职业教育教材栏目式编写模式的基础上,进行了进一步系统优化。例如,增加了"导学情景",借助真实工作情景开启知识内容的学习;"复习导图"以思维导图的模式,为学生梳理本章的知识脉络,帮助学生构建知识框架。进而提高教材的可读性,体现教材的职业教育属性,做到学以致用。

8. 全面"纸数"融合,促进多媒体共享 为了适应新的教学模式的需要,本套教材同步建设以纸质教材内容为核心的多样化的数字教学资源,从广度、深度上拓展纸质教材内容。通过在纸质教材中增加二维码的方式"无缝隙"地链接视频、动画、图片、PPT、音频、文档等富媒体资源,丰富纸质教材的表现形式,补充拓展性的知识内容,为多元化的人才培养提供更多的信息知识支撑。

本套教材的编写过程中,全体编者以高度负责、严谨认真的态度为教材的编写工作付出了诸多心血,各参编院校对编写工作的顺利开展给予了大力支持,从而使本套教材得以高质量如期出版,在此对有关单位和各位专家表示诚挚的感谢!教材出版后,各位教师、学生在使用过程中,如发现问题请反馈给我们(renweiyaoxue@163.com),以便及时更正和修订完善。

人民卫生出版社

2018 年 3 月

全国高等职业教育药品类专业国家卫生健康委员会
"十三五"规划教材
教材目录

序号	教材名称	主编	适用专业
1	人体解剖生理学(第3版)	贺 伟　吴金英	药学类、药品制造类、食品药品管理类、食品工业类
2	基础化学(第3版)	傅春华　黄月君	药学类、药品制造类、食品药品管理类、食品工业类
3	无机化学(第3版)	牛秀明　林 珍	药学类、药品制造类、食品药品管理类、食品工业类
4	分析化学(第3版)	李维斌　陈哲洪	药学类、药品制造类、食品药品管理类、医学技术类、生物技术类
5	仪器分析	任玉红　闫冬良	药学类、药品制造类、食品药品管理类、食品工业类
6	有机化学(第3版)*	刘 斌　卫月琴	药学类、药品制造类、食品药品管理类、食品工业类
7	生物化学(第3版)	李清秀	药学类、药品制造类、食品药品管理类、食品工业类
8	微生物与免疫学*	凌庆枝　魏仲香	药学类、药品制造类、食品药品管理类、食品工业类
9	药事管理与法规(第3版)	万仁甫	药学类、药品经营与管理、中药学、药品生产技术、药品质量与安全、食品药品监督管理
10	公共关系基础(第3版)	秦东华　惠 春	药学类、药品制造类、食品药品管理类、食品工业类
11	医药数理统计(第3版)	侯丽英	药学、药物制剂技术、化学制药技术、中药制药技术、生物制药技术、药品经营与管理、药品服务与管理
12	药学英语	林速容　赵 旦	药学、药物制剂技术、化学制药技术、中药制药技术、生物制药技术、药品经营与管理、药品服务与管理
13	医药应用文写作(第3版)	张月亮	药学、药物制剂技术、化学制药技术、中药制药技术、生物制药技术、药品经营与管理、药品服务与管理

序号	教材名称	主编	适用专业
14	医药信息检索(第3版)	陈 燕 李现红	药学、药物制剂技术、化学制药技术、中药制药技术、生物制药技术、药品经营与管理、药品服务与管理
15	药理学(第3版)	罗跃娥 樊一桥	药学、药物制剂技术、化学制药技术、中药制药技术、生物制药技术、药品经营与管理、药品服务与管理
16	药物化学(第3版)	葛淑兰 张彦文	药学、药品经营与管理、药品服务与管理、药物制剂技术、化学制药技术
17	药剂学(第3版)*	李忠文	药学、药品经营与管理、药品服务与管理、药品质量与安全
18	药物分析(第3版)	孙 莹 刘 燕	药学、药品质量与安全、药品经营与管理、药品生产技术
19	天然药物学(第3版)	沈 力 张 辛	药学、药物制剂技术、化学制药技术、生物制药技术、药品经营与管理
20	天然药物化学(第3版)	吴剑峰	药学、药物制剂技术、化学制药技术、生物制药技术、中药制药技术
21	医院药学概要(第3版)	张明淑 于 倩	药学、药品经营与管理、药品服务与管理
22	中医药学概论(第3版)	周少林 吴立明	药学、药物制剂技术、化学制药技术、中药制药技术、生物制药技术、药品经营与管理、药品服务与管理
23	药品营销心理学(第3版)	丛 媛	药学、药品经营与管理
24	基础会计(第3版)	周凤莲	药品经营与管理、药品服务与管理
25	临床医学概要(第3版)*	曾 华	药学、药品经营与管理
26	药品市场营销学(第3版)*	张 丽	药学、药品经营与管理、中药学、药物制剂技术、化学制药技术、生物制药技术、中药制药技术、药品服务与管理
27	临床药物治疗学(第3版)*	曹 红	药学、药品经营与管理、药品服务与管理
28	医药企业管理	戴 宇 徐茂红	药品经营与管理、药学、药品服务与管理
29	药品储存与养护(第3版)	徐世义 宫淑秋	药品经营与管理、药学、中药学、药品生产技术
30	药品经营管理法律实务(第3版)*	李朝霞	药品经营与管理、药品服务与管理
31	医学基础(第3版)	孙志军 李宏伟	药学、药物制剂技术、生物制药技术、化学制药技术、中药制药技术
32	药学服务实务(第2版)	秦红兵 陈俊荣	药学、中药学、药品经营与管理、药品服务与管理

序号	教材名称	主编	适用专业
33	药品生产质量管理(第3版)*	李洪	药物制剂技术、化学制药技术、中药制药技术、生物制药技术、药品生产技术
34	安全生产知识(第3版)	张之东	药物制剂技术、化学制药技术、中药制药技术、生物制药技术、药学
35	实用药物学基础(第3版)	丁丰 张庆	药学、药物制剂技术、生物制药技术、化学制药技术
36	药物制剂技术(第3版)*	张健泓	药学、药物制剂技术、化学制药技术、生物制药技术
	药物制剂综合实训教程	胡英 张健泓	药学、药物制剂技术、药品生产技术
37	药物检测技术(第3版)	甄会贤	药品质量与安全、药物制剂技术、化学制药技术、药学
38	药物制剂设备(第3版)	王泽	药品生产技术、药物制剂技术、制药设备应用技术、中药生产与加工
39	药物制剂辅料与包装材料(第3版)*	张亚红	药物制剂技术、化学制药技术、中药制药技术、生物制药技术、药学
40	化工制图(第3版)	孙安荣	化学制药技术、生物制药技术、中药制药技术、药物制剂技术、药品生产技术、食品加工技术、化工生物技术、制药设备应用技术、医疗设备应用技术
41	药物分离与纯化技术(第3版)	马娟	化学制药技术、药学、生物制药技术
42	药品生物检定技术(第2版)	杨元娟	药学、生物制药技术、药物制剂技术、药品质量与安全、药品生物技术
43	生物药物检测技术(第2版)	兰作平	生物制药技术、药品质量与安全
44	生物制药设备(第3版)*	罗合春 贺峰	生物制药技术
45	中医基本理论(第3版)*	叶玉枝	中药制药技术、中药学、中药生产与加工、中医养生保健、中医康复技术
46	实用中药(第3版)	马维平 徐智斌	中药制药技术、中药学、中药生产与加工
47	方剂与中成药(第3版)	李建民 马波	中药制药技术、中药学、药品生产技术、药品经营与管理、药品服务与管理
48	中药鉴定技术(第3版)*	李炳生 易东阳	中药制药技术、药品经营与管理、中药学、中草药栽培技术、中药生产与加工、药品质量与安全、药学
49	药用植物识别技术	宋新丽 彭学著	中药制药技术、中药学、中草药栽培技术、中药生产与加工

序号	教材名称	主编	适用专业
50	中药药理学（第3版）	袁先雄	药学、中药学、药品生产技术、药品经营与管理、药品服务与管理
51	中药化学实用技术（第3版）*	杨 红 郭素华	中药制药技术、中药学、中草药栽培技术、中药生产与加工
52	中药炮制技术（第3版）	张中社 龙全江	中药制药技术、中药学、中药生产与加工
53	中药制药设备（第3版）	魏增余	中药制药技术、中药学、药品生产技术、制药设备应用技术
54	中药制剂技术（第3版）	汪小根 刘德军	中药制药技术、中药学、中药生产与加工、药品质量与安全
55	中药制剂检测技术（第3版）	田友清 张钦德	中药制药技术、中药学、药学、药品生产技术、药品质量与安全
56	药品生产技术	李丽娟	药品生产技术、化学制药技术、生物制药技术、药品质量与安全
57	中药生产与加工	庄义修 付绍智	药学、药品生产技术、药品质量与安全、中药学、中药生产与加工

说明：* 为"十二五"职业教育国家规划教材。全套教材均配有数字资源。

全国食品药品职业教育教材建设指导委员会
成员名单

主 任 委 员： 姚文兵　中国药科大学

副主任委员： 刘　斌　天津职业大学　　　　　　　马　波　安徽中医药高等专科学校

冯连贵　重庆医药高等专科学校　　　袁　龙　江苏省徐州医药高等职业学校

张彦文　天津医学高等专科学校　　　缪立德　长江职业学院

陶书中　江苏食品药品职业技术学院　张伟群　安庆医药高等专科学校

许莉勇　浙江医药高等专科学校　　　罗晓清　苏州卫生职业技术学院

昝雪峰　楚雄医药高等专科学校　　　葛淑兰　山东医学高等专科学校

陈国忠　江苏医药职业学院　　　　　孙勇民　天津现代职业技术学院

委　　　　员（以姓氏笔画为序）：

于文国　河北化工医药职业技术学院　杨元娟　重庆医药高等专科学校

王　宁　江苏医药职业学院　　　　　杨先振　楚雄医药高等专科学校

王玮瑛　黑龙江护理高等专科学校　　邹浩军　无锡卫生高等职业技术学校

王明军　厦门医学高等专科学校　　　张　庆　济南护理职业学院

王峥业　江苏省徐州医药高等职业学校　张　建　天津生物工程职业技术学院

王瑞兰　广东食品药品职业学院　　　张　铎　河北化工医药职业技术学院

牛红云　黑龙江农垦职业学院　　　　张志琴　楚雄医药高等专科学校

毛小明　安庆医药高等专科学校　　　张佳佳　浙江医药高等专科学校

边　江　中国医学装备协会康复医学　张健泓　广东食品药品职业学院

装备技术专业委员会　　　　张海涛　辽宁农业职业技术学院

师邱毅　浙江医药高等专科学校　　　陈芳梅　广西卫生职业技术学院

吕　平　天津职业大学　　　　　　　陈海洋　湖南环境生物职业技术学院

朱照静　重庆医药高等专科学校　　　罗兴洪　先声药业集团

刘　燕　肇庆医学高等专科学校　　　罗跃娥　天津医学高等专科学校

刘玉兵　黑龙江农业经济职业学院　　邾枝花　安徽医学高等专科学校

刘德军　江苏省连云港中医药高等职业　金浩宇　广东食品药品职业学院

技术学校　　　　　　　　　周双林　浙江医药高等专科学校

孙　莹　长春医学高等专科学校　　　郝晶晶　北京卫生职业学院

严　振　广东省药品监督管理局　　　胡雪琴　重庆医药高等专科学校

李　霞　天津职业大学　　　　　　　段如春　楚雄医药高等专科学校

李群力　金华职业技术学院　　　　　袁加程　江苏食品药品职业技术学院

莫国民　上海健康医学院

顾立众　江苏食品药品职业技术学院

倪　峰　福建卫生职业技术学院

徐一新　上海健康医学院

黄丽萍　安徽中医药高等专科学校

黄美娥　湖南食品药品职业学院

晨　阳　江苏医药职业学院

葛　虹　广东食品药品职业学院

蒋长顺　安徽医学高等专科学校

景维斌　江苏省徐州医药高等职业学校

潘志恒　天津现代职业技术学院

前　言

药品储存与养护是全国高等职业教育药品类专业的一门核心专业课程。随着高等职业教育理念的转变,我国高等职业教育进入了快速发展时期。"以培养高素质技能型人才为核心,以就业为导向、能力为本位、学生为主体",成为全国高等职业教育的指导思想。为适应新形势下全国高等职业教育药品类专业教育改革和发展的需要,本次修订教材在编写过程中认真落实上述指导思想,主要侧重药品储存与养护知识的应用、实践技能的训练,贯彻"实用为主,必需、够用和管用为度"的原则,突出重点,避免烦琐的叙述,丰富实践技能知识,强调实用性。对药品储存与养护岗位所需知识和能力结构进行深入分析,确保修订教材内容与药品储存与养护岗位技能有效衔接。修订教材既有利于教师讲课的发挥,又有利于学生自学。注重在观察和动手中归纳概念,既增加学生的自主学习兴趣,又易于学生掌握相关技能。

第 3 版教材主要以《药品经营质量管理规范》(2016 年版)及其附录作为教材内容修订的依据,修正第 2 版教材已落后于药品监管的部分内容。本轮修改以服务药品储存岗位一线为宗旨,教材内容与企业岗位紧密对接,同时吸纳各使用院校教师提出的修改意见,以满足高等职业教育应用技能型人才培养的要求。

本书重点介绍了药品储存与养护的基础知识、药品的仓储管理、药品出入库管理、仓库的温湿度管理、仓库害虫的防治、药品的霉变与防治、常见药品的储存与养护、中药的储存与养护、特殊管理药品的储存与养护等。新加入了药品冷链运输管理、计算机管理系统、仓库温湿度自动监测等内容,使学生在具有必需的基础理论和专业知识的基础上,重点掌握从事药品养护领域实际工作的基本技能,毕业后具备直接从事药品储存与养护技术工作和管理工作的能力。

本书适用于全国高等职业教育药品经营与管理、药学、中药学、药品生产技术等专业学生学习药品储存与养护相关知识和技能。第一章由东北制药集团沈阳东北大药房连锁有限公司黄树春编写;第二章由山西药科职业学院刘文娟编写;第三章及附录、课程标准由沈阳药科大学徐世义编写;第四章由黑龙江护理高等专科学校贾琦编写;第五章由江苏省连云港中医药高等职业技术学校顾明华编写;第六章由成都中医药大学连艳编写;第七章由重庆医药高等专科学校冉启文编写;第八章由山东省莱阳卫生学校宫淑秋编写;第九章由广东食品药品职业学院颜仁梁编写;实训项目由山东省莱阳卫生学校于静编写(其中实训项目二由贾琦编写)。

尽管编者们做了很大努力，但鉴于编者水平有限和时间仓促，本书错误和欠妥之处在所难免，敬请各校师生在教学过程中提出宝贵意见，以便修订再版时臻于完善。在此对各参编院校给予的大力支持表示感谢，也对编写时参考使用到的有关书籍和文献的著作者表示深深的谢意。

徐世义

2018 年 3 月

目　　录

第一章

绪 论

ER-01章PPT

导学情景 ∨

情景描述

李先生患糖尿病 5 年,接受医生建议,开始使用胰岛素治疗。起初的一段时间效果很好,血糖指标正常,胃肠不适反应消失,周围神经病变症状也有所缓解。但是今年春天李先生的血糖浓度却出现了反复。无奈之下,李先生再次请教医生,跟医生讲述了他的用药、饮食和运动情况,医生询问了他对胰岛素的保管情况。原来李先生新买回的胰岛素是放在冷藏箱里的,但启用以后就放在书柜常温保存,外出也就放在随身携带的普通包里。

学前导语

药品作为特殊商品,关系着企业的经济效益和社会效益,更关系着人民群众的生命安全。国家对药品管理从生产、经营到应用领域均有严格的法律法规。如果储存不当,即使在有效期内也可能发生变质、失效甚至产生有毒物质。由此可见药品储存与养护在安全用药方面的重要性。本章将带领大家学习药品储存与养护的基本知识。

第一节 概述

随着人们生活水平和保健意识的提高以及科学技术的发展,药品销售规模逐年扩大,2016 年全国七大类医药商品销售总额 18 393 亿元(销售总额为含税值),其中,药品零售市场 3679 亿元。(数据来源:商务部《2016 年药品流通行业运行统计分析报告》)。药品作为特殊商品,关系到人们的生命健康安全,国家对药品的生产、销售和使用制定了严格的法律法规。《中国药典》(2015 年版)收载品种达 5608 种。无论是药品生产企业必须执行的《药品生产质量管理规范》(GMP),还是药品流通领域必须遵守的《药品经营质量管理规范》(GSP),对药品的仓储管理都提出了相当高的要求。这说明药品的储存养护与药品的质量具有重大关联,各药品生产厂家、经营企业都必须严格按照 GMP、GSP 的要求进行药品储存与养护管理。

一、药品的概念

药品系指用于预防、治疗、诊断人的疾病,有目的地调节人的生理机能并规定有适应证或者功能主治、用法和用量的物质,包括中药材、中药饮片、中成药、化学原料药及其制剂、抗生素、生化药品、放射性药品、血清、疫苗、血液制品和诊断药品等。除部分中药材、中药饮片、中药配方颗粒、中药粉末外,药品都有批准文号(国药准字+字母+8位数字)。

▶ 课堂活动

    1. 中药材、化学原料药没有规定用于治疗疾病的用法、用量,为何也作为药品管理?

    2. 能治疗、诊断疾病的医疗器械是药品吗?

1. 化学药 主要指以化学合成的方法或从天然产物中提取的结构明确的有效成分制成的药物。

2. 抗生素 系指由细菌、真菌或其他微生物在生活过程中所产生的具有抗病原体和其他活性的一类物质。

3. 生化药品 系指从动物的器官、组织、体液、分泌物中经前处理、提取、分离、纯化等制得的安全、有效、质量可控的药品。主要包括:蛋白质、多肽、氨基酸及其衍生物、多糖、核苷酸及其衍生物、脂、酶及辅酶等(不包括生物制品附录所列产品)。

4. 生物制品 系指应用普通的或以基因工程、细胞工程、蛋白质工程、发酵工程等生物技术获得的微生物、细胞及各种动物和人源的组织和液体等生物材料制备的用于人体诊断、预防、治疗疾病的药品。包括疫苗、抗毒素、血液制品、细胞因子、诊断制品和卡介菌多糖、核酸制剂等。

5. 诊断药品 系指用于造影、器官功能检查及其他疾病诊断用的制剂。

知识链接

药品与保健食品的区别

1. 批准文号不同 凡是药品均需有"国药准字",凡是保健品均需有"国食健字"或"卫食健字"。

2. 标志不同 保健食品的包装上应标注有"小蓝帽"标志,而药品没有专有标志。

3. 说明书不同 药品的说明书规定有适应证或功能主治,是用于疾病的预防、治疗、诊断的;而保健食品的说明书规定的是适用人群,以调节机体功能为主,没有治疗疾病的作用。

4. 适用人群不同 药品适用于处于疾病状态的患者,保健食品适用于"亚健康人群"或某些需要保健身体的人群。

▶ 课堂活动

    保健食品能否替代药品使用?

ER-1-1

药品与保健
食品标志

二、药品储存、养护的概念

药品储存是指药品从生产到消费领域的流通过程中经过多次停留而形成的储备,是药品流通过程中必不可少的重要环节。

药品养护是指在药品储存过程中,运用现代科学技术与方法,探索药品质量变化规律,防止药品变质,保证药品质量,确保用药安全、有效的一门实用性技术科学。对药品进行科学保养,也是减少损耗、保证企业经济效益、确保用药安全的重要手段。药品从验收合格入库到销售出库的整个过程的质量都需要依靠养护提供充分保证,若不注意养护,合格的药品在储存一段时间后可能就会变成不合格药品,难以确保群众用药的安全有效。因此,药品养护的重要性是不言而喻的,医药制度改革也对药品养护提出了越来越严格的要求。国家强制实行 GMP 和 GSP 标准以来,药品储存与养护的相关管理规定在所有的药品生产、经营企业中得到了有效的贯彻落实。

三、药品储存与养护的基本要求

各种药品的功能是由药物本身性质所决定的,每种药物的内在成分与其他物质一样,时刻在不断运动和变化着,这就构成了它在储存期间引起变化的内在因素,加上自然条件的影响,必然发生物理、化学以及生物学等变化。这些相互影响而又互为关联的变化,要求人们不仅要了解药品内在质变的因素,同时还需要了解自然条件(如温度、湿度、空气等)变化的规律。

药品养护的各项工作内容都应围绕保证药品储存质量为目标,其主要工作内容有:检查控制在库药品的储存条件,对药品进行定期质量检查,对发现的问题及时采取有效的处理措施。

药品养护是一项涉及质量管理、仓储保管、业务经营等方面的综合性工作,按照工作性质及质量职责的不同,要求各岗位人员资质必须达到一定要求,各相关岗位必须相互协调与配合,保证药品养护工作的有效开展。

▶▶ **课堂活动**

为什么有的药品一定要避光储存,有的药品则需要低温保存? 不这样做会有什么后果?

(一) 对人员的基本要求

1. 人员资质要求

(1)药品批发企业各岗位负责人资质要求见表 1-1。

表 1-1 GSP(2016 年版)对药品批发企业各岗位负责人的资质要求

岗位	具体要求
企业负责人	应当具有大学专科以上学历或中级以上专业技术职称,经过基本的药品专业知识培训,熟悉有关药品管理的法律法规及规范
质量负责人	应当具有大学本科以上学历、执业药师资格和 3 年以上药品经营质量管理工作经历,在质量管理工作中具备正确判断和保障实施的能力
质量管理部门负责人	应当具有执业药师资格和 3 年以上药品经营质量管理工作经历

(2)药品批发企业质量、验收、养护等岗位人员资质要求见表 1-2。

表 1-2　GSP(2016 年版)对药品批发企业质量、验收、养护等岗位人员的资质要求

岗位	具体要求
从事质量管理工作人员	应当具有药学中专或医学、生物、化学等相关专业大学专科以上学历或者具有药学初级以上专业技术职称
从事验收、养护工作人员	应当具有药学或医学、生物、化学等相关专业中专以上学历或者具有药学初级以上专业技术职称
从事中药材、中药饮片验收工作人员	应当具有中药专业中专以上学历或具有中药学中级以上专业技术职称
从事中药材、中药饮片养护工作人员	应当具有中药专业中专以上学历或具有中药学初级以上专业技术职称;直接收购地产中药材的验收人员应当具有中药学中级以上专业技术职称
从事疫苗配送的人员	应当配备 2 名以上专业技术人员专门负责疫苗质量管理和验收工作,专业技术人员应当具有预防医学、药学、微生物或医学等专业本科以上学历及中级以上专业技术职称,并有 3 年以上从事疫苗管理或技术工作经历
从事采购、销售、储存工作人员	应当具有药学或医学、生物、化学等相关专业中专以上学历,从事销售、储存等工作的人员应当具有高中以上文化程度。应当在职在岗,不得兼职其他业务工作
从事特殊管理的药品、冷藏和冷冻药品储存和运输等工作人员	应当接受相关法律法规和专业知识培训并经考核合格后方可上岗
从事质量管理、验收工作人员	应当在职在岗,不得兼职其他业务工作

(3)药品零售企业各岗位人员资质要求见表 1-3。

表 1-3　GSP(2016 年版)对药品零售企业各岗位人员的资质要求

岗位	具体要求
企业法人或企业负责人	应当具备执业药师资格
处方审核员	企业应当按照国家有关规定配备执业药师,负责处方审核,指导合理用药
质量管理人员	应具有药学或相关专业的学历,或者具有药学专业的技术职称
验收人员	应当具有药学或者医学、生物、化学等相关专业学历或者具有药学专业技术职称;从事中药饮片质量管理、验收、采购人员应当具有中药学中专以上学历或者具有中药学专业初级以上专业技术职称
保管、养护人员	设置仓库的企业从事保管工作的人员应经过专业培训,考核合格后持证上岗;国家有就业准入规定的岗位,工作人员需通过职业技能鉴定并取得职业资格证书后方可上岗
营业员	应当具有高中以上文化程度或者符合省级药品监督管理部门规定的条件
中药调剂员	应当具有中药学中专以上学历或者具备中药调剂员资格
销售特殊管理药品人员	企业应当为销售特殊管理的药品、国家有专门管理要求的药品、冷藏药品的人员提供相应的培训条件,使其掌握相关法律法规和专业知识
健康检查	应当对直接接触药品岗位的人员进行岗前及年度健康检查,并建立健康档案。患有传染病或者其他可能污染药品的疾病的人员,不得从事直接接触药品的工作

2. 养护职责与分工

（1）质量管理人员负责对药品养护人员进行业务指导，审定药品养护工作计划，确定重点养护品种，对药品养护人员上报的质量问题进行分析并确定处理措施，对养护工作的开展情况实施监督考核。

（2）仓储保管员负责对库存药品进行合理储存，对仓库温湿度储存条件进行管理，按月填报"近效期药品催销表"，协助养护人员实施药品养护的具体操作。

（3）仓储保管员负责指导保管人员对药品进行合理储存，定期检查在库药品储存条件与库存药品质量，针对药品的储存特性采取科学有效的养护方法，定期汇总、分析和上报药品养护质量信息，负责验收养护储存仪器设备的管理工作，建立药品养护档案。

3. 重点养护品种 药品的储存质量受储存环境和药品性状的制约和影响，在实际工作中，应根据经营药品的品种结构、药品储存条件的要求、自然环境的变化、监督管理的要求，在确保日常养护工作有效开展的基础上，将部分药品确定为重点养护品种，采取有针对性的养护工作。重点养护品种范围一般包括：主营品种、首营品种、质量不稳定的品种、有特殊要求的品种、储存时间较长的品种、近期内发生过质量问题的品种及药监部门重点监控的品种。重点养护的具体品种应由养护人员按年度制定及调整，报质量管理机构审核后实施。

知识链接

企业规模的含义

1. 药品批发企业

（1）大型企业，年药品销售额 20 000 万元以上。

（2）中型企业，年药品销售额 5000 万 ~ 20 000 万元。

（3）小型企业，年药品销售额 5000 万元以下。

2. 药品零售企业

（1）大型企业，年药品销售额 1000 万元以上。

（2）中型企业，年药品销售额 500 万 ~ 1000 万元。

（3）小型企业，年药品销售额 500 万元以下。

（二）对设施与设备的要求

1. 库房 企业应当具有与其药品经营范围、经营规模相适应的经营场所和库房，以及具有满足相关计算机对库房管理要求的设备。库房的规模及条件应当满足药品的合理、安全储存，便于开展储存作业。

2. 库房设施与设备 药品库房应当配备的设施设备要求见表1-4。

表1-4 药品库房应当配备的设施设备要求

类型	设施设备要求
仓库配备的设施设备	①药品与地面之间有效隔离的设备;②避光、通风、防潮、防虫、防鼠等设备;③有效调控温湿度及室内外空气交换的设备;④自动监测、记录库房温湿度的设备;⑤符合储存作业要求的照明设备;⑥用于零货拣选、拼箱发货操作及复核的作业区域和设备;⑦包装物料的存放场所;⑧验收、发货、退货的专用场所;⑨不合格药品专用存放场所;⑩经营特殊管理的药品有符合国家规定的储存设施
经营中药材、中药饮片的设施设备	应当有专用的库房和养护工作场所,直接收购地产中药材的应当设置中药样品室(柜)
经营冷藏、冷冻药品的设施设备	①与其经营规模和品种相适应的冷库,储存疫苗的应当配备两个以上独立冷库;②用于冷库温度自动监测、显示、记录、调控、报警的设备;③冷库制冷设备的备用发电机组或者双回路供电系统;④对有特殊低温要求的药品,应当配备符合其储存要求的设施设备;⑤冷藏车及车载冷藏箱或者保温箱等设备
运输药品的设施设备	①运输药品应当使用封闭式货物运输工具;②运输冷藏、冷冻药品的冷藏车及车载冷藏箱、保温箱应当符合药品运输过程中对温度控制的要求;③冷藏车具有自动调控温度、显示温度、存储和读取温度监测数据的功能,冷藏箱及保温箱具有外部显示或采集箱体内温度数据的功能;④储存、运输设施设备的定期检查、清洁和维护应当由专人负责,并建立记录和档案

ER-1-2

药品储存高效运作的发展趋势

知识链接

医药零售企业应具有的营业设备

1. 营业场所应当有的营业设备

(1)货架和柜台。

(2)监测、调控温度的设备。

(3)经营中药饮片的,有存放饮片和处方调配的设备。

(4)经营冷藏药品的,有专用冷藏设备。

(5)经营第二类精神药品、毒性中药品种和罂粟壳的,有符合安全规定的专用存放设备。

(6)药品拆零销售所需的调配工具、包装用品。

2. 企业应当建立能够符合经营和质量管理要求的计算机系统,并满足药品追溯的要求。

3. 经营冷藏药品的,有与其经营品种及经营规模相适应的专用设备。

4. 企业的营业场所应当与其药品经营范围、经营规模相适应,并与药品储存、办公、生活辅助及其他区域分开。

5. 营业场所应当具有相应设施或者采取其他有效措施,避免药品受室外环境的影响,并做到宽敞、明亮、整洁、卫生。

3. 验收养护室　药品批发和零售企业应在仓库设置验收养护室,其面积大型企业不小于
$50m^2$;中型企业不小于 $40m^2$;小型企业不小于 $20m^2$。验收养护室应有必要的防潮、防尘设备。如所
在仓库未设置药品检验室或不能与检验室共用仪器设备的,应配置千分之一天平、澄明度检测仪、标
准比色液等;企业经营中药材、中药饮片的还应配置水分测定仪、紫外荧光灯、解剖镜或显微镜。

四、药品储存养护的新方法

随着科学技术的发展,越来越多的新技术、新方法应用到药品养护上。如蒸汽加热养护法、无菌
包装法、微波干燥法、远红外加热干燥法、^{60}Co-γ 射线养护法、气幕防潮养护法等。

（一）蒸汽加热养护法

利用蒸汽杀灭害虫、霉菌及其他菌的方法。由于各种菌耐热程度不同,分别设置了低高温长时
灭菌,亚高温短时灭菌和超高温瞬时灭菌。这种蒸汽加热养护法在中药储存与养护过程中起到了非
常好的作用。

（二）无菌包装法

将药品先灭菌,然后装入一个霉菌及杂菌无法生长的容器内,避免了再次污染的机会。一般药
品灭菌后均有二次污染的可能,而将灭菌与无菌包装结合起来就可以防止二次污染。无菌包装特别
适合中药饮片的储存保管。

（三）微波干燥养护法

微波干燥是一种感应加热和介质加热,应用频率为 300～300 000MHz,波长为 1mm～1m 的高频
电磁波,使中药材中的水或脂肪等不同程度地吸收微波能量,并将其转化为热能,起到杀菌作用。因
此,微波干燥养护法可抑制中药材发霉、生虫,而且用时短、受热均匀、见效快。

（四）^{60}Co-γ 射线辐射养护法

主要是利用^{60}Co 放射的 γ 射线有很强的穿透力和杀菌能力,应用放射性物质^{60}Co 产生的 γ 射线
或加速产生的 β 射线辐射中药物质时,附在药材上的害虫、霉菌吸收放射能和电荷,很快引起分子电
离,从而产生自由基,这种自由基经由分子内或分子间的反应过程诱发射线化学的各种过程,使机体
内的水、蛋白质、核酸、脂肪和碳水化合物等发生不可逆变化,导致生物酶失活,生化反应延缓或停
止,新陈代谢中断,霉菌和害虫死亡。这种方法不仅不会残留放射性,而且效率高,不
破坏药物原形。

（五）气幕防潮养护法

ER-1-3

药品储存养护的新方法实例

这种方法也称气帘,是一种装载于药品仓库房门上,配合自动门以防止库内冷空
气排出库外、库外热空气又侵入库内的装置,进而达到防潮的目的。使用本法的前提
是库房结构必须密封。

点滴积累 ∨

1. 药品储存是药品流通过程中的重要环节,药品养护是保证药品质量的重要措施。

2. 从事药品储存与养护的人员、职责、分工以及设施设备的配置必须符合 GSP 的要求。

第二节　药品储存与养护的目的和意义

一、药品储存与养护的目的

化学药品成分、结构繁杂,中药大都含有淀粉、糖类、蛋白质、脂肪、纤维素、黏液质等成分,在储存过程中受内在和外在因素的影响,必然发生物理学、化学以及生物学等变化,如变色、氧化、风化、变味;中药发生霉烂、虫蛀、走油及变色等变质现象,其中尤以霉烂和虫蛀对中药材的危害最大,不仅在经济上会造成损失,更严重的是使中药疗效降低,甚至完全丧失药用价值,或产生毒副作用。因此,对药品进行严格的科学的管理,才能够完成药品的流通过程,实现药品经营企业的"储备"("桥梁")与再"分配"("纽带")作用。其目的是保证医疗用药的安全、有效,减少药品损耗,满足人们防病治病、康复保健的需要。

(一)确保药品安全有效

药品来源广泛,性能复杂,所含的成分各不相同,有的怕热、怕冻、怕潮、怕干燥,有的所含成分是仓库害虫、鼠类、微生物的食料和养料,因而易发生虫蛀、鼠食、霉变等现象。有些鲜活药品的变质速度更快,有的药品在一定条件下还会"自燃"。因此,药品仓库的业务不单纯是进进出出、存存放放,必须重视保管养护,才能避免因储存不善而造成的各种损失。

为确保药品安全有效,必须在药品储存过程中采取一定的养护技术和必要的保护措施。《中华人民共和国药品管理法》指出,药品仓库必须制定药品保管制度,采取必要的养护措施,强调变质的或被污染的药品不能药用,以保持药品的质量和纯洁度。由此可见,药品养护是一项必要的措施,只有采取"预防为主"的原则,精心养护,才能确保药品的储存安全。

(二)降低损耗

降低损耗是指药品在储存过程中要切实防止霉烂、变质、虫蛀、鼠咬、泛油、挥发、风化、潮解等现象的发生,还要防止药品过期,减少损耗,节省保管费用。

(三)保证市场供应

药品储存,一方面有利于购进业务活动;另一方面又有利于批发、零售业务活动,可将药品源源不断地收进、发出,持续不断地供应市场,满足人们医疗保健需要。

(四)促进流通

药品的生产与消费在时间上和地区上往往出现差异。进行必要的药品储存可以调节这种差异,灵活地调剂余缺,使药品的流通顺畅。

(五)监督药品质量

药品进入流通领域的第一道关口就是药品的储存。一方面不合格的药品不许入库,另一方面不符合出库要求的药品不许放行。严格执行药品储存保管制度,可最大限度地保证进入流通领域药品的质量。

案例分析

案例

2014年3月11日下午，宁波市公安局海曙分局联合辖区药品监督管理部门，对宁波世贸大厦"韩合"美容中心例行检查时，发现可疑的肉毒毒素、玻尿酸等美容产品500余件。经药品监督管理部门鉴定确认，所扣药品都没有标示进口药品批准文号或国产药品批准文号，依据药品管理办法有关规定，这些都是假药。

分析

本案涉假的美容药品主要为肉毒毒素、玻尿酸等，其中涉案肉毒毒素分为走私和高仿两种。走私的为通过韩国、欧美等国走私进入国内市场销售。高仿的为嫌疑人通过购入普通药厂生产的生长因子药物，重新贴标装盒后进行销售。涉案玻尿酸则主要是由手工作坊生产的高仿玻尿酸。由于玻尿酸一般由生物源进行提取，在生产过程中极易滋生细菌等微生物，而本案涉及的玻尿酸假药其生产、包装和医疗过程均达不到必要的卫生条件，存在重大医疗隐患，极易在使用过程中造成消费者细菌感染，带来难以挽回的损失。

（六）提高应急能力

药品的生产与消费在时间上存在着差异。有的是常年生产，季节消费；有的是季节生产，常年消费；有的是这季生产，那季消费。因此，进行药品储存，保存一定量的药品，可使药品经营企业在疫病流行和自然灾害等各种非常情况下具备应急供应能力。

（七）消除地区差异

药品的生产与消费在地区之间存在着差异。进行药品储存，可将药品从产地运往销地，进行地区间的调剂。

二、药品储存与养护的意义

（一）确保药品在储存过程中的安全，保证药品的使用价值

医药商业仓库保管着大量的药品，其基本职能是保存药品，保证药品在库不丢失、不损坏、数量准确、质量完好。同时，仓库应具有一定的条件和设备，加强药品的养护，确保药品的安全，减少药品破损、变质，避免各种损失，以保证药品的使用价值。

（二）加强药品的流通，满足人民防治疾病的需要

药品流通是连接生产和消费的桥梁。加强药品流通，既要疏通药品流通渠道，采取灵活多样的购销形式，积极组织药品的收购和推销；又必须组织好药品的储存，加强药品的养护，以保证药品流通的顺利进行。如果流通领域中的仓储设施不足、技术设备条件落后、仓储管理不善、仓储能力过小等，都会限制药品流通的速度和规模，阻碍药品流通的发展，进而影响市场供应，不能满足人民群众防治疾病的需要。药品是特殊商品，为了预防突然的疫情和灾情发生，就要有一定数量的药品储存，以备急需时使用。而且，它在促进药品工业生产的发展，保证药品市场供应和满足药品用户需要方

面,都起着重要作用。

（三）降低流通费用,加速资金周转,提高企业的经济效益

药品的储存不同于一般药品的购销业务。药品储存中的劳动是生产劳动在流通领域的继续,它虽不创造新的产品,但能在原有产品上追加价值,因而为社会创造新的价值。药品储存部门通过加强储存管理,改善仓储保管条件,提高仓库和设备的使用效率,就能节约药品储存过程中的劳动消耗,降低储存费用;同时,做好药品养护工作,避免和减少药品损耗,以及加快吞吐业务,加速资金周转,提高工作效率,扩大服务范围,从而可以节约开支、增加收益,提高企业的经济效益。

点滴积累 ∨ ┈┈

1. 药品储存与养护的目的是保证药品安全有效、降低损耗、保证市场供应、促进流通、监督药品质量、提高应急能力、消除地区差异。
2. 药品储存与养护的意义是保证药品使用价值、满足防病治病需要、保证用药安全、加速资金周转、提高企业经济效益。

第三节　药品储存与养护的基本任务

药品储存与养护的基本任务是根据药品流通的规律和购销的需要,进行药品的合理储存,迅速、准确地做好药品收发业务;根据药品性质,做好药品的保管养护,防止药品变质,保证药品质量;提高仓储使用效率,降低储存费用,更好地为药品流通服务。具体任务包括:

一、加强药品储存量管理

药品的合理库存量是指药品经营企业保持与正常经营相适应的,具有先进性和可行性的药品库存量。也就是说药品库存的数量,既能保证销售业务的需要,又能避免积压,保持药品周转的连续性。这就要根据药品的性质和药品的流转计划与储存计划,结合药品的产、购、销的流通规律以及仓库容量,充分考虑库存结构的合理性,密切配合药品购销部门,保持合理的药品库存量,坚持先进先出、先产先出、易变先出和近期先出的原则,对久贮、积压及异状药品建立必要的催销、催调制度,保证库存不断更新。

二、加强药品仓库设备、设施和库房安全管理

药品仓库设备是药品仓储作业系统中的物质基础,也是仓库系统规划的重要内容,关系到其建设成本和运营经费以及生产效益。仓库设施、设备状况不仅直接影响药品仓库的货流量、作业效率,而且会影响药品企业的仓储成本、仓储速度、仓库安全及仓储作业的生产秩序等诸多方面。因此,药品仓库管理要根据 GSP 要求,正确确定仓库的建筑地址、库区布局,合理设计仓库的建筑设施;加强仓库设备的购置、使用与维护的管理,充分发挥设备的效能,以适应药品流通不断发展的需要;运用安全管理的科学知识和工程技术研究、分析、评价、控制以及消除药品储存过程中的危险因素,有效

防止灾害事故发生,避免经济损失。

三、加强药品储存养护的业务管理

近年来,随着医药事业的蓬勃发展,药品生产品种之多、数量之大是前所未有的,由于广大人民群众防病治病和卫生保健的需要,药品流通周转也与日俱增,搞好药品储存与养护,是防止药品发生变化,保证药品质量和数量的一个重要环节。放松或轻视这一环节,都会因之降低质量影响疗效,严重时会造成巨大经济损失,以致浪费宝贵药源。药品储存期间由于受诸多因素如化学因素、物理因素和生物因素等的影响,易引起药品的变异,影响药品质量,造成经济损失,甚至危及人民健康。因此药品储存过程中要从药品的自然属性分析入手,掌握药品在购、销、储、运过程中质量的变化规律,制定和建立科学的药品养护方法,以保证药品的安全性和有效性。

因此,要加强研究药品储存养护的知识和技术,不断提高储存养护水平,建立健全收货、保管、发货的规章制度。加强仓储业务动态管理,保证经营药品的收发和储存具有安全性、合理性、规范性和高效性,不断提高仓储养护工作质量。

点滴积累 ╲/ ....

药品储存与养护的基本任务是加强药品储存量的管理;加强药品仓库设备、设施和库房安全管理;加强药品储存养护的业务管理。

目标检测

一、选择题

(一)单项选择题

1. 下列岗位人员必须具有执业药师资格的是( )
   A. 药品批发企业负责人
   B. 药品批发企业从事养护工作的人员
   C. 药品批发企业质量负责人
   D. 药品零售企业采购人员

2. 药品批发企业从事验收、养护工作的人员资历要求的是( )
   A. 应当具有药学或者医学、生物、化学等相关专业中专以上学历或者具有药学中级以上专业技术职称
   B. 应当具有高中以上学历或者具有药学初级以上专业技术职称
   C. 应当具有中专以上学历或者具有药学初级以上专业技术职称
   D. 应当具有药学或者医学、生物、化学等相关专业中专以上学历或者具有药学初级以上专业技术职称

3. 要求必须具有大学本科以上学历、执业药师资格和 3 年以上药品经营质量管理工作经历的是( )
   A. 药品批发企业负责人
   B. 处方审核员
   C. 药品批发企业质量负责人
   D. 药品批发企业验收人员

4. 药品批发企业从事中药材、中药饮片验收工作的人员必须( )

    A. 具有中药学专业中专以上学历或者具有中药学中级以上专业技术职称

    B. 具有中药学专业中专以上学历或者具有中药学初级以上专业技术职称

    C. 具有药学专业中专以上学历或者具有药学中级以上专业技术职称

    D. 具有药学专业中专以上学历或者具有药学初级以上专业技术职称

5. 从事中药材、中药饮片养护工作人员的资质是( )

    A. 应当具有中药专业中专以上学历

    B. 应当具有中药学初级以上专业技术职称

    C. 应当具有中药或药学专业中专以上学历

    D. 应当具有中药专业中专以上学历或中药学初级以上专业技术职称

6. 企业直接接触药品的工作人员( )

    A. 每3个月应进行健康检查并建立档案

    B. 每半年应进行健康检查并建立档案

    C. 每1年应进行健康检查并建立档案

    D. 每2年应进行健康检查并建立档案

7. 负责疫苗质量管理和验收工作的专业技术人员应具有( )

    A. 应当具有预防医学专业本科以上学历,并有3年以上从事疫苗管理或技术工作经历

    B. 应当具有药学专业本科以上学历及中级以上专业技术职称,并有1年以上从事疫苗管理或技术工作经历

    C. 应当具有预防医学、药学等专业本科以上学历及中级以上专业技术职称,并有3年以上从事疫苗管理或技术工作经历

    D. 应当具有本科以上学历及中级以上专业技术职称,并有3年以上从事疫苗管理或技术工作经历

8. 下列不属于重点养护品种的是( )

    A. 主营品种   B. 首营品种

    C. 储存时间较长的品种   D. 性质稳定的品种

9. GSP 对库房的要求不包括( )

    A. 库房内外环境整洁   B. 库房内墙、顶光洁,地面平整

    C. 通道宽敞明亮   D. 门窗结构严密

10. 不属于药品储存与养护的目的是( )

    A. 保证药品安全有效   B. 促使药品增值

    C. 保证市场供应   D. 降低损耗

(二)多项选择题

1. 必须具有执业药师资格的人员是( )

    A. 药品批发企业的负责人

B. 药品零售企业的法定代表人

C. 药品批发企业的质量负责人

D. 药品批发企业的质量管理部门负责人

E. 药品批发企业的验收人员

2. 质量管理人员的职责是(　　　)

A. 对药品养护人员进行业务指导

B. 审定药品养护工作计划

C. 确定重点养护品种

D. 对药品养护人员上报的质量问题进行分析并确定处理措施

E. 对养护工作的开展情况实施监督考核

3. 重点养护品种包括(　　　)

A. 主营品种
B. 首营品种

C. 近期内发生过质量问题的品种
D. 有特殊要求的品种

E. 储存时间较长的品种

4. 库房设施包括(　　　)

A. 避光、通风、防潮、防虫、防鼠等设备

B. 自动监测、记录库房温湿度的设备

C. 有效调控温湿度及室内外空气交换的设备

D. 照明设备

E. 不合格药品专用存放场所

5. 药品批发企业的计算机系统应当符合下列(　　　)要求

A. 有支持系统正常运行的服务器和终端机

B. 有安全、稳定的网络环境

C. 有固定接入互联网的方式和安全可靠的信息平台

D. 有实现部门之间、岗位之间信息传输和数据共享的局域网

E. 有符合 GSP 要求及企业管理实际需要的应用软件和相关数据库

6. 储存、运输冷藏、冷冻药品的,应当配备以下(　　　)设施设备

A. 与其经营规模和品种相适应的冷库

B. 用于冷库温度自动监测、显示、记录、调控、报警的设备

C. 储存疫苗的应当配备两个以上独立冷库

D. 冷藏车及车载冷藏箱或者保温箱等设备

E. 冷库制冷设备的备用发电机组或者双回路供电系统

二、简答题

1. 简述药品储存的概念。

2. 简述药品养护的概念。

3. 简述药品储存与养护的目的。

4. 简述药品储存与养护的意义。

5. 简述药品储存与养护的基本任务。

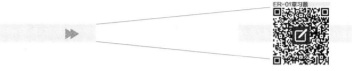

（黄树春）

第二章

药品的仓储管理

ER-02章PPT

导学情景 ∨

情景描述

2016年10月，甲市食品药品监督管理局执法人员在对辖区内某企业飞行检查中发现如下问题：①冷库内未划分验收发货、退货等区域；②中药材、中药饮片物流未穿过常温库、阴凉库的药品合格区就进入相对应库房的待验区。

学前导语

药品库房是储存和养护药品的重要场所，对药品库房进行合理布局、规范管理是保证储存药品质量、仓储作业安全及工作效率提高的基本保证。本章我们将学习药品仓储管理的基本知识和基本操作，按照GSP要求正确储存药品。

药品仓储是指通过仓库对药品进行储存和保管。仓储是从接收储存药品开始，经过储存保管作业，直到把药品完好地发放出库的全部过程。药品仓库是进行药品储存保管的建筑物和场所的总称；仓库的建筑与设备是仓储业务活动重要的物质技术基础。为了适应药品经营和仓储业务发展的需要，保障在库药品的安全，提高仓库的经济效益，药品经营单位和仓储机构在重视研究仓库选址、设计的同时还要加强药品仓库设备以及经济指标管理，以期达到最好的经济效益。

第一节　药品分类储存管理

一、药品仓库的分类

（一）GSP对库房分类的要求

1. 按一般管理要求　库房通常分为五区：即待验库（区）、发货库（区）、退货库（区）、合格品库（区）、不合格品库（区）。以上各库（区）均应设有明显的色标标志，即三色管理。绿色：发货库（区）、合格品库（区）；黄色：待验库（区）、退货库（区）；红色：不合格品库（区）（图2-1及文末彩图2-1）。

2. 按温度管理要求　分为冷库（冷藏2~10℃；冷冻-25~-10℃）、阴凉库（≤20℃）、常温库（10~30℃），各类库房相对湿度均应控制在35%~75%。

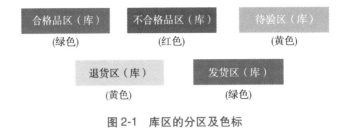

图 2-1　库区的分区及色标

知识链接

药品包装标示的温度与库房的关系

《药品经营质量管理规范》规定按包装标示的温度要求储存药品，包装上没有标示具体温度的，按照《中华人民共和国药典》规定的贮藏要求进行储存。一般包装上标有冷处、冷凉、冷藏或 2~10℃的药品应储存在冷库；包装上标有阴凉、暗凉、凉处或 20℃以下、25℃以下、0~20℃的药品应储存在阴凉库；包装上标有常温、30℃以下、10~30℃或没有标注温度要求的药品应储存在常温库。

---

3. 按医药商品类型管理要求　①原料药库：用于储存各种化学原料药或中药提取物；②制剂药品库：用于储存化学药制剂、抗生素、生物化学药品制剂、中成药；③制剂辅料库：用于储存各种制剂或炮制用辅料；④中药材库：用于储存各种中药材的专用仓库；⑤中药饮片库：用于储存各种经过炮制后包装的中药饮片的专用仓库；⑥生物制品库：用于储存疫苗、活菌制剂、抗毒素、血液制品、酶制剂等需要冷藏储存的药品；⑦麻醉药品库：用于分别储存麻醉药品、一类精神药品、易制毒药品的专用仓库；⑧医疗用毒性药品库：用于储存各种毒性饮片和毒性化学药品的专用仓库；⑨放射性药品库：用于储存各种医疗放射性药品的专用仓库；⑩危险品库：用于储存易燃、易爆等药品中的危险品的专用仓库；⑪非药品库：用于储存医疗器械、保健食品、卫生用品、医疗化妆品、消毒用品等。上述的麻醉药品库、医疗用毒性药品库、放射性药品库和危险品库为专用仓库，建筑为钢筋混凝土结构，不靠外墙、无窗、无通风孔，安装专用防盗门，具有相应的防火设施、防盗监控设施、自动报警装置，报警装置应当与公安机关报警系统联网。

▶ **课堂活动**

1. 根据学过的知识，你认为药品仓库按温度管理要求分为哪几类？

2. 试讨论生物制品（疫苗、血液制品等）应该储存在哪类库房？

（二）药品仓库的种类

仓库储存的药品种类繁多，性能各异，根据仓库承担的任务和储存量大小的不同，结合 GSP 的规定，可将药品仓库的种类划分方法归纳为以下几种。

1. 按照仓库的主要业务职能分类

（1）采购仓库：设置地点在药品密集的大中城市、口岸、药品运转集散地，规模较大。该仓库的主要职能为分批接收从生产部门收购的药品，经过集中和积聚再整批或分批发运各地。

(2)批发仓库:批发仓库指设在药品供应区的各种批发企业的仓库,规模较小。地点一般设置在药品的销地,即药品的最终消费地区。主要职能是将采购的药品分批发货,并办理编配分装等业务。业务特点是批次多、数量少、进出忙。

(3)零售仓库:零售仓库指为保证药品日常销售而进行短期药品储存的仓库,地点一般设置于零售企业内或药店附近,归零售企业直接管理。主要职能为对药品进行短期储存、验收、拆包、挑选、分类、加工等业务。

(4)加工仓库:设置地点在药品生产区或供应区。此类仓库的主要职能是对某些药品进行必要的挑选、分类、整理、分装、改装、组装和简单的流通加工,以弥补生产过程加工不足,更有效地满足用户或本企业的需要。

(5)储备仓库:储备仓库是指用来调整国民经济计划过程中可能出现的重大失调以及补救大自然灾害所造成的损失或战争急需而设立的专门仓库。业务特点是接收和发运药品的批次量较少,药品较长时期脱离周转。

(6)中转仓库:设置地点一般在铁路、公路、航运等交叉汇集点,要求有齐全的装卸设备。

2. 按照仓库建筑的技术设备条件分类

(1)通用仓库:通用仓库亦称普通仓库,此类仓库特点为技术装备比较简单、建造比较容易、适用范围广泛。

(2)保温、冷藏、恒温恒湿仓库:在技术设备上有制冷设备,并有良好的保温隔热性能以保持所需的温湿度。

(3)危险品仓库:危险品仓库是指用于储存易燃、易爆、有毒和有辐射的药品仓库,它要求有一定特殊技术的装备和装卸、搬运、保管条件,并能对危险品起一定防护作用的仓库。

(4)气调仓库:气调仓库是指能够控制库内氧气和二氧化碳浓度的药品仓库。通常用于存放有控制氧气和二氧化碳浓度要求的药品。

3. 按照仓库的建筑结构分类

(1)平房仓库:是指单层建筑仓库。优点为建筑结构简单、造价较低,移仓作业方便;缺点为土地利用率低。

(2)多层楼房仓库:是指两层或两层以上建筑的楼房仓库。优点为可提高仓容量和土地利用率;但建筑结构复杂,造价较高。

(3)高层货架立体仓库:高层货架立体仓库亦称自动化立体仓库,是指采用几层乃至几十层高的货架储存单元药品,每个单元以货箱或托盘储存药品,用巷道堆垛起重机及其他机械进行作业的仓库。此类仓库可以实现计算机网络管理,实行药品的自动出入库作业,实现物流仓储的自动化、智能化、快捷化、网络化、信息化。优点是提高了土地利用率、单位面积储存量;有利于提高仓库的出入库频率,提高仓库的管理水平,很容易实现"先进先出";有利于仓储最合理、最有效、最经济的流动。采用自动化技术后,能较好地适应黑暗、有毒、低温等特殊场合的需要,自动化立体仓库是未来药品仓库发展的主要趋势之一。

4. 按照仓库的建筑面积规模分类　大型企业仓库内建筑面积应不低于$1500m^2$;中型企业仓库

内建筑面积应不低于1000m^2;小型企业仓库内建筑面积应不低于500m^2。

二、药品分类储存的方法

药品仓库储存的药品品种繁多,批次不一,性能各异,而且仓储作业过程也有着不同的内容。为保证合理利用仓库空间,提高工作效率,避免药品之间相互影响,需要把仓库的作业区划分成相对独立的储存作业区,不同的区域用于储存某类特定药品。

(一)药品分类储存的目的

药品分类储存的目的:①为存取药品提供准确位置,方便药品的入库、上架、查询、出库,节省找寻药品的时间,提高工作效率;②合理利用仓库使用空间;③便于药品养护和检查盘点;④便于管理人员掌握药品进出库活动规律,熟悉药品性能,提高保管技术水平;⑤利于掌握和控制药品存量;⑥避免药品乱堆乱放导致过期而报废,并可有效掌握存货而降低库存量;⑦利于合理配置和使用机械设备,便于用计算机管理,提高机械化、自动化操作程度。

(二)药品分类储存的方法

药品分类储存的方法主要是采用"分区分类、货位编号"保管的方法对仓储作业区进行布置。一般情况下,药品仓库按剂型采取同类集中存放的方法进行保管,然后根据各个剂型的特殊性选择适宜的存放地点,把存放地点划分为若干货区,每区又划分为若干货位,并按顺序编号,这种管理方法即所谓的"分区分类、货位编号",现将分区分类、货位编号说明如下:

1. **分区** 是按药品类别、储存数量、结合仓库建筑和设备条件等,将储存场所划分为若干货区,并规定某一货区存放某些药品。为解决各货区间的忙闲不均现象及应付特殊情况,仓库还要留出机动货区。每一种药品都有统一编号的仓位。

2. **分类** 是将药品按性质和所要求的储存条件划分成若干类,分类集中存放。

(1)按药品的剂型分类储存:可将不同剂型的药品如针剂、片剂、酊剂、胶囊剂、糖浆剂、软膏剂、粉剂等分库或分区储存。

(2)按药品性质分类储存:按GSP的要求,药品与非药品、外用药与其他药品分开存放,中药材和中药饮片分库存放;特殊管理的药品应当按照国家有关规定储存;拆除外包装的零货药品应当集中存放。麻醉药品、一类精神药品可存放在同一个专用仓库内。医疗用毒性药品应专库(柜)存放。放射性药品应储存于特定的专用仓库内。药品中的危险品应存放在专用危险品库内。品名或外包装容易混淆的品种应分区或隔垛存放。

3. **规划货位** 根据药品的外形、包装与合理的堆码苫垫方法及操作要求,结合保管场地的地形,规划各货位的分布或货架的位置称为规划货位。

规划货位的原则为:货位布置紧凑,仓容利用率高;方便收货、发货、检查、包装及装卸车,合理灵活;堆垛稳固,操作安全;通道流畅,行走便利。

(1)货位的布置方式:货位布置的方式一般有横列式、纵列式、混合式和倾斜式等。

(2)分区货位的要求:①按照仓储作业的功能特点和GSP的要求,仓库分为待验区、不合格品区、合格品区、发货区、退货区;②仓库分区要符合"三个一致"的原则:药品性能一致、药品养护措施一致、消防方法一致;③分区要便于药品分类集中保管,充分利用仓容空间,有利于合理存放药品;④结合药品的保管特性与种类来分区分位,货区分位要适度,若分得过细,遇到某种药品数量增加较多时,造成预留的货位不够,若分得过粗,容易浪费仓库容量,或者出现在一个货位混存多种药品的情况,造成管理上的混乱;⑤有利于提高仓库的经济效益,有利于保证安全生产和文明生产。

▶▶ **课堂活动**

按照分区分类、货位编号保管方法,设计一个药品仓储作业区的平面图,标明药品仓储的作业流程。

4. 货位编号 货位编号,又称为方位制度。货位编号就好比药品在库中的"住址",它是在分区分类和划好货位的基础上,将存放药品的场所按储存地点和位置排列,采用统一的标记,编上顺序号码,做出明显标志,以方便仓储作业。货位编号的方法很多,货位区段划分和名称很不统一,采用的文字代号也多种多样。因此各药库要结合自身实际,统一规定出本药库的货位划分及编号方法,以利于方便作业。

(1)货位编号的原则:即"三要一能"。①要简单:货物编号将复杂的货物信息简单化处理,方便货物的管理;②要完整:货物编号要清楚、完整地表达货物的基本信息;③要唯一:每一货物编号只能代表一种货物;④能扩展:货物编号要留有余地,要为以后的货物预留编号空间。

(2)货位的编码方法:货位的编码方法有4种,分别为地址式、区段方式、商品群别方式和坐标式。地址式编码方式是各类仓库使用最多的一种编码方式。其编码方法是参照建筑物的编号方法,利用保管区域的现成参考单位,按照相关顺序来进行编码。

药库大多采用地址式的"四号定位"法,即将仓库号、区号、层次号、货位号这四者统一编号。编号的文字代号用英文、罗马及阿拉伯数字来表示,例如以8-6-5-4来表示8号仓库6区5层4号货位;也有将仓库号、货架号、层次号、货位号四者统一编号的,如以6-5-4-13来表示6号仓库5号货架4层13号货位。

(3)货位编号的设置:货位编号可标记在地坪或柱子上,也可在通道上方悬挂标牌,以资识别。规模较大的仓库要求建立方位卡片制度,即将仓库所有药品的存放位置记入卡片,发放时即可将位置标记在出库凭证上,可使保管人员迅速找到货位。一般较小的药库不一定实行方位卡片制度,将储存地点注在账页上即可。在进行分区分类和货位编号后,还必须绘制仓库平面图,它可将库房的药品存放情况全部反映出来,并且将其悬挂在仓库办公室或库房明显之处,便于进货安排、寻找药品堆放点,提高工作效率。

点滴积累 ∨

1. **三色五区** 待验区、退货区(黄色);发货区、合格品区(绿色);不合格品区(红色)。

2. **库房温度管理分类** 冷库(冷藏2～10℃;冷冻-25～-10℃)、阴凉库(≤20℃)、常温库(10～30℃),各类库房相对湿度均应控制在35%～75%。

3. **药品分类储存的方法** "分区分类、货位编号"。

第二节　药品仓库的作业管理

GSP 要求企业应当具有与其药品经营范围、经营规模相适应的经营场所和库房。库房的选址、设计、布局、建造、改造和维护应当符合药品储存的要求,防止药品的污染、交叉污染、混淆和差错。

一、药品仓库的选址

仓库地址的选择,不仅影响仓库的经济效益和仓库的使用期限,而且会影响药品的安全和民众的健康,所以仓库的设置地区及地址要综合考虑以下各方面因素:

1. 经济环境

(1)货流量的大小:仓库的位置要选择在物流量较大的区域。

(2)交通的便利性:综合性仓库要选择在两种以上运输方式的交汇地。

(3)城市的发展:城市的扩张使仓库可能处于交通繁忙及大货车出入受限的环境。

(4)经济区域和药品的合理流向:经济区域是根据生产、消费和交通运输条件等相结合而自然形成的经济活动区域。

(5)药品生产的布局:药品仓库的设置地区,应与药品生产的布局相适应,以利于药品的收购和调运。

2. 自然因素

(1)地理因素:①库址应选择修建在远离居民区,地面平坦、地质坚固、地势较高、雨季能迅速排水的地方,并能保持干燥、通风良好;②选址应在交通方便的地方,但危险品库应在离车站、码头较远的地区;③能够保证用电、用水充分供给;④远离严重污染源、远离汽车库和油库。

(2)气候因素:如湿度、降雨量、风向、气温等。选址时要避开风口,因为在风口建设会加速药品的风化。

3. 政策环境　政策环境包括企业的优惠、城市的规划(土地开发、道路建设)、地区产业政策等。

二、药品仓库的库区布局

仓库的库区布局就是根据已选定库址的自然条件,结合各类药品储存的要求、仓库业务的性质和规模、仓库技术设备性能和使用特点等,对仓库主要建筑物、辅助建筑物及行政生活用房等进行全面合理的安排和配置。仓库库区布局合理与否,除直接影响着仓库的作业效率、仓储工作质量和仓储费用水平,还可防止药品污染。仓库库区布局主要包括仓库总平面布局、仓储作业区布置、库区内部布置 3 项内容。

ER-2-1

药品仓库的库区布局

(一) 仓库总平面布局

仓库总平面布局应考虑以下要求:①适应仓储企业的生产流程,有利于实现单一的物流方向、最短的运距、最少的装卸环节、最大的利用空间;②符合仓库安全及消防要求;③总平面布局应符合卫生和环境要求,既要满足库房的通风和日照,又要满足环境绿化、文明生产;④符合仓库目前需要与长远规划,尽可能减少将来仓库扩建对正常业务的影响。

根据仓库业务活动和工作任务的不同,按照 GSP 要求,仓库库区布局分为仓储作业区、辅助作业区和行政生活区。药品仓储作业区、辅助作业区应当与行政生活区分开一定距离或者有隔离措施。

1. 仓储作业区 仓储作业区是仓库的主体部分与主要业务场所,是指仓库用于收发货、验收、储存、整理、分类、养护、拣货、复核、包装的场所,主要包括各个库房、通道以及装卸作业场所、保管员工作室等与储存作业相关的场地。

2. 辅助作业区 辅助作业区是仓储作业的辅助场所,主要是为药品储存保管业务服务的。一般包括验收收货办公室、养护室、退货办公室、票据管理室、存放包装材料和停放搬运装卸机械或工具等场所。它的设置应靠近仓储作业区,以便及时供应。辅助作业区应与仓储作业区相隔一定距离,防止辅助作业区发生事故危及仓储作业区。

3. 行政生活区 行政生活区是仓库的行政管理机构和生活服务设施的所在地,包括行政办公室、警卫室、汽车队、食堂、浴室、文体活动室、宿舍、休息室等。行政生活区一般应与库区各作业场所隔开,并有隔离设施和设置单独的出入口,以减少人员往来对仓储作业的影响和干扰,保证仓储作业安全和便于办理收、发药品手续;警卫室应设在库区出入门口,以利于履行检查手续。

(二)仓储作业区布置

仓储作业区合理布置的要求是:合理安排各个库房的位置,力求最短的作业路线和最少的道路占用面积;有效使用人力资源和设备,方便药品存取;减少库内运输的距离,提高库房面积和仓容利用率。

1. 分析货物的特点 根据药品的特性来储存(温湿度、是否串味、灭火方法);大批量的使用大储区;周转率高、吞吐量大的靠近出入口;滞销物品或小、轻的使用较远储区;储存笨重、体积大的应安排在层架底层或靠近出入口;将相同或相似的物品靠近储放;为方便货物存取,应使商品包装正面面对通道。

2. 对储存空间进行规划布置 在规划仓储空间的过程中,一定要在空间、设备、作业效率等因素间进行权衡。库房内部主要由药品储存区、收发货作业区及作业通道所组成。库房内部的合理布局,就是合理安排上述三方面的占地面积。为提高库房仓容,可以通过货架、储物柜、架上平台、托盘来对商品进行叠高。

3. 进行货位编码 规划好储存空间后必须对储位进行分区编号,储区必须边界清晰;编号必须是唯一的,药品经编号后能被有效定位;储位变化时要及时变更。

4. 作业流程的合理布局 为了有效地完成仓库业务,以最少的人力、物力耗费和最短的时间完成各项作业,必须按照仓库作业环节的内在联系合理地布置作业流程。应考虑以下几点要求:①单一的物流方向:仓库的货物卸车、验收、存放地点之间的安排,必须适应仓储作业流程,按一个方向流动既避免了物品的迂回和倒流,又减少了搬运环节。②最少的作业环节:尽可能地减少一些作业环节,既有利于加速作业的进度,又有利于降低成本。通常采用的方法有"就厂直拨""就车直拨"。③减少装卸搬运环节:改善装卸作业,既要设法提高装卸作业的机械化程度,还必须尽可能地实现作业的连续化,从而提高装卸效率、缩短装卸时间、降低仓储成本。

（三）库房内部布置

库房内部布置的主要目的是提高库房内作业的灵活性,有效地利用库房内部的空间。库房内部主要由药品储存区、收发货作业区及作业通道所组成。库房内部的合理布局,就是合理安排上述3方面的占地面积。库房的内部空间是一个有限的常数,如果作业区和作业通道过分地被占用,必将造成储存空间的大量损失。库房内部布置应在保证药品储存需要的前提下,充分考虑库房内作业的合理组织,根据药品码垛的方式和方法,决定作业通道的宽度和合理安排作业通道,以协调药品储存和作业的不同需要,保证合理地利用库房空间。

货区平面布局的形式有横列式(图 2-2)、纵列式(图 2-3)、纵横式(图 2-4)及倾斜式(图 2-5)等。

1. **横列式布局**　是指货垛或货架的长度方向与仓库的侧墙互相垂直,这种布局方式的主要优点是主要通道长且宽,副通道短,有利于货物的取存、检查;通风和采光条件好;有利于机械化作业,便于主通道业务的正常展开。其主要缺点是主通道占用面积多,仓库面积的利用率会受到影响。

2. **纵列式布局**　是指货垛或货架的长度方向与仓库侧墙平行。其主要优点是仓库平面利用率高,可以根据库存物品在库时间的不同和进出频繁程度安排货位。其缺点是存取货物不方便,通风采光不利。

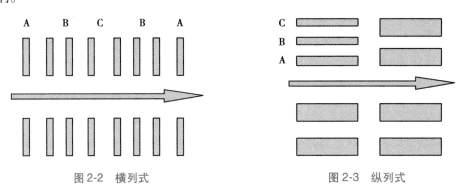

图 2-2　横列式　　　　　　　　　　　　　　图 2-3　纵列式

3. **纵横式布局**　是指在同一保管场所内,横列式布局和纵列式布局兼而有之,可以综合利用两种布局的优缺点。

4. **倾斜式布局**　是指货垛或货架与仓库侧墙或主通道成 60°、45°或 30°夹角。如货垛倾斜式布局是横列式布局的变形,其优点是便于叉车作业、缩小叉车的回转角度、提高作业效率。

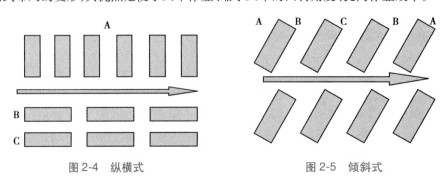

图 2-4　纵横式　　　　　　　　　　　　　　图 2-5　倾斜式

点滴积累 ∨

1. 仓库库区布局主要包括仓库总平面布局、仓储作业区布置、库区内部布置3项内容。

2. 货区平面布局的形式有横列式、纵列式、纵横式、倾斜式。

第三节 药品仓库经济指标与设备管理

药品仓库经济指标管理,是仓储业务管理的核心。仓库为了适应经济核算的需要,制定了费用率指标、利润指标等一系列与业务和经营活动相对应的指标。

一、药品仓库经济指标管理

(一)仓储成本核算

仓储成本的计算范围一般包括仓储持有成本、订货成本、缺货成本、在途库存持有成本等几方面。

1. 仓储持有成本 仓储持有成本是指为保持适当的库存而发生的成本,它包括资金占用成本、仓储维护成本、仓储运作成本、物品损耗成本4方面。

2. 订货成本 订货成本指企业为了实现一次订货而进行的各种活动的费用,包括处理订货的差旅费、办公费、常设机构的基本开支等支出。

3. 缺货成本 缺货成本是指由于库存供应中断而造成的损失。

4. 在途库存持有成本 在途库存包括入库在途商品和出库在途商品,在途商品应是库存商品的一部分。

(二)仓储成本控制

仓储成本控制的目标是实现仓储成本合理化,可通过库存分类管理,实行库存定量控制技术与库存定期控制技术来实现仓储合理化目标。

1. 仓储成本合理化的含义 仓储成本合理化就是用最经济的办法实现仓储的功能。仓储成本合理化表现在以下几方面:

(1)仓储低成本:首先确保物流总成本最小,在不影响其他环节的前提下,仓储成本最小。

(2)仓储高效率:体现在进出库时间、装卸车时间、货物周转率、仓容利用率、破损率、差错率等指标上,做到"快进、快出、高利用、保管好"。

(3)仓储优服务:即用较低的成本做到仓储服务项目多、服务质量优。

2. 仓储成本不合理的表现

(1)仓储时间过长:仓储时间从两方面影响储存这一功能要素的效果,好的情况是经过一定的时间,某些存货可以获得"时间增值";不好的情况是随着储存时间的增加,存货损坏、变质等有形损失及存货的贬值、过期失效等无形损失也会随之增加。但是对绝大多数存货,过长的仓储时间都会影响总效益,因而都是属于不合理的仓储范围。

（2）仓储的数量不合理：仓储数量的大小影响仓储功能实现的效果，仓储数量应有一个最佳的经济储量，仓储数量过高或过低都是不合理的仓储。

（3）仓储条件不足或过剩：仓储条件不足，主要指仓储条件不能满足被储存货物所要求的良好的仓储环境和必要的管理措施，因而往往造成储存货物的损失。仓储条件过剩，主要是指仓储条件大大超过需求，从而使仓储货物过多地负担仓储成本，造成不合理的费用。

（4）仓储结构失衡：仓储结构失衡主要包括以下 3 方面：①仓储货物的品种、规格等失调；②仓储物品各品种之间仓储期限、仓储数量失调；③仓储地点选择不合理。

知识链接

影响药品储存定额的特殊因素

1. **药品的理化性质** 药品的理化性质决定了药品的储存时间具有一定的期限。通常说来，理化性质不稳定的药品，其储存时间较短，因此药品储存的定额也小；理化性质稳定的药品，其储存时间较长，因此药品储存的定额可适当大些。

2. **药品的更新换代** 药品从投入市场开始到退出医药市场为止的整个期间，称为药品的经济寿命周期。这一周期大致要经过投入期、成长期、成熟期和衰退期四个阶段。随着新技术革命的加快，药品更新换代的速度也变得越来越快，从而药品的经济寿命周期也变得越来越短。一方面，更新换代快的药品，其储存定额要小些；反之则大些。另一方面，在药品处于成长阶段时，其储存定额可略大一些；处于投入期和成熟期阶段时，其储存定额可略小一些；而在衰退阶段，一般可不制定储存定额，有销路则随进随销，无销路则停止进货，并对原有库存及时处理或更新。

---

3. 实行库存分类管理 可以采用库存分类管理方法，实行库存定量控制技术与库存定期控制技术，加强仓储作业成本管理来实现仓储成本的合理化。

库存分类管理的基本方法是 ABC 分类法和 CVA 分类法。

（1）ABC 分类法：ABC 分类法又称帕累托分析法，也叫主次因素分析法，是项目管理中常用的方法。由于它把被分析的对象分成 A、B、C 三类，所以又称为 ABC 分析法。A 类存货品种数少、销售额大，对企业最为重要，需要进行严格管理和控制；C 类存货品种数多、销售额小，对企业的重要性较低，因而被视为不重要的库存；B 类存货品种数和销售额都处于中等，是企业一般重要的库存。对于 B 类库存的管理强度介于 A 类存货和 C 类存货之间，即对金额较高的 B 类存货按 A 类存货进行管理，对金额较低的 B 类存货按 C 类存货进行管理。

（2）CVA 分类法：由于 ABC 分类法中 C 类货物得不到足够重视，往往因此而导致生产停工，因此引进 CVA 分类法（又叫关键因素分析法）来对 ABC 分类法进行有益的补充。它是将存货分为最高优先级、较高优先级、中等优先级、较低优先级 4 个等级。①最高优先级：是生产经营中的关键性存货，不允许缺货；②较高优先级：是生产经营中的基础性存货，但允许偶尔缺货；③中等优先级：是生产经营中比较重要的存货，允许合理范围内的缺货；④较低优先级：是生产经营中需用的、但可以替代的存货，允许缺货。

4. 实行库存数量控制技术　控制库存数量的方法有定量进货法、定期进货法等。

(1)定量进货法:定量进货法也称订购点控制法,是在库存量下降到一定水平(进货点)时,按固定数量进货的一种库存管理方式。

确定进货点(订货点)

进货点=进货提前期需求量+安全库存量

　　　=日均需求量×进货提前天数+安全库存量

(2)定期进货法:定期进货法也称固定订购周期法,是先确定进货间隔时间,再按变化的数量进货的一种库存管理方式。

1)确定进货周期:进货周期又叫订货周期、进货间隔天数,它的长短会影响成本的大小。周期长时,每次进货量增多,使保管费用增加;如果缩短进货周期,就要增加进货次数,使进货所需的费用增加。

2)确定最高库存量

最高库存量=(进货间隔天数+进货提前天数)×日均需求量+安全储备量

最低库存量=进货提前天数×日均需求量+安全储备量

进货量=最高库存量-现有库存量

案例分析

案例

许多公司的存货不断增加,表面上营业额屡创高绩,但获利却不见增加,到了年终看到财务报表时就知道原因了,因为"赚的钱都堆在存货上"。从财务的角度来看,存货是资产,但是从另一个角度来看,存货也可能是负债,因为购入的药品在库房里积压时间过长,企业就必须以现金支付所发生的原料、人工和其他费用。若企业缺乏现金,就必须向银行或使用其他渠道借款来支付。因此过多存货也可视为负债。

分析

存货增加的原因有许多,常见的有下列原因:

1. 一次采购的批量太大,超出当时所需。

2. 需求的变动太大,包括预测不准,客户订单变动太大。

3. 供料商的交货期太长,必须提前准备。

4. 产品寿命周期短。

5. 仓储账目不准,账物不符。

(三) 仓储的效益、效率与质量分析指标

进行仓储的效益、效率与质量分析,可以从仓容利用、存货周转、成本效益、仓储作业质量等几方面进行分析。

1. **仓容利用指标** 仓容是仓库容量的简称。它是由仓库的面积与高度或载重量所构成的。

储位容积使用率＝平均库存总体积÷储位总容积

储位面积使用率＝储位使用面积÷储位总面积

单位面积保管量＝平均库存量÷可保管面积

单位面积周转量＝（入库量+出库量）÷可保管面积

2. **存货周转指标**

仓库流量＝入库量+出库量

仓库流量与存量比率＝仓库流量÷平均库存量

存货周转次数＝计算期出货量（额）÷计算期平均库存量（额）

存货周转天数＝计算期平均库存量（额）÷计算期日均出货量（额）

或＝计算期天数÷存货周转次数

反映存货周转速度的指标有存货周转次数和存货周转天数。存货周转次数用来说明计算期内存货周转的次数，周转次数越多，则存货周转速度越快。存货周转天数用来说明存货周转一次所需的天数，周转天数越多，则存货周转速度越慢。但存货周转率过高，也可能说明仓储管理方面存在其他方面的一些问题，如存货水平太低，甚至经常缺货，或者采购次数过于频繁，进货批量太小等。

3. **仓储成本效益指标**

仓储成本率（仓储成本比重）＝仓储成本÷物流总成本

仓储费用率＝仓储费用额÷平均库存额

4. **仓储作业质量指标**

存货完好率＝商品完好量（额）÷平均库存商品量（额）

存货损坏率＝商品损坏量（额）÷平均库存商品量（额）

出入库差错率＝出入库误差量（额）÷出入库总量（额）

（四）**药品的盘点与损耗**

药品在储存过程中因本身的性质、自然条件的影响造成重量损失或质量下降，损耗有可以避免的人为因素，也有难免的自然损耗（如挥发、升华、风化等）。药品的盘点是为了能及时掌握库存的变化情况，避免发生短缺和长期积压，保证账、卡、物相符的重要手段。盘点的形式有：

1. **永续盘点** 又称动态盘点，保管员对收发药品盘点一次，以便及时发现问题。

2. **循环盘点** 根据药品性质特点，分轻重缓急制订计划，然后按计划逐日盘点。

3. **定期盘点** 指在月末、季末、年中、年末按计划全面清查。

4. **重点盘点** 根据季节变化或工作需要，为特定目的而进行的盘点。

商品的盘点一般都是盘损，即实际值小于账面值，但只要盘损在规定范围内即为正常。对盘点发现的问题要彻底查明原因，根据原因迅速采取措施进行防止和处理。

盘损率＝盘损金额÷（期初库存+本期进货）

物品损耗率＝损耗量÷入库总量

二、药品仓库设备管理

仓库除主体建筑之外,一切进行仓储业务所使用的设备、工具、用品和仓库管理系统,统称为仓库设备。仓库合理配置各种软硬件设备,对提高劳动效率、减轻劳动强度、缩短药品进出库时间、改进药品堆码、维护药品质量、充分利用仓容和降低保管费用等,均有重要作用。

（一）GSP 对仓库设备管理的要求

GSP 规定库房应当配备以下设施设备:药品与地面之间有效隔离的设备;避光、通风、防潮、防虫、防鼠等设备;有效调控温湿度及室内外空气交换的设备;自动监测、记录库房温湿度的设备;符合储存作业要求的照明设备;用于零货拣选、拼箱发货操作及复核的作业区域和设备;包装物料的存放场所;验收、发货、退货的专用场所;不合格药品专用存放场所;经营特殊管理的药品有符合国家规定的储存设施。

经营中药材、中药饮片的,应当有专用的库房和养护工作场所,直接收购地产中药材的应当设置中药样品室(柜)。

储存、运输冷藏、冷冻药品的,应当配备以下设施设备:与其经营规模和品种相适应的冷库,储存疫苗的应当配备两个以上独立冷库;用于冷库温度自动监测、显示、记录、调控、报警的设备;冷库制冷设备的备用发电机组或者双回路供电系统;对有特殊低温要求的药品,应当配备符合其储存要求的设施设备;冷藏车及车载冷藏箱或者保温箱等设备。

（二）仓库设备的种类

仓库设备的种类繁多,按其主要用途和特征可分为硬件和软件两大类。

1. 仓库硬件设备的种类

(1)装卸搬运设备:装卸搬运设备是仓库用来提升、堆码、搬运药品的机械设备。

(2)保管设备:保管设备是用于保管环节的基本物质设施,其完善程度是仓库维护药品质量可靠程度的标志之一。该设备可分为两类。一类是苫垫用品,货场上存放的药品,一般要上盖下垫;库房内的货垛需要垫垛,以通风隔潮。第二类是存货用具,包括货架、货橱等。

(3)计量设备:计量设备是仓库进行药品验收、发放、库内周转以及盘点等各项业务必须采用的度量衡工具。计量设备有两类:一类是称量设备,各种磅秤、杆秤、天平、台秤、自动计数机等;第二类是库内量具,包括直尺、卷尺、卡钳等。

(4)储存与养护用设备:①检测调节温湿度的设备,如空调、除湿机、温湿度检测仪等;②通风照明保暖设备:通风使用的有抽(排)风机、各式电扇、联动窗户启闭装置,窗户应有防护纱窗,排风扇要有防护百叶;符合安全用电要求的照明设备;保暖设备主要有暖气装置等;③避光设备;④具有防鼠、防虫、防鸟设备;⑤储存特殊管理药品、贵重药品的安全专用保管设备,如铁栅栏、保险柜等;⑥消防安全设备是保障仓库安全必不可少的设备;⑦经营中药饮片的企业仓库还应有饮片储存箱;⑧电冰箱或小冷藏库,用于储存需冷藏药品,如生物制品、脏器制剂;⑨防尘、防潮、防霉、防污染的设备,如纱窗、门帘、灭蝇灯、吸湿机等。

(5)劳动防护用品:如工作服、安全帽、坎肩、围裙、胶鞋(耐酸碱)、绝缘手套、口罩、护目镜、防毒面具以及防放射线装置等。

（6）其他用品及工具：包括钉锤、斧、锯、钳、开箱器、小型打包机、活络扳手、螺丝改锥、电工刀、剪刀、排刷、标号打印机等。

2. 仓储软件设备的种类 仓储软件是指一切涉及药品仓储管理全过程的书面文件和实施过程的真实记录。仓储软件包含的内容有制度与记录（凭证）两大类，一般而言，制度应包括规则、职责、标准、程序四方面，而记录和凭证是用于证实制度的执行情况。其中规则一般是"能做什么"和"不能做什么"的规定，具有强制性。职责是指某项职位应完成某项任务的责任。标准是衡量事物的准则，是依据科学技术和实践经验确定的实际活动应达到的基本限度。程序规定了如何处理那些重复发生的例行问题的标准方法。

（1）质量管理制度：仓库质量管理的制度主要有药品保管、养护和出库复核的管理制度，有关记录和票据的管理制度，特殊药品和贵细药品管理制度，效期药品、不合格药品和退货药品的管理制度，质量事故、质量查询和质量投诉的管理制度等。

（2）质量程序文件：为落实各项质量管理制度，做好仓储保管工作，仓库还应有药品储存养护质量的操作程序，药品出库复核质量控制程序，药品销后退回的处理程序，不合格药品的确认和处理程序，药品拆零和拼装发货的程序，药品配送的程序和药品购进、退出的程序等。

（3）管理记录、凭证、台账：仓库常用的质量记录有温湿度记录、养护设备使用记录、药品在库养护检查记录、药品出库复核记录；凭证包括近效期药品催调表、不合格药品申报表、药品养护档案表、退货通知单；台账包括不合格药品台账、销货退回药品台账等。

（4）计算机管理系统：企业应当采用计算机系统对库存药品的有效期进行自动跟踪和控制，采取近效期预警提示、超有效期自动锁定及停销等措施，防止过期药品销售。各操作岗位按照管理制度和操作规程进行计算机系统数据的录入、修改和保存，以保证各类记录的原始、真实、准确、安全和可追溯。通过输入用户名、密码等身份确认方式登录系统，并在权限范围内录入或查询数据，未经批准不得修改数据信息；修改各类业务经营数据时，操作人员在职责范围内提出申请，经质量管理人员审核批准后方可修改，修改的原因和过程在系统中予以记录；系统对各岗位操作人员姓名的记录、系统操作、数据记录的日期和时间由系统自动生成，不得采用手工编辑或菜单选择等方式录入。企业计算机系统应当符合以下要求：有支持系统正常运行的服务器；有质量管理、采购、收货、验收、储存、养护、出库复核、销售等岗位配备的专用终端设备；有稳定、安全的网络环境，有固定接入互联网的方式和可靠的信息安全平台；有实现相关部门之间、岗位之间信息传输和数据共享的局域网；有符合GSP及企业管理实际需要的应用软件和相关数据库。计算机系统运行中涉及企业经营和管理的各类记录和数据应当采用安全、可靠的方式储存并按日备份，备份记录和数据的介质应当存放在安全场所，防止与服务器同时遭遇灾害造成损坏或丢失。记录和数据的保存时限应符合GSP第四十二条的要求。

（三）仓库设备的管理

仓库设备管理要求做到"有条不紊、使用方便、精心养护、检修及时、不丢不损、专人专管、职责分明、账物相符"等内容。仓库设备在使用时要注意合理地选择设备，遵守操作规程和相关规章制度;合理负荷按核定标准使用;持证上岗;做好日常维修保养,管理人员要随时了解设备的运转情况,及时对设备进行清洁、润滑、调整、防腐检查。

点滴积累 ∨

1. 仓储成本合理化 用最经济的办法实现仓储的功能。

2. 库存分类管理方法 库存定量控制技术与库存定期控制技术。

3. 仓库设备管理要求 有条不紊、使用方便、精心养护、检修及时、不丢不损、专人专管、职责分明、账物相符。

第四节 安全消防管理

一、防火措施

GSP 要求库房要有可靠的安全防护措施,库房首先要严格控制各种火灾因素,制订防火措施。

(一)药品仓库火种、火源、电源、电气的防火安全管理措施

1. 火种、火源管理 库区应当设置醒目的禁火标志,库区以及周围 50m 内严禁燃放烟花爆竹。进入库区的人员,严禁携带火柴、打火机等。库房内严禁使用明火,严禁吸烟。库房外动用明火作业时,必须办理动火证,经防火负责人批准,并采取严格的安全措施。

2. 电源、电气设备管理 仓库的电气设备装置必须符合国家现行的安全规定,库房内不准设置移动式照明灯具,照明灯具垂直下方与储存物品水平间距不得小于 0.5m。库房内敷设的配电线路,需穿金属管或用难燃硬塑料管保护,老旧电线要及时更新,库房照明线和路灯线须分别设置。库区的每个库房应单独安装电闸箱,保管人员离库时,必须将库房的电源切断。库房内不准使用电热器具和家用电器。

(二)药品仓库储存的防火安全管理措施

1. 仓库要求 仓库设计必须符合《建筑设计防火规范》(GB 50016—2014)的规定,药品仓库应设在周围建筑不相毗连的独立建筑内。药品仓库的耐火等级不低于二级,多层仓库耐火等级为一级,耐火等级低于三级时,不得存放易燃物品。

2. 储存要求 库存药品应当分区、分类、分垛储存,主要通道的宽度不小于 2m,并留出必要的消防通道。为避免仓库发生火灾,对易燃、易爆的医药产品要做到以下几条:①不燃的药品或不含易燃、氧化剂等的药品不得与乙醇、丙酮、甲醇、乙醚、高锰酸钾等危险药品混放,应分间或分隔储存。②苦味酸、叠氮钠、大量的硝酸甘油片剂、亚硝异戊酸等药品应单独存放。③高锰酸钾、重铬酸钾、过氧化氢等氧化剂不得与其他药品混放。前两者与过氧化氢也应分开存放。④乙醚应避光储存,以免受日光照射后产生过氧化物,储存温度不得超过 28℃,夏天应将乙醚储于冷库中。⑤中药材及中药饮片库应定期翻垛散热,以防止自燃。

（三）药品仓库装卸的防火安全管理措施

进入库区的所有机动车辆、库房内的电瓶车、铲车等必须安装防火装置。操作人员不得穿戴易产生静电的工作服和使用易产生火花的工具。对药品的装卸严防震动、撞击、重压、摩擦和倒置。对易产生静电的装卸设备要采取防静电的措施。装卸作业结束后，应当对库区、库房进行检查，确认安全后方可离开。库房内固定的吊装设备需要维修时，应当采取防火安全措施。

（四）仓库的消防安全责任制度、组织和配置消防器材管理措施

1. 安全责任制度和组织　药品仓库要制定安全工作的各项规章制度，制定作业的操作规程。各类仓库都应当建立消防组织，定期进行业务培训。仓库保管员应当熟悉储存药品的分类、性质、保管业务知识和消防安全制度，严格执行消防法规《仓库防火安全管理规则》和《化学危险物品安全管理条例》，掌握消防器材的操作使用和维护保养方法，做好本岗位的防火工作。对仓库新职工应当进行仓储业务和消防知识的培训，经考试合格可上岗作业。

2. 消防器材配置　药品仓库必须根据建筑规模和储存药品类别的性质，配置消防设备，做到数量充足、合理摆布、专人管理、经常有效，严禁挪作他用。

案例分析

案例

2015年7月12日23时左右，某医药公司值班人员发现原料药仓库冒出烟雾，于是立刻向公司领导做了报告。公司领导接到报告后立即组织人员进行扑救。由于仓库存放有400吨硫黄、31吨氯酸钾，燃烧物遇高温时就变成液态，绿色的火苗随着液化的化学物质流动，火苗难以扑灭。13日1时许，消防队到达起火地点参与扑救。一是采取冷却灭火扑救，二是用编织袋装上泥土在仓库东、南、西面砌起矮墙，防止液态的硫黄外流。直到5时左右，大火才被完全扑灭。

分析

把硫黄和氯酸钾堆放在一个仓库内是不合理的。氯酸钾是强氧化性物质，而硫黄是强还原性物质。氯酸钾遇明火或者高温都有可能发生燃烧，严重的还能发生爆炸。

二、常用的消防设备

消防设备是指用于灭火、防火以及预防火灾事故的设备。要定点摆放，定期普查、巡查消防设备，保证处于完好状态。

（一）常用的消防器材

1. 消火栓　消火栓是接于消防供水管道上的阀门装置，供给灭火用水。消火栓分室内消火栓和室外消火栓两类。室内消火栓一般都设置在建筑物公共部位的墙壁上，有明显的标志，内有水龙带和消防水枪，有的还有消防卷盘。室外消火栓主要用于向消防车提供消防用水或直接与消防水龙带、水枪连接进行灭火。水是最经济、来源丰富而且灭火效果较好的灭火剂。水的灭火作用是冷却和窒息，但不适用于油类和电器着火。

2. 砂箱(桶) 以箱、桶装砂子,灭火时,细小沙子覆盖起到冷却和隔绝空气的作用。砂箱(桶)旁常配备必要的铁锹、钩杆、斧头、水桶等消防工具。发生火灾时用铁锹或水桶将沙子散开,覆盖火焰,使其熄灭。适用于扑灭漏洒在地面的少量易燃液体着火,也可用于掩埋地面管线的初期小火灾。

3. 灭火器 灭火器是一种可携式灭火工具。灭火器内放置化学物品,用于扑灭火灾。灭火器的种类很多,按其移动方式可分为:手提式和推车式;按所充装的灭火剂则又可分为干粉、泡沫、二氧化碳、卤代烷、清水灭火剂等。

(1)干粉灭火器:干粉灭火器是利用二氧化碳气体或氮气气体作动力,将瓶内的干粉(如碳酸氢钠、磷酸铵等无机盐)喷出灭火。干粉灭火器使用方便、有效期长,适用于扑救各种液体、气体和电气设备火灾。

(2)泡沫灭火器:泡沫灭火器内有两个容器,分别盛放两种液体,即硫酸铝和碳酸氢钠溶液,除了这两种反应物外,还加入了一些发泡剂。当灭火时,把灭火器倒立,两种溶液混合在一起,就会产生大量的二氧化碳气体,泡沫从灭火器中喷出,覆盖在燃烧物品上,使燃着的物质与空气隔离,并降低温度,达到灭火的目的。适用于扑救各种液体和固体可燃物火灾。

(3)二氧化碳灭火器:灭火器瓶体内储存液态二氧化碳,当压下瓶阀的压把时,二氧化碳灭火剂喷出,使燃烧区氧的浓度迅速下降,当二氧化碳达到足够浓度时火焰会窒息而熄灭,同时由于液态二氧化碳会迅速气化,在很短的时间内吸收大量的热量,起一定的冷却作用,也有助于灭火。适用于扑救易燃液体及气体的初起火灾,也可扑救带电设备的火灾,主要用于扑救贵重仪器设备、精密仪器设备、档案资料等火灾。

(4)卤代烷灭火器:卤代烷灭火器的灭火剂为卤代烷,常见的为二氟一氯一溴甲烷和三氟一溴甲烷,简称"1211"灭火器,"1301"灭火器。卤代烷灭火器不是依靠冷却、稀释氧或隔绝空气等物理作用来实现灭火,而是通过抑制燃烧的化学反应过程,中断燃烧而迅速灭火,属于化学灭火。适用于扑救各种易燃、可燃液体和电气设备火灾。

(5)清水灭火器:清水灭火器中的灭火剂为清水,通过冷却和窒息作用进行灭火。灭火时,水被汽化后形成的水蒸气为惰性气体,阻碍新鲜空气进入燃烧区,使燃烧区内的氧浓度大大降低,从而达到窒息灭火的目的。适用于扑救固体物质的初起火灾。

4. 破拆工具 如消防斧、切割工具等。

(二)常用灭火器的操作方法

1. 干粉灭火器的操作方法

(1)第一步:使用前,先把灭火器摇动数次,使瓶内干粉松散。

(2)第二步:拔下保险销,手握胶管,对准火焰根部压下压把喷射,适当摆动喷嘴,使喷雾横扫整个火焰根部并逐渐向上推移。

(3)第三步:在灭火过程中应始终保持直立状态,不准横卧或颠倒使用,立于离着火点有效距离的上风处。

(4)第四步:灭火后防止复燃。具体见图2-6。

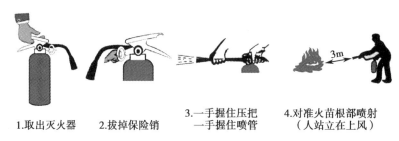

1.取出灭火器　　2.拔掉保险销　　3.一手握住压把　　4.对准火苗根部喷射
　　　　　　　　　　　　　　　　　　一手握住喷管　　　（人站立在上风）

图 2-6　灭火器的使用步骤

2. 二氧化碳灭火器的操作方法

（1）第一步：手提灭火器，拔下保险销，手握胶管。

（2）第二步：再压下压把（或旋动阀门），将喷嘴对准火焰根部灭火，按压使灭火剂喷出，适当摆动喷嘴。

（3）第三步：如遇多处明火，可移动位置灭火，直到火焰完全熄灭、不留明火为止，以免复燃。

（4）第四步：灭火后，抬起灭火器压把，即停止喷射。

（5）第五步：使用二氧化碳灭火器时要戴手套，以免皮肤接触喷筒和喷射胶管，不要将手握住钢瓶，防止冻伤。在室外使用二氧化碳灭火器时，应选择上风方向喷射；在室内窄小空间使用的，灭火后操作者应迅速离开，以防窒息。

三、安全灭火

当药品仓库不慎发生火灾时，除按一般消防措施如切断电源、搬移可燃物品等外，还必须根据医药商品特性划分火灾的种类，采取相应的灭火方法。

（一）火灾种类的划分

仓库火灾种类应根据物质及其燃烧特性划分为以下几类：

1. A 类火灾　指含碳固体可燃烧物，如木材、棉、毛、麻、纸张等燃烧的火灾。

2. B 类火灾　指甲、乙、丙类液体，如汽油、煤油、柴油、甲醇、乙醚、丙酮等燃烧的火灾。

3. C 类火灾　指可燃气体，如煤气、天然气、甲烷、丙烷、乙炔、氢气等燃烧的火灾。

4. D 类火灾　指可燃金属，如钾、钠、镁、钛、锆、锂、铝镁合金等燃烧的火灾。

5. 带电火灾　指带电物体燃烧的火灾。

（二）灭火方法

1. 隔离灭火法　隔离灭火法是将火源处或其周围的可燃物质隔离或移开，燃烧会因缺少可燃物而停止。常用的方法有：将火源附近的可燃、易燃、易爆和助燃物品搬走；关闭可燃气体、液体管路的阀门，以减少和阻止可燃物质进入燃烧区；设法阻拦流散的液体；拆除与火源毗连的易燃建筑物等。泡沫灭火剂就可起到隔离灭火作用。

2. 窒息灭火法　窒息灭火法是阻止空气流入燃烧区域或用不燃物质冲淡空气，使燃烧物质得不到足够的氧气而熄灭。具体方法有：用沙土、水泥、湿麻袋、湿棉被等不燃或难燃物质覆盖燃烧物的表面上，以隔绝空气，使燃烧停止；喷洒雾状水、干粉、泡沫等灭火剂覆盖燃烧物；用水蒸气、惰性气

第二章　药品的仓储管理

体(如二氧化碳、氮气等)喷射到燃烧区内,降低空气中的含氧量;封闭正在燃烧的建筑、容器孔洞、缝隙,阻止空气流入等。常用的二氧化碳、泡沫灭火剂等可起窒息灭火作用。

3. 冷却灭火法　冷却灭火法是将灭火剂直接喷射到燃烧物上,以增加其散热量,降低燃烧物的温度于燃点以下,使燃烧停止;或者将灭火剂喷洒在火源附近的物体上,使其不受火焰热辐射作用而形成新的火点。最常用的冷却灭火剂是水。

4. 抑制灭火法　抑制灭火法也叫化学中断法,就是使灭火剂参与到燃烧反应历程中,使燃烧过程中产生的游离基消失,而形成稳定分子或低活性游离基,使燃烧反应停止。目前采用的气体灭火剂"1211"和干粉灭火剂等都可起到抑制灭火作用。

(三) 灭火器的选择

应根据火灾场所的性质以及其中可燃物的种类,判断可能发生的火灾种类,然后确定选择何种灭火器,见表2-1。

表2-1　灭火器适用性

灭火器 火灾类型	水型		干粉		泡沫型	卤代烷型		二氧化碳
	清水	酸碱	磷酸铵盐	碳酸氢钠	化学泡沫	1211	1301	
A类火灾 系指含碳固体可燃烧物,如木材、棉、毛、麻、纸张等燃烧的火灾	适用 水能冷却,并穿透燃烧物而灭火,可有效防止复燃		适用 粉剂能附着在燃烧物的表面层,起到窒息火焰作用,隔绝空气,防止复燃	不适用 碳酸氢钠对固体可燃物无黏附作用,只能控火,不能灭火	适用 具有冷却和覆盖燃烧物表面,与空气隔绝的作用	适用 经过试验证明,卤代烷具有扑灭A类火灾的能力		不适用 灭火器喷出的二氧化碳少,无液滴,全是气体,对A类基本无效
B类火灾 系指甲、乙、丙类液体,如汽油、煤油、柴油、甲醇、乙醚、丙酮等燃烧的火灾	不适用 水流冲击油面,会激溅油火,致使火势蔓延,灭火困难		适用 干粉灭火剂能快速窒息火焰,还有中断燃烧过程的链式反应的化学活性		不适用 覆盖燃烧物表面,与空气隔绝,可有效灭火。但由于极性溶剂破坏泡沫,故不适用	适用 卤代烷灭火剂能快速窒息火焰,抵制燃烧链式反应,而中断燃烧。灭火不污染,不损坏设备		适用 二氧化碳窒息灭火,不留残渍,不损坏设备

ER-2-2

灭火器的使用方法

点滴积累 ∨

1. 常用的消防设备有　消火栓、砂箱(桶)、灭火器、破拆工具。

2. 常用的灭火器有　干粉灭火器、泡沫灭火器、二氧化碳灭火器、卤代烷灭火器、清水灭火器等。

3. 药品仓库相应的灭火方法　隔离灭火法、窒息灭火法、冷却灭火法、抑制灭火法。

目标检测

一、选择题

（一）单项选择题

1. 冷库的温度要求为(　　)

    A. ≤20℃   B. 2~10℃

    C. 10~30℃   D. 0~10℃

2. 货区平面布局形式中,对通风采光不利,存取货物不方便的是(　　)

    A. 横列式   B. 纵列式

    C. 纵横式   D. 倾斜式

3. 仓库的软件中具有强制性,规定了"能做什么"和"不能做什么"的是(　　)

    A. 规则   B. 程序   C. 标准   D. 职责

4. CVA分类法中是生产经营中的基础性存货,但偶尔允许缺货的是(　　)

    A. 最高优先级   B. 较高优先级

    C. 中等优先级   D. 较低优先级

5. 业务特点是接收和发运药品的批次量少,药品较长时期脱离周转的仓库是(　　)

    A. 加工仓库   B. 采购仓库

    C. 储备仓库   D. 中转仓库

6. 按GSP管理要求库区的色标为红色的库区有(　　)

    A. 合格品区   B. 待验区

    C. 退货区   D. 不合格品区

7. 在药品的经济寿命周期过程中,储存定额可略大一些的是(　　)

    A. 投入期   B. 成长期   C. 成熟期   D. 衰退期

8. 在实际工作中常用的货位编码方法是(　　)

    A. 地址式   B. 区段式   C. 商品群别式   D. 坐标式

9. 存货周转率过高,可能说明仓储管理方面的(　　)问题

    A. 仓库流量与存量比率低   B. 进货批量太小

    C. 周转天数长   D. 周转次数少

10. 验收养护室、标本室应设在仓库平面布局的(　　)

    A. 仓储作业区   B. 行政生活区

    C. 辅助作业区   D. 发货区

11. 仓库的档案资料遇到火灾时,可选用的灭火器是(　　)

    A. 干粉灭火器   B. 泡沫灭火器

    C. 二氧化碳灭火器   D. 卤代烷灭火器

12. 泡沫灭火器适用于扑救(　　)的火灾

　　A. 精密仪器　　　　　　B. 液体　　　　　　C. 电器设备　　　　　D. 档案资料

13. 阻止空气流入燃烧区域或用不燃物质冲淡空气,使燃烧物质得不到足够的氧气而熄灭火的

　　方法是(　　)

　　A. 隔离灭火法　　　　　　　　　　　　B. 窒息灭火法

　　C. 冷却灭火法　　　　　　　　　　　　D. 抑制灭火法

14. 下列(　　)不是 B 类火灾

　　A. 汽油　　　　　　　　B. 甲醇　　　　　　C. 甲烷　　　　　　D. 乙醚

15. 不属于仓库硬件设备的是(　　)

　　A. 保管设备　　　　　　B. 计量设备　　　　C. 养护设备　　　　D. 管理制度

(二) 多项选择题

1. 色标标志为绿色的库区为(　　)

　　A. 待验区(库)　　　　　　B. 不合格品区(库)　　　　C. 合格品区(库)

　　D. 退货区(库)　　　　　　E. 发货区(库)

2. 采用分区分类货位编号保管方法的优点有(　　)

　　A. 有利于提高工作效率　　　　　　　　B. 便于药品养护和盘点

　　C. 利于掌握和控制药品存量　　　　　　D. 便于计算机管理

　　E. 有利于提高保管技术水平

3. 根据仓库业务活动和工作任务不同,GSP 要求仓库库区布局分为(　　)

　　A. 仓储作业区　　　　　　B. 合格品区　　　　　　C. 辅助作业区

　　D. 行政生活区　　　　　　E. 发货区

4. 库房内部货区平面布局的形式有(　　)

　　A. 横列式　　　　　　　　B. 纵列式　　　　　　　C. 纵横式

　　D. 通风式　　　　　　　　E. 倾斜式

5. 仓储成本合理化表现有(　　)

　　A. 仓储低成本　　　　　　B. 仓储高效率　　　　　C. 仓储时间长

　　D. 仓储数量多　　　　　　E. 仓储优服务

6. 仓库常用的消防设备有(　　)

　　A. 消火栓　　　　　　　　B. 砂箱　　　　　　　　C. 灭火器

　　D. 破拆工具　　　　　　　E. 水

二、简答题

1. 分区分类、货位编号的货位安排方法有什么优点?

2. 仓储数量过多或过少对仓储成本的影响有哪些?

3. 仓库库区应该设哪些功能区?布置中应注意哪些事项?

三、实地调研

通过参观一些药品储存仓库,直接了解以下内容:

(1)仓库的类型;　　　　　　(2)仓库设备条件;

(3)仓库的货位布局情况;　　　(4)仓库色标标志情况;

(5)仓库库存管理情况。

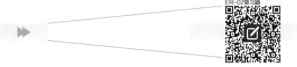

ER-02章习题

（刘文娟）

第三章

药品出入库管理

导学情景 〼

情景描述

2008 年 8 月 5 日，云南红河州第四人民医院的医护人员为 6 名患者输注刺五加注射液后，先后出现不同程度的不良反应，医院立即进行救治，但没有得到有效控制。先后有 3 名患者死亡。

学前导语

此案刺五加注射液为黑龙江完达山制药厂生产。2008 年 7 月 1 日，昆明下暴雨，存放药品的仓库进水，46 件刺五加注射液被淹没。7 月 4 日，完达山制药厂同意为淹没药品更换外包装、标签、说明书，并在生产车间制作了打印好批号的刺五加注射液外包装材料 91 套，之后，这批外包装发往云南。已经受到污染的刺五加注射液重新换上外包装，卖给云南红河州第四人民医院，导致了 3 名患者死亡的重大医疗事故，由此可见药品的储存管理是何等重要。本章将带领同学们学习药品入库验收、在库养护、出库验发、运输与配送的基本要求，确保进入流通领域的药品质量。

第一节 药品入库验收

药品的入库验收，是药品流通的首要环节。企业应当按照规定的程序和要求对到货药品逐批进行收货与验收，目的是保证入库药品的数量准确、质量良好，防止不合格药品入库。由于药品种类繁多、剂型多样、产地各异、性质复杂，并且易受外界条件影响，因此加强药品的入库验收管理是保证药品质量、做好药品养护工作的一个重要环节。

药品入库验收工作流程:

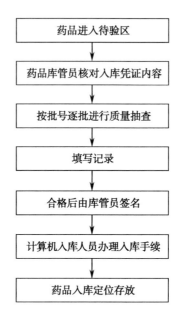

一、收货

企业应当按照国家有关法律法规及 GSP 要求制定药品收货标准。对药品收货过程中出现的不符合质量标准或疑似假、劣药品的情况,应当交由质量管理部门按照有关规定进行处理,必要时上报药品监督管理部门。

(一)购进药品

1. 普通药品 药品到货时,收货人员应当对运输工具和药品状况进行检查。

(1)检查运输工具是否密闭,如发现运输工具内有雨淋、腐蚀、污染等可能影响药品质量的现象,及时通知采购部门并报质量管理部门处理。

(2)根据运输单据所载明的启运日期,检查是否符合协议约定的在途时限,对不符合约定时限的,报质量管理部门处理。

(3)供货方委托运输药品的,企业采购部门要提前向供货单位索要委托的承运方式、承运单位、启运时间等信息,并将上述情况提前通知收货人员;收货人员在药品到货后,要逐一核对上述内容,内容不一致的,通知采购部门并报质量管理部门处理。

(4)收货人员应当拆除药品的运输防护包装,检查药品外包装是否完好,对出现破损、污染、标识不清等情况的药品,应当拒收。

(5)药品到货时,收货人员应当查验随货同行单(票)以及相关的药品采购记录。无随货同行单(票)或无采购记录的应当拒收;随货同行单(票)记载的供货单位、生产厂商、药品的通用名称、剂型、规格、批号、数量、收货单位、收货地址、发货日期等内容,与采购记录以及本企业实际情况不符的,应当拒收,并通知采购部门处理。

(6)应当依据随货同行单(票)核对药品实物。随货同行单(票)中记载的药品的通用名称、剂型、规格、批号、数量、生产厂商等内容,与药品实物不符的,应当拒收,并通知采购部门进行处理。

2. 冷藏、冷冻药品 冷藏、冷冻药品到货时,查验冷藏车、车载冷藏箱或保温箱的温度状况,核查并留存运输过程和到货时的温度记录;对未采用规定的冷藏设备运输或温度不符合要求的,应当拒收,同时对药品进行控制管理,做好记录并报质量管理部门处理。

3. 进口药品 所收药品为进口药品时,应同时对照实物收取加盖有供货单位质量管理部门原印章的该批号药品的《进口药品检验报告书》《进口药品注册证》(或《生物制品进口批件》《进口药材批件》)复印件和《进口药品通关单》复印件。

4. 收货 收货过程中,对于随货同行单(票)或到货药品与采购记录的有关内容不相符的,由采购部门负责与供货单位核实和处理。

(1)对于随货同行单(票)内容中,除数量以外的其他内容与采购记录、药品实物不符的,经供货单位确认并提供正确的随货同行单(票)后,方可收货。

(2)对于随货同行单(票)与采购记录、药品实物数量不符的,经供货单位确认后,应当由采购部门确定并调整采购数量后,方可收货。

(3)供货单位对随货同行单(票)与采购记录、药品实物不相符的内容,不予确认的,应当拒收,存在异常情况的,报质量管理部门处理。

(4)收货人员应当将核对无误的药品放置于相应的待验区域内,并在随货同行单(票)上签字后,移交验收人员。

5. 待验区 收货人员对符合收货要求的药品,应当按品种特性要求放于相应待验区域,或者设置状态标志,通知验收。冷藏、冷冻药品应当在冷库内待验。

(二)销后退回药品

1. 销后退回药品是指已正常销售出库并在进入市场流通或使用环节后因质量或非质量原因被退回的药品。

2. 药品保管员凭销售部门开具的《药品退货通知单》与实物核对无误后收货,放在待验区(注意应加倍抽样验收),并在退货单位的退货单上签章,由专人保管并做好药品退货记录。

▶ **课堂活动**

1. 收货人员收到药品后应做哪些工作?

2. 能否将购进药品和销后退回药品放在一起?

二、验收

药品验收必须依照药品的验收标准,对购进药品和销后退回药品进行逐批验收。药品验收工作对于进库药品来说,是药品进库作业的一个重要环节,是堵住假、劣药品进入药库的第一道关卡。对于社会来说,是保障用药安全、防止假、劣药品进入流通渠道的必要保障。

(一)药品验收依据

药品验收应根据药品的法定标准和合同规定的质量条款,《中国药典》未收载的品种可按局颁或部颁标准执行。验收工作必须做到"十验四清一核对":十验:验品名、规格、质量状况、数量、批号、生产日期、批准文号、有效期、包装标志、合格证。四清:质量情况记录清、包装情况数量清、批号效期标记清、验收手续清。一核对:核对药品检验报告书、合格证、说明书与产品质量标志是否相符。

（二）药品验收要求

1. 应当按照验收规定,对每次到货药品进行逐批抽样验收,抽取的样品应当具有代表性。

（1）同一批号的药品应当至少检查一个最小包装,但生产企业有特殊质量控制要求或者打开最小包装可能影响药品质量的,可不打开最小包装。

（2）破损、污染、渗液、封条损坏等包装异常以及零货、拼箱的,应当开箱检查至最小包装。

（3）外包装及封签完整的原料药、实施批签发管理的生物制品,可不开箱检查。

2. 验收人员应当对抽样药品的外观、包装、标签、说明书以及相关的证明文件等逐一进行检查、核对。

3. 特殊管理的药品应当按照相关规定在专库或者专区内验收。

4. 验收药品应当做好验收记录,验收不合格的还应当注明不合格事项及处置措施。

5. 应当建立库存记录,验收合格的药品应当及时入库登记;验收不合格的,不得入库,并由质量管理部门处理。

6. 进行药品直调的,可委托购货单位进行药品验收。购货单位应当严格按照GSP的要求验收药品,并建立专门的直调药品验收记录。验收当日应当将验收记录相关信息传递给直调企业。

知识链接

药 品 直 调

发生灾情、疫情、突发事件或者临床紧急救治等特殊情况,以及其他符合国家有关规定的情形,企业可采用直调方式购销药品,将已采购的药品不入本企业仓库,直接从供货单位发送到购货单位,并建立专门的采购记录,保证有效的质量跟踪和追溯。

（三）验收药品的设施设备

药品待验区域及验收药品的设施设备,应当符合以下要求:

1. 待验区域有明显标识,并与其他区域有效隔离。

2. 待验区域符合待验药品的储存温度要求。

3. 设置特殊管理的药品专用待验区域,并符合安全控制要求。

4. 保持验收设施设备清洁,不得污染药品。

（四）药品抽样的原则与方法

应当对每次到货的药品进行逐批抽样验收,抽取的样品应当具有代表性,对于不符合验收标准的,不得入库,并报质量管理部门处理。

1. 对到货的同一批号的整件药品按照堆码情况随机抽样检查。整件数量在2件及以下的,要全部抽样检查;整件数量在2件以上至50件以下的,至少抽样检查3件;整件数量在50件以上的,每增加 50 件,至少增加抽样检查 1 件,不足 50 件的,按 50 件计。

2. 对抽取的整件药品需开箱抽样检查,从每整件的上、中、下不同位置随机抽取 3 个最小包装进行检查,对存在封口不牢、标签污损、有明显重量差异或外观异常等情况的,至少再增加一倍抽样数量,进行再检查。

3. 对整件药品存在破损、污染、渗液、封条损坏等包装异常的,要开箱检查至最小包装。

4. 到货的非整件药品要逐箱检查,对同一批号的药品,至少随机抽取一个最小包装进行检查。

（五）药品验收内容

企业应当根据不同类别和特性的药品,明确待验药品的验收时限,待验药品要在规定时限内验收,验收合格的药品,应当及时入库,验收中发现的问题应当尽快处理,防止对药品质量造成影响。

1. **数量验收**　应检查来货与单据上所列的药品名称、规格、批号及数量是否相符,如有短缺、破损应查明原因。

2. **包装、标志验收**　药品包装必须印有或者贴有标签并附说明书,每个整件包装中,应有产品合格证。药品包装必须有封条、封签。

（1）检查运输储存包装的封条有无损坏,包装上是否清晰注明药品通用名称、规格、生产厂商、生产批号、生产日期、有效期、批准文号、贮藏、包装规格及储运图示标志,以及特殊管理的药品、外用药品、非处方药的标识等标记。

（2）特殊管理的药品、外用药品和非处方药包装的标签或说明书上必须印有符合规定的标识。进口药品的标签应以中文注明药品的名称、主要成分、进口药品注册证号、药品生产企业名称等,并有中文说明书。

（3）检查最小包装的封口是否严密、牢固,有无破损、污染或渗液,包装及标签印字是否清晰,标签粘贴是否牢固。

（4）检查每一最小包装的标签、说明书是否符合规定。特殊管理的药品、外用药品的包装、标签及说明书上均有规定的标识和警示说明;处方药和非处方药的标签和说明书上有相应的警示语或忠告语,非处方药的包装有国家规定的专有标识;蛋白同化制剂和肽类激素及含兴奋剂类成分的药品有"运动员慎用"警示标识。

（5）在保证质量的前提下,如果生产企业有特殊质量控制要求或打开最小包装可能影响药品质量的,可不打开最小包装;外包装及封签完整的原料药、实施批签发管理的生物制品,可不开箱检查。

（6）检查验收结束后,应当将检查后的完好样品放回原包装,并在抽样的整件包装上标明抽验标志。

▶ 课堂活动

请你根据要求设计药品外观质量检查记录表。

3. **检验报告书验收**　按照药品批号查验同批号的检验报告书,药品检验报告书需加盖供货单位药品检验专用章或质量管理专用章原印章;从批发企业采购药品的,检验报告书的传递和保存可以采用电子数据的形式,但要保证其合法性和有效性。

4. 生物制品验收　验收实施批签发管理的生物制品时,有加盖供货单位药品检验专用章或质量管理专用章原印章的《生物制品批签发合格证》复印件。

5. 进口药品验收　验收进口药品时,有加盖供货单位质量管理专用章原印章的相关证明文件:

(1)《进口药品注册证》或《医药产品注册证》。

(2)进口麻醉药品、精神药品以及蛋白同化制剂、肽类激素需有《进口准许证》。

(3)进口药材需有《进口药材批件》。

(4)《进口药品检验报告书》或注明"已抽样"字样的《进口药品通关单》。

(5)进口国家规定的实行批签发管理的生物制品,有批签发证明文件和《进口药品检验报告书》。

6. 中药材验收　验收地产中药材时,如果对到货中药材存在质量疑问,应当将实物与企业中药样品室(柜)中收集的相应样品进行比对,确认后方可收货。

验收人员应当负责对中药材样品的更新和养护,防止样品出现质量变异。收集的样品放入中药样品室(柜)前,应当由质量管理人员进行确认。

7. 质量检验　药品质量的验收方法,包括外观性状检查和抽样送检两种。外观性状检查由验收人员按照一般的业务知识进行感官检查,观察各种药品的外观性状是否符合规定标准;抽样送检由药检部门利用各种化学试剂、仪器等设备,对药品的成分、杂质、含量、效价等内在质量和微生物限度进行物理的、化学的和生物学方面的分析检验。要全面确定药品的质量情况,必须根据具体情况进行抽样送检。

8. 退货药品验收　企业应当加强对退货药品的验收管理,保证退货环节药品的质量和安全,防止混入假冒药品。

(1)收货人员要依据销售部门确认的退货凭证对销后退回药品进行核对,确认为本企业销售的药品后,方可收货并放置于符合药品储存条件的专用待验场所。

(2)对销后退回的冷藏、冷冻药品,根据退货方提供的温度控制说明文件和售出期间温度控制的相关数据,确认符合规定条件的,方可收货;对于不能提供文件、数据,或温度控制不符合规定的,应予拒收,做好记录并报质量管理部门处理。

(3)验收人员对销后退回的药品进行逐批检查验收,并开箱抽样检查。整件包装完好的,按照规定的抽样原则加倍抽样检查;无完好外包装的,每件须抽样检查至最小包装,必要时送药品检验机构检验。

(4)销后退回药品经验收合格后方可入库销售,不合格药品按有关规定处理。

知识链接

药品销后退回处理程序

1. 药品验收员按照购进验收的规定对销后退回药品进行质量检查验收,如对销后退回药品的质量状况无法确认时需报质量管理员处理。必要时质量管理员应抽样送法定药品检验机构检验。经验收或检验合格的销后退回药品由保管员做好记录后存入合格品库。

2. 经质量管理员确认质量不合格的销后退回药品,由药品保管员记录后存入不合格品区域。

3. 质量管理员应查明不合格的原因，分清质量责任。凡属于供货单位责任的，由质量管理员通知药品购进部门与供货单位联系办理索赔。

4. 对销后退回的不合格药品，按照《不合格品药品的确认和处理程序》处理。

5. 相关凭证、记录齐全，妥善保存 3 年。

（六）验收记录

对验收合格的药品，应当由验收人员与仓储部门办理入库手续，由仓储部门建立库存记录，药品验收人员应认真填写药品验收记录。

1. **验收记录**　包括药品的通用名称、剂型、规格、批准文号、批号、生产日期、有效期、生产厂商、供货单位、到货数量、到货日期、验收合格数量、验收结果、验收人员姓名和验收日期等内容。

2. **中药材验收记录**　包括品名、产地、供货单位、到货数量、验收合格数量等内容，实施批准文号管理的中药材，还要记录批准文号。中药饮片验收记录包括品名、规格、批号、产地、生产日期、生产厂商、供货单位、到货数量、验收合格数量等内容，实施批准文号管理的中药饮片还要记录批准文号。

3. **退回药品验收记录**　建立专门的销后退回药品验收记录，记录包括退货单位、退货日期、通用名称、规格、批准文号、批号、生产厂商（或产地）、有效期、数量、验收日期、退货原因、验收结果和验收人员等内容。

4. **不合格的药品**　验收不合格的药品，需注明不合格事项及处置措施。

5. **验收记录保存期限**　验收人员应当在验收记录上签署姓名和验收日期。药品验收记录应按日或月顺序装订，保存至超过药品有效期 1 年，但不得少于 3 年。药品验收记录见表 3-1。

表 3-1　药品验收记录

到货日期：

序号	名称	剂型	规格	批号	有效期	批准文号	生产厂家	生产日期	单位	应收数量	实收数量	供货单位	质量状况	验收结论

验收员：　　　　　　制单人：　　　　　　　　保管员：　　　　　　　总页码：

（七）特殊管理药品的验收

对特殊管理药品必须由 2 位验收员在场进行验收，并验收至每一最小销售包装。

三、入库

验收完毕后，验收记录单交保管人员；保管人员根据验收记录单将药品放置于相应的合格药品库（区），并注明药品存入的库房、货位，以便记账。与此同时，将药品入库凭证的其余各联送交业务部门,作为正式收货凭证,以便于业务部门安排下一步的药品销售工作,将药品及时投放市场,加速药品流转。

保管人员如发现药品有货与单不符,包装不牢或破损、标识模糊等质量异常情况时,有权拒收并报告质量管理人员处理。

点滴积累 ∨

1. 药品验收的目的是保证入库药品的数量准确、质量良好,防止不合格药品入库。
2. 药品验收工作,做到"十验四清一核对"。
3. 药品验收应按照药品的法定标准和合同规定的质量条款执行。

第二节　药品在库养护

药品在库养护是指药品在仓库储存过程中进行的保养与维护工作。它是药品储存保管期间的一项经常性工作。在库药品应建立药品养护档案,贯彻"以防为主"的原则,基本要求是对药品进行合理储存,按照库存药品性质的需要,控制和调节库房的温度、湿度;熟悉药品性能和影响药品稳定性的各种因素,掌握药品质量变化的规律,提高药品保管养护的科学水平,对库存药品进行定期质量检查,并做好记录,及时采取各种有效措施防患于未然;保持库房的安全和清洁卫生,做好防火、防盗、防虫害工作。药品在库养护是一项涉及面广、技术性强的工作,对保证药品的安全合理储存、质量稳定,减少损耗、促进流通,起着非常重要的作用。

▶▶ **课堂活动**

1. 药品的在库养护包括哪些内容?
2. 如何做好药品的在库养护工作?

一、药品的合理储存

(一)药品的合理堆码

药品堆码是指仓储药品堆垛的形式和方法。合理的药品堆码,既有利于仓库人员、药品、设备和建筑物安全,又可以充分利用仓容,利于收货、出库和药品的在库养护作业。

1. 堆码注意事项

(1)分类储存,设置标志:药品入库以后,应根据各种药品性质、剂型、包装情况、仓库条件、出入库和在库养护操作要求进行分类储存,并设置货位标志。注意不同批号的药品不得混垛;药品与非药品、外用药与其他药品分开存放,并间隔一定距离或采取有效分隔、识别措施,防止混淆;中药材和中药饮片分库存放。防止发生错发混发事故。

(2)利用空间,保证安全:堆放药品时应在不影响通道及防火设备的情况下,充分利用空间,以提高仓容利用率;规范操作,保证人身安全;遵守外包装标志要求,轻拿轻放,防止外包装破损、挤压变形或药品损坏;控制堆放高度,不超过仓库地面负荷能力,保证库房安全。

(3)利于收发,方便工作:入库药品依据先产先出、近期先出的原则,按生产批号和药品效期分别堆放。药品堆放位置相对固定,安排层次整齐、清楚,既美观,又方便工作。包装箱的品名、批号等内容易于观察和识别,以便于仓储管理和质量控制。

(4)搬运和堆码:药品应当严格按照外包装标示要求规范操作,堆码高度符合包装图示要求,避免损坏药品包装。

2. 货垛的间距要求 药品按批号堆码,不同批号的药品不得混垛,垛间距不小于5cm,与库房内墙、顶、温度调控设备及管道等设施间距不小于30cm,与地面间距不小于10cm。

(二)色标管理

在人工作业的库房储存药品,按质量状态实行色标管理,合格药品为绿色,不合格药品为红色,待确定药品为黄色。

知识链接

医药零售企业药品的陈列与储存

1. 企业应当对营业场所温度进行监测和调控,以使营业场所的温度符合常温要求。

2. 企业应当定期进行卫生检查,保持环境整洁。 存放、陈列药品的设备应当保持清洁卫生,不得放置与销售活动无关的物品,并采取防虫、防鼠等措施,防止污染药品。

3. 药品的陈列应当符合以下要求:

(1)按剂型、用途以及储存要求分类陈列,并设置醒目标志,类别标签字迹清晰、放置准确。

(2)药品放置于货架(柜),摆放整齐有序,避免阳光直射。

(3)处方药、非处方药分区陈列,并有处方药、非处方药专用标识。

(4)处方药不得采用开架自选的方式陈列和销售。

(5)外用药与其他药品分开摆放。

(6)拆零销售的药品集中存放于拆零专柜或者专区。

(7)第二类精神药品、毒性中药品种和罂粟壳不得陈列。

(8)冷藏药品放置在冷藏设备中,按规定对温度进行监测和记录,并保证存放温度符合要求。

(9)中药饮片柜斗谱的书写应当正名正字;装斗前应当复核,防止错斗、串斗;应当定期清斗,防止饮片生虫、发霉、变质;不同批号的饮片装斗前应当清斗并记录。

(10)经营非药品应当设置专区,与药品区域明显隔离,并有醒目标志。

4. 企业应当定期对陈列、存放的药品进行检查,重点检查拆零药品和易变质、近效期、摆放时间较长的药品以及中药饮片。 发现有质量疑问的药品应当及时撤柜,停止销售,由质量管理人员确认和处理,并保留相关记录。

5. 企业应当对药品的有效期进行跟踪管理,防止近效期药品售出后可能发生过期使用。

6. 企业设置库房的,库房的药品储存与养护管理应当符合GSP的相关规定。

二、药品的养护方法

药品储存期间质量的稳定性,与储存条件和保管方法有着密切关系。如果储存保管不当,会使药品变质、失效,贻误病情,甚至危及生命,有时还可能引起燃烧或爆炸。因此为了保证药品质量和储存安全,必须加强保管工作。

（一）药品的一般养护方法

1. 按包装标示的温度要求储存药品,包装上没有标示具体温度的,按照《中国药典》(2015年版)规定的贮藏要求进行储存;同时根据药品的性质、包装、出入库规律及仓库的具体条件等,制订合理的储存方案,以保证药品质量正常和储存安全。

知识链接

《中国药典》(2015年版)对药品贮藏的要求

1. 遮光　系指用不透光的容器包装,例如棕色容器或黑色包装材料包裹的无色透明、半透明容器。

2. 避光　系指避免日光直射;密闭系指将容器密闭,以防止尘土及异物进入。

3. 密封　系指将容器密封,以防止风化、吸潮、挥发或异物进入。

4. 熔封或严封　系指将容器熔封或用适宜的材料严封,以防止空气与水分的侵入并防止污染。

5. 阴凉处　系指不超过20℃。

6. 凉暗处　系指避光并不超过20℃。

7. 冷处　系指2~10℃。

8. 常温　系指10~30℃。

9. 除另有规定外,【贮藏】项未规定贮存温度的一般系指常温。

---

2. 库房的相对湿度保持在35%~75%。保持清洁卫生,采取有效措施,防止药品生霉、虫蛀或鼠咬。

3. 实行药品养护责任制度,建立药品保管账、保管卡,经常检查,定期盘点,保证账、卡、货相符。

4. 储存药品应当按照要求采取避光、遮光、通风、防潮、防虫、防鼠等措施。

5. 拆除外包装的零货药品应当集中存放。

6. 储存药品的货架、托盘等设施设备应当保持清洁,无破损和杂物堆放。

7. 未经批准的人员不得进入储存作业区,储存作业区内的人员不得有影响药品质量和安全的行为。

8. 药品储存作业区内不得存放与储存管理无关的物品。

9. 加强防火、防盗等安全措施,确保仓库、药品和人身安全。

（二）药品的特殊养护方法

1. 性质不稳定药品的养护方法

(1)遇光易变质的药品应储于避光容器内,置阴凉干燥处,防止日光照射。

（2）对热不稳定、易挥发、易升华及易风化的药品宜密封置阴凉处保存，或置冷库保管。

（3）易吸潮、霉变、虫蛀的药品宜储存于阴凉干燥处，梅雨季节应注意防潮、防热。

（4）易串味的药品宜储存于阴凉处，与一般药品特别是吸附性强的药品隔离存放。易氧化和易吸收二氧化碳的药品应注意密封保存。

（5）怕冻药品宜储存于0℃以上仓库，防止低温下冻结变质或冻裂容器。

2. 特殊管理药品的保管方法　特殊管理的药品应当按照国家有关规定储存（详见第九章）。

3. 危险药品的保管方法　危险药品是指受光、热、空气、水或撞击等外界因素的影响，可能引起燃烧、爆炸的药品，或具有强腐蚀性、剧毒性的药品。危险药品的储存以防火、防爆、确保安全为关键，在保管期间，必须熟悉各种危险药品的特性，严格执行《危险化学品安全管理条例》（国务院第591号令）中的各项规定，采取适当措施，预防险情的发生。

4. 冷藏、冷冻药品的养护

（1）按照企业经营需要，合理划分冷库收货验收、储存、包装材料预冷、装箱发货、待处理药品存放等区域，并有明显标示。验收、储存、拆零、冷藏包装、发货等作业活动，必须在冷库内完成。

（2）冷藏、冷冻药品的储存、运输设施设备配置温湿度自动监测系统，可实时采集、显示、记录、传送储存过程中的温湿度数据和运输过程中的温度数据，并具有远程及就地实时报警功能，可通过计算机读取和存储所记录的监测数据。

（3）冷藏、冷冻药品储存过程中的温湿度状况、运输过程中的温度状况，要进行实时自动监测和控制，保证药品的储运环境温湿度控制在规定范围内。

（4）贮藏冷藏、冷冻药品时应按冷藏药品的品种、批号分类码放，冷库内制冷机组出风口100cm范围内，以及高于冷风机出风口的位置，不得码放药品。贮藏的温度应符合药品说明书上规定的贮藏温度要求。

（5）冷藏药品应按GSP规定进行在库养护检查并记录。发现质量异常，应先行隔离，暂停发货，做好记录，及时送检验部门检验，并根据检验结果处理。

（6）养护记录应保存至超过冷藏药品有效期1年以备查，记录至少保留3年。

案例分析

案例

根据2016年度药品流通飞行检查计划和药品流通领域专项整治工作要求，2016年8月30日—9月2日，湖南省食品药品监督管理局组织对湖南8家药品经营企业进行了飞行检查。其中对某一企业检查真实情况如下：

1. 企业采购的个别药品未采用公对公账户付款。

2. 企业未定期开展质量管理体系内审。

3. 企业温湿度系统报警和记录不符合GSP附录的要求。

4. 企业未定期对温湿度监测系统进行验证。

5. 企业个别药品到货后未按照验收规定进行逐批抽样验收。

6. 个别上游客户销售清单上加盖的出库专用章与企业留存的首营资料中备案印章不一致。

7. 企业中药饮片仓库个别品种未按照《中国药典》(2015 年版)的规定条件储存。

处理结果：收回 GSP 认证证书。相关涉嫌违法违规行为移交郴州市局，待进一步调查核实后依法处理。

分析

医药公司对药品的验收和养护是保证药品质量不可缺少的必备环节。

三、药品的在库检查

药品在库储存期间，由于受到外界环境因素的影响，随时都可能出现各种质量变化。因此，必须定期进行药品的在库检查，以便采取相应的防护措施，保证药品质量。

（一）检查的时间和方法

药品养护人员应根据在库药品的具体情况，结合季节气候、储存环境和储存时间长短等因素，拟订药品检查计划和养护工作计划，并按计划进行养护检查。循环检查一般每 3 个月为一个循环周期，对易变质的药品、储存时间长的药品、近效期的药品、已发现质量问题药品的相邻产品批号的药品、首营品种、冷藏、冷冻药品、特殊管理的药品要重点检查。在汛期、梅雨季节、高温期、严寒期或者发现有质量变化苗头时，应临时组织力量进行全部或局部的突击检查。

在质量养护检查中，应根据在库药品的外观质量变化情况和验收养护室的设备条件，抽样到验收养护室进行外观质量的检查。

（二）养护员主要职责

1. 指导和督促储存人员对药品进行合理储存与作业。

2. 检查并改善储存条件、防护措施、卫生环境。

3. 对库房温湿度进行有效监测、调控。

4. 按照养护计划对库存药品的外观、包装等质量状况进行检查，并建立养护记录；对储存条件有特殊要求的或者有效期较短的品种应当进行重点养护。

5. 发现有问题的药品应当及时在计算机系统中锁定和记录，并通知质量管理部门处理。

6. 对中药材和中药饮片应当按其特性采取有效方法进行养护并记录，所采取的养护方法不得对药品造成污染。

7. 定期汇总、分析养护信息。

（三）检查的内容和要求

药品在库检查，要求做到经常检查与定期检查、员工检查与专职检查、重点检查与全面检查结合起来进行。养护人员应当根据库房条件、外部环境、药品质量特性等对药品进行检查养护。

1. **效期检查**　企业应当采用计算机系统对库存药品的有效期进行自动跟踪和控制，采取近效期预警及超过有效期自动锁定等措施，防止过期药品销售。

2. 破损检查 药品因破损而导致液体、气体、粉末泄漏时,应当迅速采取安全处理措施,防止对储存环境和其他药品造成污染。

3. 可疑药品 对质量可疑的药品应当立即采取停售措施,并在计算机系统中锁定,同时报告质量管理部门确认。对存在质量问题的药品应当采取以下措施:

(1)存放于标志明显的专用场所,并有效隔离,不得销售。

(2)怀疑为假药的,及时报告药品监督管理部门。

(3)属于特殊管理的药品,按照国家有关规定处理。

(4)不合格药品的处理过程应当有完整的手续和记录。

(5)对不合格药品应当查明并分析原因,及时采取预防措施。

4. 定期盘点 为加强库存药品管理,保障库存药品的安全性、完整性、准确性,真实地反映库存药品的结存与状况,企业应当对库存药品进行定期盘点,做到账、货相符。

盘点之前应整理药品,排列有序,以便为盘点创造方便条件,提高工作效率。盘点当日,药品库房不得进行出入库操作,需要对库存的所有药品进行盘点清查,盘点时根据盘点表逐一核对,清点数量。盘点表中所列药品应按货位货号排序。盘点结束后,由负责人组织人员对盘点情况进行随机抽查。通常品种抽查复核率不得低于 3%。一般盘盈、盘亏超出 0.3% 时,应查找原因,并进行说明。

5. 冷藏、冷冻药品的温度控制和监测

(1)储存冷藏、冷冻药品应配备温湿度自动监测系统,自动对药品储存运输过程中的温湿度环境进行不间断监测和记录。系统应当至少每隔 1 分钟更新一次测点温湿度数据,在储存过程中至少每隔 30 分钟自动记录一次实时温度数据。当监测的温湿度值超出规定范围时,系统应当至少每隔 2 分钟记录一次实时温湿度数据。

(2)冷库内温度自动监测布点应经过验证,每一独立的药品库房或仓间至少安装 2 个测点终端,并均匀分布。

(3)自动温度记录设备的温度监测数据可读取存档,记录至少保存 3 年。

(4)温度报警装置应能在临界状态下报警,应有专人及时处置,并做好温度超标报警情况的记录。

知识链接

冷库验证的项目

1. 温度分布特性的测试与分析,确定适宜药品存放的安全位置及区域。

2. 温控设备运行参数及使用状况测试。

3. 监测系统配置的测点终端参数及安装位置确认。

4. 开门作业对库房温度分布及药品储存的影响。

5. 确定设备故障或外部供电中断的状况下,库房保温性能及变化趋势分析。

6. 对本地区的高温或低温等极端外部环境条件,分别进行保温效果评估。

7. 在新建库房初次使用前或改造后重新使用前,进行空载及满载验证。

8. 年度定期验证时,进行满载验证。

（四）责任追究

应建立责任追究制度,严格控制药品损耗率。西药和中成药一般为 0.3%,中药材和中药饮片为 0.5%。对超正常损耗的药品,尤其是人为因素造成损失的,应追究相应的赔偿责任。

（五）报废药品

报废药品必须遵循利益远离的原则,实物必须交财务(审计)部门验收,报领导批准后,由质量管理部门监督销毁(特殊管理药品需报药监部门审批)。

（六）做好检查记录,建立养护档案

养护检查工作应有记录,包括养护检查记录(表 3-2)、外观质量检查记录、养护仪器的使用记录以及养护仪器的检查、维修、保养、计量检定记录。

表 3-2　药品养护检查记录

序号	检查日期	品名	规格型号	数量	生产企业	生产批号	有效期	存放地点	外观及包装质量情况	处理意见	备注

养护检查记录的内容包括检查的时间、库房名称、药品货位、药品通用名称、剂型、规格、产品批号、生产企业、供货单位、药品入库时间、生产日期、检查内容、检查结果与处理、检查人员等;当需要抽取样品到验收养护室进行外观质量检查时,应建立药品外观质量检查记录,其内容与药品验收时外观质量检查记录相同;凡进行外观质量检查时,均应同时做好养护仪器的使用记录;养护仪器在检查、维修、保养及计量检定时,应做好相应记录。

在库药品均应建立药品养护档案(表 3-3),特别是重点养护品种的档案。检查中如发现药品有质量异常时,应放置"暂停发货"的黄色标志牌于货位上,并填写"药品质量复查通知单"(表 3-4),报告质量管理部门复查处理。

对储存条件有特殊要求的或者有效期较短的品种应当进行重点养护;发现有问题的药品应当及时在计算机系统中锁定和记录,并通知质量管理部门处理;对中药材和中药饮片应当按其特性采取有效方法进行养护并记录,所采取的养护方法不得对药品造成污染;药品因破损而导致液体、气体、粉末泄漏时,应当迅速采取安全处理措施,防止对储存环境和其他药品造成污染。药品养护人员应定期分析、每季度汇总并向质量管理部门上报药品养护检查情况和重点养护品种的质量信息,同时,还要结合检查工作不断总结经验,提高在库药品的保管养护工作水平。

表 3-3 药品养护档案表

编号：   建档日期：

商品名称		通用名称		外文名		有效期	
规格		剂型		批准文号		GMP 认证	
生产企业			邮编、地址			电话	
用途				建档目的			
质量标准				检验项目			
性状				包装 情况	内：		
贮藏 要求					中：		
					外：		体积：
质量 问题 摘要	时间	生产批号	质量问题	处理措施	养护员	备注	

表 3-4 药品质量复查通知单

品名		规格		生产企业	
生产批号		数量		存放地点	
有效期					
质量问题： 养护员：　年　月　日					
复检结果： 质管部门：　年　月　日					

知识链接

药品养护员主要考核指标

1. 在库药品按规定的要求储存（检查时发现的问题）。

2. 在库药品质量养护结果（在库药品发生问题次数）。

3. 药品养护记录和档案的规范性（规范与全面）。

4. 设备、仪器、计量器具等的管理情况（性能状况、档案）。

点滴积累 ∨

1. 药品的在库养护应贯彻"以防为主"的原则。

2. GSP 要求在库药品均应实行色标管理，避免交叉存放，保证用药安全。

3. 必须定期进行药品的在库检查，以便采取相应的防护措施，保证药品质量。

第三节 药品的出库验发

药品出库是按照业务部门开出的出库凭证所列具体内容，由保管部门组织配货和发出的过程管理。出库验发是指对销售、调拨的药品出库前进行检查，以保证其数量准确、质量合格，是防止不合格药品进入市场的重要关卡。

一、药品出库的程序

药品出库工作流程：

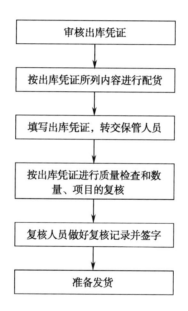

```
审核出库凭证
   ↓
按出库凭证所列内容进行配货
   ↓
填写出库凭证，转交保管人员
   ↓
按出库凭证进行质量检查和数
量、项目的复核
   ↓
复核人员做好复核记录并签字
   ↓
准备发货
```

1. **核单** 核单即审核出库凭证。核单的目的在于审核凭证的真实性；出库品种的属性，如系特殊管理药品应配备双人操作，通过核单还可以便于作业调度。

2. **配货** 配货又称备货，是按出库凭证所列内容进行的拣出药品的操作过程。

按出库凭证所列药品名称、剂型、规格、件数从货位上拣出，在发货单上除了记录凭证所列内容，还要记录批号，若批号不同，应分别记录每一批号多少件，结码，签章，核销保管卡片。出库药品堆放于发货区，标写收发货单位，调出日期和品名件数，填写好的出库凭证转保管人员复核。

3. **复核** 复核是按出库凭证对实物进行质量检查和数量、项目的核对。保管人员将货配齐后，要反复清点核对，既要复核货单是否相符，又要复核货位结存量以及验证出库量是否正确。麻醉药品、一类精神药品、毒性药品、化学危险品和贵重药品,应实行双人收发货制度,必要时仓储部门有关负责人要亲自进行复核。

药品出库复核应当建立记录。复核人员复核完毕,要认真做好复核记录,以保证能快速、准确地进行质量跟踪。"药品出库复核记录单"(表3-5)的内容,应包括日期、购货单位、药品通用名称、剂型、规格、批号、有效期至、生产厂商、数量、单位、质量情况、发货人和复核人等内容。复核记录应保存至超过药品有效期1年,但不得少于3年。

表3-5　药品出库复核记录单

编号:

日期	购货单位	药品通用名称	剂型	规格	批号	有效期至	生产厂商	数量	单位	质量情况	发货人	复核人
说明	1. 有效期栏内应填写有效期至××年××月; 2. 出库药品复核时,若无质量问题,在质量情况栏内填写"正常"字样; 3. 特殊管理药品出库复核时,要双人复核,在复核人栏内2人均要签字											

4. **发货**　即将药品交付客户的过程。交付形式可以由仓库运输部门统一配送,客户也可以带业务部门开具的出库凭证自行到库提货,还可以通过交款方式提货,先交款后提货的方式称为"交提",系统内用户也可以先提货后交款,称为"提交"。无论"交提"还是"提交",出库凭证上都应有规定的印鉴。

符合直调药品规定的,直调药品出库时,由供货单位开具两份随货同行单(票),分别发往直调企业和购货单位。随货同行单(票)应当包括供货单位、生产厂商、药品通用名称、剂型、规格、批号、数量、收货单位、收货地址、发货日期等内容,并加盖供货单位药品出库专用章原印章。还应当标明直调企业名称。

二、药品出库原则

药品出库验发是一项细致而繁杂的工作,必须严格执行出库验发制度,具体要求如下:

1. **坚持"三查六对"制度**　药品出库复核要进行"三查六对"。"三查",即查核发票的货号、单位印鉴、开票日期是否符合要求;然后将发票与实物进行"六对",即对品名、规格、厂牌、批号、数量及发货日期是否相符。

2. **遵循"先产先出""近期先出"和按批号发货的原则**

(1)"先产先出":指库存同一药品,对先生产的批号尽量先出库。一般来说,药品储存的时间越长,变化越大,超过一定期限就会引起变质,以致造成损失;药品出库坚持"先产先出"的原则,有利于库存药品不断更新,确保药品的质量。

(2)"近期先出":指库存有"效期"的同一药品,应将近失效期的先行出库。对仓库来说,所谓"近失效期",应包括给这些药品留有调运、供应和使用的时间,使其在失效之前进入市场并投入使用。

(3)按批号发货:是指按照药品生产批号集中发货,尽量减少同一品种在同一笔发货中的批号数,以保证药品有可追踪性,便于药品的日后质量追踪。

坚持"先产先出""近期先出"和"按批号发货"的原则可以使药品在储存期间基本不发生质量变化,从而保证了药品在库储存的良好质量状态。

▶▶ 课堂活动

　　如果出现外包装破损、规格不符、等级不符、库存数量不足、近有效期等情况,能否发货?

三、药品出库注意事项

1. 停止发货或配送　药品出库时应当对照销售记录进行复核。发现以下情况不得出库,并报告质量管理部门处理:

(1)药品包装出现破损、污染、封口不牢、衬垫不实、封条损坏等问题。

(2)包装内有异常响动或者液体渗漏。

(3)标签脱落、字迹模糊不清或者标识内容与实物不符。

(4)药品已超过有效期。

(5)其他异常情况的药品。

2. 出库复核记录　药品出库应做好出库复核记录,以保证能快速、准确地进行质量跟踪。记录应保存至超过药品有效期1年,但不得少于3年。

3. 对无效凭证或口头通知不得进行复核和发货。

4. 药品拼箱发货的代用包装箱应当有醒目的拼箱标志。

5. 药品出库时,应当附加盖有企业药品出库专用章原印章的随货同行单(票)　直调药品出库时,由供货单位开具两份随货同行单(票),分别发往直调企业和购货单位。随货同行单(票)的内容应当包括供货单位、生产厂商、药品通用名称、剂型、规格、批号、数量、收货单位、收货地址、发货日期等内容,并加盖供货单位药品出库专用章原印章。还应当标明直调企业名称。

6. 冷藏、冷冻药品的装箱、装车等项作业,应当由专人负责

(1)车载冷藏箱或者保温箱在使用前应当达到相应的温度要求。

(2)应当在冷藏环境下完成冷藏、冷冻药品的装箱、封箱工作。

(3)装车前应当检查冷藏车辆的启动、运行状态,达到规定温度后方可装车。

(4)启运时应当做好运输记录,内容包括运输工具和启运时间等。

知识链接

药品保管员的考核

1. 药品保管员主要考核指标

（1）在库药品的数量准确性 100%。

（2）在库药品的储存条件差错率 0%。

（3）在库药品账货相符准确率 100%。

2. 药品保管员主要权利　对白条提货有权拒绝发货。

点滴积累　∨

1. 出库验发是指对销售、调拨的药品出库前进行检查，以保证其数量准确、质量合格，防止不合格药品进入市场。

2. 药品出库应坚持"三查六对"制度和遵循"先产先出""近期先出"和"按批号发货"的原则。

第四节　药品的运输与配送

一、药品的包装

药品是特殊商品，国家对药品包装有着严格规定，应符合《中华人民共和国药品管理法实施条例》（国务院令第 360 号）、《直接接触药品包装的材料和容器管理办法》（局令第 13 号）、《药品说明书和标签管理规定》（局令第 24 号）的要求。

出库药品的包装必须完整，以保证药品质量和运输安全，凡包装破损、污染的药品须及时整理、调换，切实保证出库药品包装良好、牢固。

（一）包装的作用

1. 保证药品质量　药品从生产、流通到使用，需要经过多次装卸、运输、储存、销售等多个环节，容易发生碰撞、摩擦、振动甚至跌落，还会受光线、空气、水分、温度变化及微生物与昆虫等因素的影响，使药品质量发生变化，甚至失效。因此良好的包装能有效抵抗上述各种外界因素的破坏，可以防光、防热、防霉、防虫蛀、避免与空气接触等，提高药品的稳定性，延缓药品变质，达到保证药品质量的目的。

2. 便于流通　药品在流通过程中要经过多次的交接、搬运和销售等环节，将药品按一定的数量、形状、尺寸规格、大小相互配套包装并标明数量、规格、价格等，有利于在流通过程的管理中对商品进行识别和销售统计，可使货架及陈列或临床使用过程中摆设更为方便，有利于消费者选购或临床使用，加速药品的流通。

3. 促进销售　包装可称为"无声的推销员"。尤其是 OTC 药品的包装能够起到宣传、美化、推销自身的作用,特别是新颖别致的药品包装设计与造型,独特的美术装潢、醒目的商标、明快的色彩,均会对购药行为产生影响,诱导和激发消费者的购买欲望。

4. 方便使用　包装是一个好的"商品讲解员"。药品包装上介绍了药品的成分、性质、功能主治、用法用量、不良反应、禁忌证、注意事项、生产日期、生产批号、有效期、贮藏、批准文号、生产企业、商标等内容,对消费者起指导作用。包装大小适宜,形式多样,对消费者来说,使用、携带、保管均较方便。

(二) 包装的分类及包装材料

不同种类的药品,具有不同的特性,有的须防潮,有的须防压,有的须防冻,有的须避光,因此,对包装材料的要求也各有不同。而包装又分为内包装和外包装。

1. 包装的分类

(1)内包装:是直接盛装药品的容器,如玻璃瓶、塑料瓶、安瓿、纸袋、纸盒、软膏管、牛皮纸、金属制品等。此外,还包括帽盖、塞子、内衬、瓶内填充物、标签等。

(2)外包装:是直接可进行装发储运的内包装外面的包装物。如瓦楞纸箱、木箱、金属桶、塑料桶、夹板桶、麻袋、尼龙袋、蛇皮袋等。在内包装与外包装之间有隔垫护衬物,此隔垫护衬物可用来保护药品免受碰撞挤压,常用的有纸屑、木屑、瓦楞纸板、塑料板、塑料模压块、塑料充气小泡膜、草套、草垫等。

2. 包装材料的要求　包装材料应能够保护所包装的药品;应是清洁、干燥、无污染、无破损,并符合药品质量要求;应无毒;应性质稳定,不与包装药品发生反应;应不改变药品的气和味;应能承受机械化加工处理,印刷性、着色性好。

(三) 包装的要求

1. 所发药品的包装上应加有明显的"标志",注明收货单位,必要时还应注明"小心轻放""不要倒置""防潮""防热"等字样。有特殊携带要求的药品,须向提货人讲明注意事项、携带方法,确保药品和人身安全。

2. 药品每件包装的体积和重量应力求标准化,不应过大或过重,以便于装卸和堆码。对拼箱药品还应在箱外明显位置注明"拼箱"字样。

3. 拆零拼箱不能将液体药品同固体药品混装;不能将易挥发、易污染和易破碎的药品与一般药品混装。

4. 特殊管理药品应分别包装,并在外包装上注上明显标识。

5. 危险品必须按不同性质分开包装,特别是性质相抵触、混合后能引起燃烧爆炸的,应单独包装,并在外包装上注明或贴上危险品标志,以引起运输时的注意。

6. 任何药品包装都要牢固紧实,箱内衬垫物如纸条、隔板等均应清洁干燥,无发霉、虫蛀、鼠咬等现象。药品配装须准确无误,并附有装箱单。

7. 对易冻结的药品,必要时应加防寒包装,外包装上应有"防寒"标志。

知识链接

包装材料和容器

按照《中华人民共和国药品管理法》第五十二条规定：直接接触药品的包装材料和容器，必须符合药用要求，符合保障人体健康、安全的标准，并由药品监督管理部门在审批药品时一并审批。

二、药品的运输与配送

企业应当按照质量管理制度的要求，严格执行运输操作规程，并采取有效措施保证运输过程中的药品质量与安全。

药品的运输工作，应遵循"及时、准确、安全、经济"的原则，遵照国家有关药品运输的各项规定，有计划地合理组织药品运输，压缩待运期，把药品安全、及时地运达目的地。运输药品，应当根据药品的包装、质量特性并针对车况、道路、天气等因素，选用适宜的运输工具，采取相应措施防止出现破损、污染等问题。

（一）药品发运和装卸注意事项

1. 正确选择发运方式　按照运输计划及时组织发运，做到包装牢固，标志明显，凭证齐全，手续清楚，单、货同行。

2. 药品检查　药品发运前必须检查药品的名称、规格、单位、数量是否相符，包装标志是否符合规定。生产企业直销药品未经质量验收的不得发运。

3. 发运药品时，应当检查运输工具，发现运输条件不符合规定的，不得发运。运输药品过程中，运载工具应当保持密闭。

4. 药品搬运装卸　应当严格按照外包装标示的要求搬运、装卸药品。根据药品性质和包装情况，进行安全操作。对于易碎、怕撞击、重压的药品，搬运装卸时必须轻拿轻放，防止重摔，液体药品不得倒置。如发现药品包装破损、污染或影响运输安全时，不得发运。

5. 各种药品在运输途中还须防止日晒雨淋。

6. 应当根据药品的温度控制要求，在运输过程中采取必要的保温或者冷藏、冷冻措施。运输过程中，药品不得直接接触冰袋、冰排等蓄冷剂，防止对药品质量造成影响。

7. 在冷藏、冷冻药品运输途中，应当实时监测并记录冷藏车、冷藏箱或者保温箱内的温度数据。

8. 应当制定冷藏、冷冻药品运输应急预案，对运输途中可能发生的设备故障、异常天气影响、交通拥堵等突发事件，能够采取相应的应对措施。

9. 应当采取运输安全管理措施，防止在运输过程中发生药品盗抢、遗失、调换等事故。

10. 药品运输应在规定的时间内完成，不得将运输车辆作为药品的储存场所。

（二）委托运输药品

1. 委托其他单位运输药品的，应当对承运方运输药品的质量保障能力进行审计，索取运输车辆的相关资料，符合本规范运输设施设备条件和要求的方可委托。

2. 委托运输药品应当与承运方签订运输协议,明确药品质量责任、遵守运输操作规程和在途时限等内容。

3. 委托运输药品应当有记录,实现运输过程的质量追溯。记录至少包括发货时间、发货地址、收货单位、收货地址、货单号、药品件数、运输方式、委托经办人、承运单位,采用车辆运输的还应当载明车牌号,并留存驾驶人员的驾驶证复印件。记录应当至少保存 5 年。

4. 应当要求并监督承运方严格履行委托运输协议,及时发运并尽快送达。防止因在途时间过长影响药品质量。

5. 企业委托其他单位运输冷藏、冷冻药品时,应当保证委托运输过程符合下列要求:

(1)索取承运单位的运输资质文件、运输设施设备和监测系统证明及验证文件、承运人员资质证明、运输过程温度控制及监测等相关资料。

(2)对承运方的运输设施设备、人员资质、质量保障能力、安全运输能力、风险控制能力等进行委托前和定期审计,审计报告存档备查。

(3)承运单位冷藏、冷冻运输设施设备及自动监测系统不符合规定或未经验证的,不得委托运输。

(4)与承运方签订委托运输协议,内容包括承运方制定并执行符合要求的运输标准操作规程,对运输过程中温度控制和实时监测的要求,明确在途时限以及运输过程中的质量安全责任。

(5)根据承运方的资质和条件,必要时对承运方的相关人员进行培训和考核。

(三)特殊药品的运输

1. **怕热药品的运输**　怕热药品是指受热易变质的药品。如胰岛素、人血丙种球蛋白。由于怕热药品对热不稳定,因此运输过程中要充分考虑温度对药品的影响,特别是夏季炎热季节。根据各地气温的情况及怕热药品对温度的要求,拟定具体品种的发运期限,按先南方后北方、先高温地区后一般地区的原则尽可能提前安排调运。对温度要求严格的怕热药品(如要求储藏在15℃以下的品种)应暂停开单发运,如少量急需或特殊需要可发快件或空运,或在运输途中采取冷藏措施(如冷链运输)。在怕热药品发运期间,发货单上应注明"怕热药品"字样,并注意妥善装车(船)、及时发运、快装快卸,尽量缩短途中运输时间。

2. **怕冻药品的运输**　怕冻药品是指在低温下容易冻结,冻结后易变质或冻裂容器的药品。怕冻药品的详细品种由各地根据药品的性质和包装等情况研究拟定,列出具体品种目录,确定每年发运的时限。

怕冻药品在冬季发运时,应根据各地气候实际情况,拟定有关省、市的防寒发运期,以保证防冻药品的安全运输,减少运输费用。在防寒运输期间,怕冻药品应加防寒包装或用暖车发运,按先北方后南方、先高寒地区后低寒地区的原则提前安排调运,发货单及有关的运输单据上应注明"怕冻药品"字样,运输中全程监控,注意安全措施。

3. **特殊管理药品的运输**　发运特殊管理的药品必须按照《麻醉药品和精神药品管理条例》(国务院令第442号)、《麻醉药品和精神药品运输管理办法》《医疗用毒性药品管理办法》《放射性药品管理办法》等规定办理,应尽量采用集装箱或快件方式,尽可能直达运输以减少中转环节。运输特殊药品时,必须凭药品监督管理部门签发的国内运输凭照办理运输手续,如有必要时,企业应根据有关规定派足够的人员押运,并提示和监督运输,加强管理。

（四）危险药品的运输

危险药品除按一般药品运输要求办理外,还必须严格遵照《危险化学品安全管理条例》及危险货物运输的有关规定办理。危险药品发运前,应检查包装是否符合危险货物包装表的规定及品名表中的特殊要求,箱外有无危险货物包装标志,然后按规定办好托运、交付等工作。在装卸过程中,不能摔碰、拖拉、摩擦、翻滚,搬运时要轻拿轻放,严防包装破损。做好安全运输工作,自运化学危险物品时,必须持有公安部门核发的准运证。汽车运输必须按当地公安部门指定的路线、时间行驶,保持一定车距,严禁超速、超车和抢行会车。

三、药品冷链运输管理

药品冷链运输,是指药品生产企业、经营企业、物流企业和使用单位采用专用设施,使冷藏药品从生产企业成品库到经营企业和使用单位药品库的温度,始终控制在规定范围内,无论是装卸、搬运、变更运输方式、更换包装设备等环节,都使所运输药品始终保持一定温度的运输。冷链运输方式包括:公路运输、水路运输、铁路运输、航空运输,也可以是多种运输方式组成的综合运输方式。药品冷链运输是冷链物流的一个重要环节,药品冷链运输成本高,而且包含了较复杂的移动制冷技术和保温箱制造技术,药品冷链运输管理包含更多的风险和不确定性。

（一）冷藏药品的术语和定义

1. 冷藏药品　指对药品贮藏、运输有冷处、冷冻等温度要求的药品。

2. 冷处　指温度符合 2~10℃ 的贮藏运输条件。

3. 冷冻　指温度符合-10~-25℃ 的贮藏运输条件。

（二）药品冷链运输相关设备

冷藏药品运输方式选择应确保温度符合要求,应根据药品数量多少、路程、运输时间、贮藏条件、外界温度等情况选择合适的运输工具,宜采用冷藏车或保温箱运输。

1. 冷链专用保温箱　比较成熟的保温技术的温度为:-10~-25℃,主要用于低温冷冻药品的运输;0~10℃,主要用于生物制品的运输。

2. 冷链运输冰袋　冰袋在发达国家,从 20 世纪 70 年代开始就在许多领域广泛应用这种以新技术生产的保冷、保鲜产品,由于它无污染的环保特性,到了 90 年代已被亚洲地区逐渐接受和推广应用,消费市场日渐成熟。冰袋的优点是冷容量高,其冷源释放均匀且缓慢(释冷速度比冰块慢 3~5 倍),无水渍污染,可重复使用,节省成本,内容物为无毒、无味(但不可食用)的环保产品。

3. 温湿度自动监测系统　由测点终端、管理主机、不间断电源以及相关软件等组成。各测点终端能够对周边环境温湿度进行数据的实时采集、传送和报警;管理主机能够对各测点终端监测的数据进行收集、处理和记录,并具备发生异常情况时的报警管理功能。

温湿度自动监测系统能对药品储存过程的温湿度状况和冷藏、冷冻药品运输过程的温度状况进行实时自动监测和记录,有效防范储存运输过程中可能发生的影响药品质量安全的风险,确保药品质量安全。

温湿度自动监测系统应当自动生成温湿度监测记录,内容包括温度、湿度、日期、时间、测点位置、库区或运输工具类别等。

知识链接

监测系统的验证项目

1. 采集、传送、记录数据以及报警功能的确认。

2. 监测设备的测量范围和准确度确认。

3. 测点终端安装数量及位置确认。

4. 监测系统与温度调控设施无联动状态的独立安全运行性能确认。

5. 系统在断电、计算机关机状态下的应急性能确认。

6. 防止用户修改、删除、反向导入数据等功能确认。

---

4. 保温厢体 一种由保温侧壁、保温门、保温地板和保温顶板制成,可以限制内外热交换的厢体。

5. 运输用制冷机组 一种机械式制冷系统,用于运输途中的温度控制,主要包括:压缩机、动力装置、风冷冷凝器组件、风冷蒸发器组件、制冷管路及电气、控制系统等。

6. 带冷源的保温厢体 一种装备非运输用制冷机组的冷源,例如添加或未添加盐的冰块或固体二氧化碳等的保温厢体。

7. 带运输用制冷机组的保温厢体 一种装备运输用制冷机组,可以控制厢体内部温度的保温厢体。

8. 冷藏车 安装带运输用制冷机组或冷源的保温厢体的车辆。

9. 保温车 安装不带运输用制冷机组的保温厢体的车辆。

（三）冷藏药品的运输要求

ER-3-1

药品冷链运输相关设备

1. 冷藏车运送冷藏药品 冷藏药品应用冷藏车或带冷源的保温厢体的车辆运输。药品不得与非药品混装。禁止与任何危险货物同车装运。启运前应当按照经过验证的标准操作规程进行操作。

（1）提前打开温度调控和监测设备,将车厢内预热或预冷至规定的温度。

（2）开始装车时关闭温度调控设备,并尽快完成药品装车。

（3）药品装车完毕,及时关闭车厢厢门,检查厢门密闭情况,并上锁。

（4）启动温度调控设备,检查温度调控和监测设备运行状况,运行正常方可启运。

知识链接

冷藏车的验证项目

1. 车厢内温度分布特性的测试与分析,确定适宜药品存放的安全位置及区域。

2. 温控设施运行参数及使用状况测试。

---

3. 监测系统配置的测点终端参数及安装位置确认。

4. 开门作业对车厢温度分布及变化的影响。

5. 确定设备故障或外部供电中断的状况下，车厢保温性能及变化趋势分析。

6. 对本地区高温或低温等极端外部环境条件，分别进行保温效果评估。

7. 在冷藏车初次使用前或改造后重新使用前，进行空载及满载验证。

8. 年度定期验证时，进行满载验证。

2. 在运输冷藏、冷冻药品的设备中应配备温湿度自动监测系统，自动对药品储存运输过程中的温湿度环境进行不间断监测和记录。系统应当至少每隔 1 分钟更新一次测点温湿度数据，在运输过程中至少每隔 5 分钟自动记录一次实时温度数据。当监测的温湿度值超出规定范围时，系统应当至少每隔 2 分钟记录一次实时温湿度数据。

3. 每台独立的冷藏、冷冻药品运输车辆或车厢，安装的温湿度自动监测系统测点终端数量不得少于 2 个。车厢容积超过 20m³ 的，每增加 20m³ 至少增加 1 个测点终端，不足 20m³ 的按 20m³ 计算。每台冷藏箱或保温箱应当至少配置一个温湿度自动监测系统测点终端。

4. 冷藏车具有自动调控温度的功能，其配置符合国家相关标准要求；冷藏车厢具有防水、密闭、耐腐蚀等性能，车厢内部留有保证气流充分循环的空间。如出现温度异常，应采取措施，确保药品温度。

5. 冷藏箱、保温箱运送冷藏药品 使用冷藏箱、保温箱运送冷藏药品的，应当按照经过验证的标准操作规程，进行药品包装和装箱的操作。

（1）装箱前将冷藏箱、保温箱预热或预冷至符合药品包装标示的温度范围内。

（2）按照验证确定的条件，在保温箱内合理配备与温度控制及运输时限相适应的蓄冷剂。

（3）保温箱内使用隔热装置将药品与低温蓄冷剂进行隔离。

（4）药品装箱后，冷藏箱启动动力电源和温度监测设备，保温箱启动温度监测设备，检查设备运行正常后，将箱体密闭。

知识链接

冷藏箱或保温箱的验证项目

1. 箱内温度分布特性的测试与分析，分析箱体内温度变化及趋势。

2. 蓄冷剂配备使用的条件测试。

3. 温度自动监测设备放置位置确认。

4. 开箱作业对箱内温度分布及变化的影响。

5. 高温或低温等极端外部环境条件下的保温效果评估。

6. 运输最长时限验证。

（四）运输过程中冷藏药品的温度控制和监测

1. 应制定冷藏药品发运程序。发运程序内容包括出运前通知、出运方式、线路、联系人、异常处理方案等。

2. 应当制定冷藏、冷冻药品运输过程中温度控制的应急预案，对运输过程中出现的异常气候、设备故障、交通事故等意外或紧急情况，能够及时采取有效的应对措施，防止因异常情况造成的温度失控。

3. 保温箱应配备蓄冷剂以及与药品隔离的装置，保温箱上应注明贮藏条件、启运时间、保温时限、特殊注意事项或运输警告。根据保温箱的性能验证结果，在保温箱支持的，符合药品贮藏条件的保温时间内送达。

4. 应按规定对自动温度记录设备、温度自动监控及报警装置等设备进行校验，保持准确完好。

（五）冷链运输药品的种类

冷链运输药品（冷藏的药品）包括：所有的生物制品、所有的血液制品、所有疫苗、部分活菌制剂、部分眼用制剂、部分抗肿瘤药物等。具体如下：

1. **生物制品** 重组人胰岛素及所有胰岛素制剂，重组人干扰素、重组人生长激素、刺激因子、胸腺肽、人胎盘组织液、生长激素及类似物、促红素及类似物等。

2. **血液制品** 人血白蛋白、球蛋白、人免疫球蛋白、人凝血因子、凝血酶冻干粉、冻干人纤维蛋白原等。

3. **疫苗** 破伤风抗毒素，甲、乙肝疫苗等各种疫苗。

4. **活菌制剂** 金双歧片等。

5. **眼用制剂** 重组牛碱性成纤维细胞生长因子滴眼液等。

6. **抗肿瘤药物** 鲑降钙素注射液、酒石酸长春瑞滨注射液、塞替派注射液、司莫司汀胶囊、亚叶酸钙注射液、依托泊苷软胶囊、注射用醋酸奥曲肽、注射用硫酸长春地辛、注射用硫酸长春碱、注射用硫酸长春新碱、注射用盐酸阿糖胞苷、注射用异环磷酰胺等。

（六）冷藏车的保养及清洁

1. 冷藏车出车前应确认车厢的卫生条件能满足承运药品要求。

2. 运输业务结束后，冷藏车厢体内应进行清洗。定期或必需时，应进行消毒。清洁后厢体内应无杂物、无油污、无异味。

3. 冷藏车每次运输后，应检查车辆和与温控有关的各种机械设备、装置、设施及电子记录装置等，确认其处于良好技术状态。

4. 应根据运输制冷机组生产厂商的维修保养要求，定期对制冷机组进行保养。

5. 应定期检查厢体的密封性，检查密封车门的橡胶密封条、门栓、铰链处等，保证车门与门框密封性。

（七）冷藏药品的发货与装卸

冷藏药品应指定专业人员负责冷藏药品的发货、拼箱、装车工作，并选择适合的运输方式。

1. 药品装运前，应将车辆预冷或预热至预定产品载货所需的运输温度。拆零拼箱应在冷藏药品规定的贮藏温度下进行。

2. 药品装车前,应检查并记录冷藏药品的温度。出库温度应不高于药品所需要的运输温度。

3. 车辆装运药品时,应保证厢体内的气流循环畅通,以消除厢体内各部位由于传热或药品本身发热而产生的热负荷。冷藏车厢内,药品与厢内前板距离不小于10cm,与后板、侧板、底板间距不小于5cm,药品码放高度不得超过制冷机组出风口下沿,确保气流正常循环和温度均匀分布。

4. 厢体门宜装门帘。在户外货场装卸货物时应关闭制冷机组。

5. 车辆装载、码放完毕,应及时关闭厢门,并检查门密闭情况。完成装载后检查制冷机组设定温度,确保符合药品要求的温度。

6. 车辆卸货时,应尽快操作。分卸时,应及时关闭货厢门,以维持车厢温度。必要时应控制分卸次数。

案例分析

案例

2012年9月11日,山东潍坊公安分局破获一起非法疫苗经营案,疫苗的储存与运输均没有规范的冷藏设备。本案共抓获犯罪嫌疑人18名,捣毁非法经营疫苗窝点6个,查获乙肝疫苗、狂犬疫苗等各类疫苗42 494支,涉案金额高达1.2亿元。

分析

疫苗是通过其中含有的“抗原”刺激人体免疫系统生产抗体,从而保护人体健康的。任何一种疫苗的核心关键,就是它的“抗原”部分。为了保证抗原的生物学活性,疫苗在储存和运输过程中都应该保存在2~8℃的恒温环境。因为不论是高温还是冷冻,甚至长时间的光照,都可能影响疫苗的效力,甚至导致疫苗失活、无效。

疫苗作为一种特殊的药物,其生产、运输和使用都有严格的要求,任何一个环节出现问题,都有可能导致不可预料的结果发生。

（八）冷藏药品的收货与验收

1. 检查运输药品的冷藏车或冷藏箱、保温箱是否符合规定,对未按规定运输的,应当拒收。

2. 查看冷藏车或冷藏箱、保温箱到货时温度数据,导出、保存并查验运输过程的温度记录,确认运输全过程温度状况是否符合规定,并用温度探测器检测其温度。

3. 符合规定的,将药品放置在符合温度要求的待验区域待验;不符合规定的应当拒收,将药品隔离存放于符合温度要求的环境中,并报质量管理部门处理。

4. 收货需做好记录,内容包括:药品名称、数量、生产企业、发货单位、运输单位、发运地点、启运时间、运输工具、到货时间、到货温度、收货人员等。

5. 对销后退回的药品,同时检查退货方提供的温度控制说明文件和售出期间温度控制的相关数据。对于不能提供文件、数据,或温度控制不符合规定的,应当拒收,做好记录并报质量管理部门处理。

6. 冷藏药品收货时,应索取运输交接单(表3-6),并签字确认,有多个交接环节的,每个交接环节都要签收交接单。

7. 冷藏药品的收货、验收记录应保存至超过冷藏药品有效期1年以备查,记录至少保留3年。

表3-6 冷藏药品运输交接单

日期: 年 月 日

供货单位(发运单位)					
购货单位(接收单位)					
药品简要信息 (应与所附销售 随货同行联相 对应)	序号	药品名称/规格/生产企业/生产批号		数量	备注
	1				
	2				
	3				
	4				
	5				
温度控制要求			温度控制设备		
运输方式			运输工具		
启运时间			启运时温度		
保温时限			随货同行联编号		
发货人员签字			运输人员签字		
备注					
以上信息发运时填写 以下信息收货时填写					
到达时间			在途温度		
到达时温度			接收人员签字		
备注					

注:①"运输方式"填"客户自提、物流发货、送货上门";②当客户上门自提时"运输人员签字"栏应由客户签字,发货人员应当查验客户运输车辆有保证温度的相关措施,并提供泡沫箱、冰袋等保温措施;③在采用物流发货时应签订协议,严格控制运输途中的温度和运输时间,确保药品质量

点滴积累 Ⅴ

1. 药品包装的作用为保护药品、便于流通、促进销售、方便消费。

2. 药品的运输工作,应遵循"及时、准确、安全、经济"的原则。

3. 药品冷链运输对装箱、装车的要求以及运输车辆保温或者冷藏、冷冻措施。

目标检测

一、选择题

（一）单项选择题

1. 药品抽样必须具有代表性和均匀性。抽取的数量,每批在50件以下(含50件)应最少抽取
（　　）

    A. 1件　　　　　　B. 2件　　　　　　C. 3件　　　　　　D. 4件

2. 药品验收记录应（　　）

    A. 保存1年

    B. 保存3年

    C. 保存至超过药品有效期1年,但不得少于3年

    D. 保存至超过药品有效期1年,但不得少于2年

3. 对销后退回药品的验收正确的是（　　）

    A. 检查药品外包装

    B. 检查药品内包装

    C. 检查药品标签、说明书

    D. 按进货验收的规定验收,必要时抽样送检验部门检验

4. 验收进口药品时,不符合要求的是（　　）

    A. 包装和标签应以中文注明药品的名称、主要成分

    B. 包装所附的说明书为外文说明书

    C. 用中文注明"进口药品注册证号"

    D. 用中文注明"医药产品注册证号"

5. 应实行双人验收入库制度的药品是（　　）

    A. 注射剂　　　　　B. 外用药品　　　　C. 内服药品　　　　D. 麻醉药品

6. 药品养护的基本原则是（　　）

    A. 分区分类　　　　B. 正确堆垛　　　　C. 以防为主　　　　D. 安全消防

7. 下列属于药品储存阶段的作业程序的是（　　）

    A. 堆垛、养护　　　B. 配货、复核　　　C. 发货、运输　　　D. 验收、入库

8. 药品堆垛要求药品与地面间距不小于（　　）

    A. 10cm　　　　　　B. 20cm　　　　　　C. 30cm　　　　　　D. 50cm

9. 关于出库药品拆零拼箱包装要求不正确的是（　　）

    A. 不能将液体药品同固体药品混装

    B. 箱外明显位置注明"拼箱"字样

    C. 不能将易挥发、易污染和易破碎的药品与一般药品混装

    D. 药品配装须准确无误,不必附装箱单

10. 药品出库复核时,不包括(　　)

    A. 品名、剂型　　　　　　　　　　　　B. 规格、批号

    C. 合格证、说明书　　　　　　　　　　D. 外观质量、数量

11. 药品按批号发货的主要目的是(　　)

    A. 保持库存药品的轮换　　　　　　　　B. 有利于库存药品的更新

    C. 便于日后质量追踪　　　　　　　　　D. 防止药品失效

12. 药品储存的基本原则是(　　)

    A. 按包装大小储存　　　　　　　　　　B. 按批号储存

    C. 分类储存　　　　　　　　　　　　　D. 按进货时间储存

13. 在药品养护过程中发现药品质量异常时,应暂停发货并挂上(　　)

    A. 绿色标志　　　B. 红色标志　　　C. 白色标志　　　D. 黄色标志

14. 验收药品的抽样原则中,最重要的是样品要有(　　)

    A. 稳定性　　　　B. 代表性　　　　C. 安全性　　　　D. 有效性

15. 委托运输药品应当有记录,实现运输过程的质量追溯。下列不正确的是(　　)

    A. 记录包括发货时间、发货地址、收货单位、收货地址、货单号、药品件数、运输方式、委托
       经办人、承运单位

    B. 采用车辆运输的还应当载明车牌号,并留存驾驶人员的驾驶证复印件

    C. 记录应当至少保存 3 年

    D. 记录应当至少保存 5 年

16. 养护检查记录的内容不包括(　　)

    A. 检查的时间、库房名称、药品货位

    B. 药品通用名称、剂型、规格、产品批号

    C. 药品冷链运输对装箱、装车要求以及运输车辆保温或者冷藏、冷冻措施

    D. 生产企业、供货单位、药品入库时间、生产日期

17. 药品出库时,应当附加盖企业药品出库专用章原印章的随货同行单(票)。随货同行单
    (票)的内容应当包括(　　)

    A. 药品的通用名称、剂型、规格、批号、数量、收货单位、收货地址、发货日期等内容,并加盖
       供货单位药品出库专用章原印章

    B. 供货单位、药品的通用名称、剂型、规格、批号、数量、收货单位、收货地址、发货日期等内
       容,并加盖供货单位药品出库专用章原印章

    C. 供货单位、生产厂商、药品的通用名称、剂型、规格、批号、数量、收货单位、收货地址、发货
       日期等内容,并加盖供货单位药品出库专用章原印章

    D. 供货单位、生产厂商、药品的通用名称、剂型、规格、批号、数量、收货单位、收货地址、发
       货日期等内容

18. 冷藏车厢内,药品与厢内前板距离不小于(　　)

A. 5cm　　　　　B. 10cm　　　　　C. 15cm　　　　　D. 20cm

19. 怕冻药品在冬季发运时应加防寒包装或用暖车发运,按(　　)原则提前安排调运

　　A. 先北方后南方、先高寒地区后低寒地区

　　B. 先南方后北方、先高寒地区后低寒地区

　　C. 先北方后南方、先低寒地区后高寒地区

　　D. 先南方后北方、先低寒地区后高寒地区

20. 验收进口药品,必须审核其《进口药品通关单》或《进口药品注册证》《进口药品检验报告书》复印件;进口血液制品应审核其《生物制品进口批件》复印件;进口药材应审核《进口药材批件》复印件。上述复印件应加盖供货单位(　　)

　　A. 质量管理部门的原印章

　　B. 供货单位的原印章

　　C. 供货单位和质量管理部门的原印章

　　D. 质量管理部门和质量负责人的原印章

21. 企业应当按照验收规定,对每次到货药品进行逐批抽样验收,抽取的样品应当具有代表性,同一批号的整件药品通常检查(　　)

　　A. 1 个最小包装　　　　　　　　　　B. 2 个最小包装

　　C. 3 个最小包装　　　　　　　　　　D. 4 个最小包装

22. 下列描述错误的是(　　)

　　A. 验收药品应当做好验收记录

　　B. 验收记录,包括药品的通用名称、剂型、规格、批准文号、批号、生产日期、有效期、生产厂商、供货单位、到货数量、到货日期、验收合格数量、验收结果等内容

　　C. 验收人员应当在验收记录上签署姓名和验收日期

　　D. 验收不合格的直接退回供货单位

23. 储存药品相对湿度应为(　　)

　　A. 35%~75%　　　　B. 40%~75%　　　　C. 45%~75%　　　　D. 35%~70%

24. 药品按批号堆码,不同批号的药品不得混垛,垛与库房内墙、顶、温度调控设备及管道等设施间距不小于(　　)

　　A. 5cm　　　　　B. 10cm　　　　　C. 20cm　　　　　D. 30cm

25. 企业应当根据药品的质量特性对药品进行合理储存,下面描述不准确的是(　　)

　　A. 外用药与其他药品分开存放

　　B. 处方药与保健品分开存放

　　C. 药品与非药品分开存放

　　D. 中药材和中药饮片分开存放

26. 冷藏、冷冻药品的装箱、装车等项作业,下面描述不正确的是(　　)

　　A. 车载冷藏箱或者保温箱在使用前应当达到相应的温度要求

B. 应当在冷藏环境下完成冷藏、冷冻药品的装箱、封箱工作

C. 装车前应当检查冷藏车辆的启动、运行状态,达到规定温度后方可装车

D. 应由保管员和养护员双人负责

27. 验收人员应当对抽样药品进行检查、核对,检查、核对内容不包括(　　)

A. 药品外包装

B. 药品内包装

C. 药品标签、说明书

D. 使用必要仪器对药品进行质量检验

28. 冷链运输正确的定义是(　　)

A. 是指药品生产企业、经营企业、物流企业和使用单位采用冷藏车,运输药品

B. 是指药品生产企业、经营企业、物流企业和使用单位采用冷藏箱,运输药品

C. 是指药品生产企业、经营企业、物流企业和使用单位采用冷链运输冰袋,运输药品

D. 是指药品生产企业、经营企业、物流企业和使用单位采用专用设施,在运输、装卸全过程,始终保持运输药品在规定温度的运输

29. 运输冷藏、冷冻药品的设备中配备温湿度自动监测系统。系统应当对药品储存过程的温湿度状况和冷藏、冷冻药品运输过程的温度状况进行实时自动监测和记录,有效防范储存运输过程中可能发生的影响药品质量安全的风险,确保药品质量安全。温湿度自动监测系统的组成包括(　　)

A. 测点终端、管理主机、不间断电源等

B. 测点终端、管理主机、不间断电源以及相关软件等

C. 测点终端、管理主机、不间断电源以及相关软件、报警的设备等

D. 测点终端、管理主机、不间断电源以及相关软件、报警的设备,并备用发电机组等

30. 在储存药品的仓库中和运输冷藏、冷冻药品的设备中配备温湿度自动监测系统,系统应当自动对药品储存运输过程中的温湿度环境进行不间断监测和记录。下列描述错误的是(　　)

A. 系统应当至少每隔 1 分钟更新一次测点温湿度数据

B. 在药品储存过程中至少每隔 30 分钟自动记录一次实时温湿度数据

C. 在运输过程中至少每隔 5 分钟自动记录一次实时温度数据

D. 当监测的温湿度值超出规定范围时,系统应当至少每隔 1 分钟记录一次实时温湿度数据

(二) 多项选择题

1. 药品在库检查的内容包括(　　)

A. 药品的外观质量　　　　B. 库房温湿度　　　　C. 货垛间距

D. 养护设备的运行状况　　E. 库房防鼠状况

2. 冷链运输药品(冷藏的药品)包括(　　)

A. 所有的生物制品　　　　　　　B. 所有的血液制品

C. 所有疫苗　　　　　　　　　　D. 部分活菌制剂和部分眼用制剂

E. 部分抗肿瘤药物

3. 下列品种宜重点养护的是(　　　)

　　A. 首营品种　　　　　　　　　　B. 质量性状不稳定的品种

　　C. 销售量大的品种　　　　　　　D. 储存时间长的品种

　　E. 近期内发生过质量问题的品种

4. 下列药品包装的标签必须印有规定的标识和警示说明的是(　　　)

　　A. 麻醉药品　　　　　　B. 精神药品　　　　　　C. 医疗用毒性药品

　　D. 放射性药品　　　　　E. 外用药品

5. 医药经营企业药品出库发货的原则是(　　　)

　　A. 针剂先出　　　　　　B. 先产先出　　　　　　C. 量多先出

　　D. 近期先出　　　　　　E. 按批号发货

6. 药品储存保管严格执行双人双锁管理制度的是(　　　)

　　A. 放射性药品　　　　　B. 二类精神药品　　　　C. 麻醉药品

　　D. 不合格药品　　　　　E. 毒性药品

7. 药品的堆垛存放应符合要求,需分开存放的有(　　　)

　　A. 不同批号的药品　　　B. 内服药与外用药　　　C. 易串味药品

　　D. 性质相抵触的药品　　E. 名称易混淆的药品

8. 下列哪些药品需要冷链运输(　　　)

　　A. 所有胰岛素制剂　　　B. 人免疫球蛋白　　　　C. 冻干人纤维蛋白原

　　D. 甲、乙肝疫苗　　　　E. 注射用异环磷酰胺

9. 发现以下哪几种情况药品不得出库(　　　)

　　A. 药品包装出现破损、污染、封口不牢、衬垫不实、封条损坏等问题

　　B. 包装内有异常响动或者液体渗漏

　　C. 标签脱落、字迹模糊不清或者标识内容与实物不符

　　D. 药品已近有效期

　　E. 其他异常情况的药品

10. 药品出库验发是一项细致而繁杂的工作,必须严格执行出库验发制度,具体要求包括(　　　)

　　A. 查核发票的货号　　　　　　　B. 查核单位印鉴

　　C. 查核开票日期　　　　　　　　D. 核对品名、规格、厂牌

　　E. 核对批号、数量及发货日期

二、简答题

1. 简述药品验收的内容。

2. 简述药品的出库原则。

3. 如何提高在库药品的保管养护水平?

4. 简述采用冷藏车运送冷藏药品的基本要求。

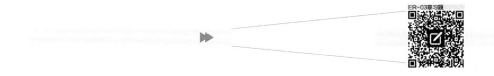

（徐世义）

第四章

仓库的温湿度管理

ER-04章PPT

导学情景 ∨

情景描述

　　2016 年 3 月，山东省济南市公安机关破获一起非法经营疫苗类产品案件。涉案金额高达 5.7 亿元的流感、乙肝、狂犬病等 25 种儿童、成人用 200 万支二类疫苗未经冷链存储运输销售。疫苗通过各种渠道流入安徽、北京、福建、广东、河南、黑龙江、辽宁、内蒙古、新疆等 24 个省份近 80 个县市，涉案人员 300 多人，造成极大的安全用药隐患。

学前导语

　　为了保障人民群众生命健康，正确储存和管理药品，才能保证其不会降低或失去疗效，产生毒副作用。本章我们将带领同学们学习，在储存药品时，仓库温湿度的变化规律；仓库温湿度变化对药品质量的影响；我们对药品仓库温湿度应该怎样进行即时监测、及时调控等相关知识。

第一节　温湿度的变化规律

一、温度的变化规律

（一）温度的基本知识

温度是表示空气冷热程度的物理量。空气温度、库房温度是在药品储存时常见的表示冷热程度的物理量。库房温度会随着空气温度的改变而变化。

1. 空气温度　简称气温,是表示空气冷热程度的物理量。气温来源于太阳辐射的热能。太阳通过短波辐射把热能传到地球表面,地面接收到入射的太阳辐射后,以长波的辐射形式把热能传给近地面的空气,加热近地面的空气,地面温度升高;反之,地面温度就逐渐降低。如此地面空气就有了冷热之分。日常生活中,我们所说的气温系指距离地面高度 1.5m 处的空气温度。因为这一高度在人类生产活动的一般范围之内,而且在此高度的气温也基本脱离了地面温度振幅大、变化剧烈的影响。为了防止测温仪器受到太阳直接辐射和外界风沙、降水的影响,保证测得空气的真实温度,通常把仪器安置在特制的四面通风的百叶箱里。

2. 库房温度　系指库房单位体积内空气的冷热程度。库房内温度的变化通常要比气温晚 1~2 小时,同时温度变化幅度相应减小。这是因为受到库房建筑物(如墙壁、窗户、屋顶)的影响,影响的程度由库房建筑的结构、建筑物隔热的效果等因素决定。同时,储存商品也会影响库内温度。例如,商品所含水分的蒸发,要吸收空间热量,使空间温度有下降趋势;反之,储存商品若吸收水汽就要放出热量,使空间温度有上升趋势。

（二）温度的变化

1. **气温日变化**　在正常情况下,最低气温一般出现在日出前后,最高气温一般出现在下午13~14时(冬季)或14~15时(夏季)。上午9时气温上升最快,下午19时气温下降最快(图4-1)。日温差,热带10~12℃;温带8~9℃;南北极3~4℃。

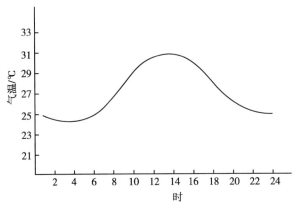

图4-1　气温日变化

2. **气温年变化**　年最高气温内陆7月,沿海8月;年最低气温内陆1月,沿海2月(图4-2)。年温差,长江流域20~30℃;华南地区10~20℃;华北地区30~40℃;东北地区40℃以上。

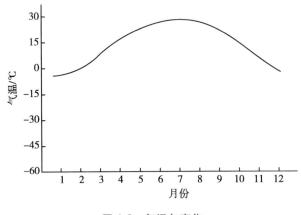

图4-2　气温年变化

3. **库内温度变化**　库内温度的变化主要受气温变化影响,但库内的温度变化比外界的变化慢。

（1）1日中:库内温度主要随气温升降的改变而相应变化。库温最高与最低发生的时间通常比室外气温最高与最低发生的时间延迟1~2小时,但室内温差变化较室外小。

（2）1年中:室外气温上升季节,库温低于室外气温;室外气温下降季节,库温高于室外气温。

（3）库内温度变化的速度和幅度:库内温度变化的速度和幅度与库房结构和通风情况有关。仓库隔热结构好,相应的库内温度受室外气温影响小,则有利于控制库温。

（4）其他影响因素：库内温度还受到仓库建筑结构、建筑材料、外表面颜色等多种因素的影响。

一般仓库内最高温度比仓库外略低，最低温度比仓库外稍高；夜间仓库温度高于气温，而白天仓库温度低于气温。库内越近房顶的温度越高，反之越近地面的温度越低；向阳的一面温度偏高，反之背阳的一面温度偏低。靠近门窗处容易受库外温度影响，而库内深处温度较稳定。

二、湿度的变化规律

（一）湿度的基本知识

空气中水蒸气含有量的大小，称为湿度。空气中水蒸气含量越大，相应的湿度也越大；反之，湿度就越小。目前，空气湿度的量值常采用两种表示方法。

1. 饱和湿度（最大湿度） 系指在一定温度下，每立方米空气中所含水蒸气的最大量（单位为 g/m^3）。

2. 相对湿度 系指空气中实际含有的水蒸气量（绝对湿度）与同温度同体积的空气饱和水蒸气量（饱和湿度）之百分比。公式为：

$$相对湿度 = \frac{绝对湿度}{饱和湿度} \times 100\%$$

相对湿度是衡量空气中水蒸气饱和程度的一种量值。相对湿度小表示干燥，水分容易蒸发；相对湿度大，表示潮湿，水分不容易蒸发；当相对湿度达 100% 时，空气中的水蒸气已达到饱和状态，水分不再继续蒸发；如果空气中的水蒸气超过饱和状态，就会凝结为水珠附着在物体的表面，这种现象叫"水淞"或"结露"，俗称"出汗"。

某温度下的饱和湿度随温度的升高而增大。温度升高，饱和水汽变为不饱和水汽；相反，只要把温度降低到一定程度，不饱和水汽可以变为饱和水汽。将空气中的不饱和水汽变成饱和水汽时的温度，称为"露点"。

相对湿度与药品质量关系密切。相对湿度过大，药品容易受潮，发生潮解、长霉，生虫或分解、变质等一系列变化；但若相对湿度过小，药品又容易发生风化或干裂等情况。根据《药品经营质量管理规范》（GSP）（2016 年版）的要求，各种类型的药品库房相对湿度应保持在 35% ~ 75%，若在 35% 以下则过于干燥，反之若在 75% 以上时则过于潮湿。经验表明，在相对湿度 60% 的条件下适宜储存药品。因此，在储存药品的仓库管理工作中，应定期检查、测量仓库内外空气的相对湿度，以便及时采取相应的调节措施。

▶▶ **课堂活动**

观察冰箱中冷藏的饮料瓶，放置在常温环境时，瓶的外壁会出现什么现象？ 为什么？

（二）湿度的变化

1. 室外日变化

（1）绝对湿度：通常情况下，温度低，蒸发强度小，绝对湿度小；反之温度高则绝对湿度大。

（2）相对湿度：大气相对湿度与温度的昼夜变化情况相反。

知识链接

室外大气相对湿度日变化的规律

室外大气相对湿度日变化的规律与昼夜温度的变化规律相反。一般日出前气温最低,相对湿度最高;随着日出相对湿度逐渐降低,至午后二三点钟相对湿度达最低;而后相对湿度又随气温下降而逐渐升高,直至次日日出前增至最高。

2. 室外年变化

(1)绝对湿度:绝对湿度的年变化主要受温度的影响,与气温变化基本一致。夏季气温高,蒸发旺盛、迅速,绝对湿度大,一年中绝对湿度最高值出现在最热月份(每年7~8月)。冬季气温低,蒸发减慢,绝对湿度小,最低值出现在最冷月份(每年1~2月)。

(2)相对湿度:相对湿度的年变化比较复杂,通常是多雨的季节相对湿度大,晴朗的天气相对湿度小。但各地的地理条件、气温条件和雨季情况差异很大,难以概括出一个具有普遍性的规律。

3. 库内湿度变化

(1)库内相对湿度的变化与库外大气相对湿度的变化规律基本一致。但库内相对湿度的变化幅度比库外的小。

(2)库内相对湿度的变化一般和库内的温度变化相反。库内温度升高,则相对湿度减小;反之库内温度降低,则相对湿度增大。

(3)库内相对湿度的变化并不完全取决于大气湿度的变化,与仓库的通风情况及仓库结构有很大的关系。

库内向阳的一面气温偏高,相对湿度往往偏小;反之阴面相对湿度较大。库房上部气温较高,相对湿度较小;近地面部分的气温较低,则相对湿度较大。库内墙角、墙距、垛下由于空气不易流通,相对湿度比较大;而近门窗附近处的湿度易受到库外湿度的影响。冬季气温低,仓库内部温差小,因此仓库内上、下部的相对湿度相差不大。

点滴积累 \\/

1. 掌握温湿度的基本知识对正确实施库房温湿度控制有重要的指导意义。
2. 温湿度的变化是有规律的。
3. 库房温湿度变化除受室外温湿度的变化影响之外,库房的结构和控制措施等都是重要的影响因素。

第二节　温湿度变化对药品的影响

一、温度变化对药品的影响

温度对药品质量具有很大的影响,温度过高或过低都能促使药品变质失效。尤其生物制品、抗生素、疫苗血清制品等对贮藏温度有更高的要求。因此,每一种药品都要求在一定的温度范围内进行储存保管,《中国药典》以及其他各国药典对此都作了专项规定。

此外,温度对药品质量的影响还与湿度密切相关。与受潮的药品或其溶液制剂相比,温度对干燥的固体药品影响较小。

总体来说,温度对药品质量的影响分为两种情况。

（一）温度过高的影响

1. 药品变质　一般情况下,随着温度升高,化学反应速度加快。因此,温度的升高可以促进药品氧化、分解、水解、差向异构化等反应的进行,导致药品变质。例如,酚类药品受热后会促进其氧化还原反应的发生;抗生素类药品受热后会加速分解、效价下降致使失效;酯类药品受热后会加速其水解;麦角生物碱类药品受热后能加速其差向异构化;蛋白质类药品遇高温发生变性;硝酸甘油遇高热可立即分解甚至发生爆炸;软膏剂长期受热易酸败变质;糖浆剂温度过高易发酵变酸;动物脏器制剂遇潮热易霉败虫蛀;生物制品置于室温下易失效;过氧化氢溶液遇高温可加速分解甚至爆炸等。这些随温度升高发生的变化最终都会导致药品的变质失效。

2. 药品挥发　温度过高可以促进挥发性的低沸点药品加速逸散,致使其含量改变而影响疗效,如挥发油、樟脑、薄荷脑、乙醇、乙醚、氨水、盐酸、三氯甲烷等;含结晶水的药品受热可加速风化;含芳香性成分的外用贴敷剂失去芳香性成分并失去黏性或胶黏在一起,影响药效和使用。

3. 破坏剂型　温度过高容易导致糖衣片熔化粘连,胶囊剂、栓剂粘连变形,软膏剂熔化分层等,致使药品失去原有剂型的作用或难以使用。

（二）温度过低的影响

一般药品均适宜储存于凉处,但温度过低会导致一些药品发生沉淀、冻结、凝固、聚合等反应而变质失效。低温下,容器容易破裂,造成微生物侵入药品而被污染。

1. 药品变质　生物制品应冷藏,但发生冻结后,药品将会失去活性。例如,胰岛素注射液久冻后可发生变性;葡萄糖酸钙注射液等过饱和溶液久置冷处易析出结晶而不再溶解;甲醛溶液在9℃以下时能聚合生成多聚甲醛,溶液呈现浑浊或生成白色沉淀;乳剂、凝胶剂等冻结后可发生分层,解冻后往往不再恢复原状。

2. 容器破裂、药品污染　注射液及水溶液制剂在0℃以下的低温时会发生冻结,体积膨胀,致使玻璃容器破裂,特别是装液体制剂的大容量玻璃容器易发生破裂,导致药品被污染。此外,甘油、冰醋酸等在0℃或0℃以下久置亦能凝结成晶块,也会使玻璃容器破裂。

容器破裂或出现裂缝,均会影响药品的密封性能,受细菌污染的机会增大,尤其是无菌和灭菌制剂、易氧化的药品或含有营养成分的药品。故容器破裂后的药品,均不应再供药用。

二、湿度变化对药品的影响

湿度是空气中最易发生变化的指标,随着区域的不同或气候的变化而波动。通常我国南方的湿度比北方大;夏季的湿度比冬季大。

水分是化学反应的媒介,湿度增大能促进药品分解变质甚至产生毒性,所以湿度对药品质量有很大影响。湿度过大能使药品吸湿而发生潮解、稀释、分解、发霉、变形等;湿度太小又可以促使药品风化。

1. 潮解　某些易溶于水的药品,能逐渐吸收潮湿空气中的水分,使其部分溶解呈现液状的现象。如氯化钙、水合氯醛、枸橼酸钠、硫代硫酸钠、氯化物、溴化物盐类、干酵母等都易吸湿潮解,影响药品使用时剂量的准确程度,甚至使药品无法使用。

2. 稀释　某些具有吸水性的液体药品,能吸收潮湿空气中的水分,使其原有的浓度发生改变,影响其使用时剂量,如甘油、无水乙醇、浓硫酸、浓盐酸、乳酸、单糖浆等。

3. 分解　某些药品置于潮湿的空气中,吸收水分后容易发生分解变质。如碳酸氢钠吸湿后缓慢分解生成碳酸钠,并释放二氧化碳气体,使其碱性增强;阿司匹林吸湿后逐渐水解为醋酸和水杨酸,对胃黏膜的刺激性增大;抗生素类、强心苷类药品吸湿后加速分解,致使疗效降低;维生素 B_1 吸湿后,缓慢分解变色。

4. 发霉　某些药品受潮吸湿后易滋生霉菌,造成发霉变质。如中药饮片、葡萄糖、胃蛋白酶以及某些生物制剂等。

5. 变形　药品吸湿受潮后,可使一些制剂的剂型发生形态改变。如片剂受潮后可因崩解剂的膨胀而使片形增大、疏松碎裂,或产生黏结、变硬造成不易崩解;糖衣片吸潮后可熔化粘连;胶囊剂受潮后可软化变形;甘油栓剂受潮后变为不透明,若吸水过多还会发生软化变形。

6. 风化　许多含有结晶水的药品在湿度过小的干燥空气中容易发生风化,如硫酸钠、硫酸锌、酒石酸锑钾、磷酸可待因、硫酸阿托品、盐酸奎宁、咖啡因等。药品风化后并不改变化学性质和疗效,但因失水后含量不定,可影响其使用剂量的准确性。

案例分析

案例

注射剂主要分为注射液和粉针剂,很多注射液是可以直接使用的,而粉针剂需要在使用前用适宜溶液配制。但不少药物只适合制成粉针剂,比如青霉素钠、环磷酰胺。

分析

青霉素分子结构中含有 β-内酰胺环,容易吸潮水解,最终生成青霉醛和 D-青霉胺而失效;环磷酰胺具有环磷酰胺基,稳定性差,易发生分解反应,失去抗肿瘤活性。故两者均宜制成粉针剂,临用前新鲜配制。

点滴积累 V

1. 在《中国药典》中,对每一种药品的贮藏温度要求都有明确规定。

2. 温度对药品的质量影响很大,过高或过低都能促使药品变质甚至失效。

3. 湿度对药品的质量影响很大,过大或过小均会导致药品发生相应的物理或化学变化,促使药品变质甚至失效。

第三节　仓库温湿度的调控与监测

一、温湿度的调控

温湿度的变化会影响药品质量,任何药品都有其适宜的储存温湿度条件。温湿度无论过高过低,都会对药品质量产生不良影响,因此要对药品仓库的温湿度实时监控、有效调控。

（一）常见的温湿度调控措施

为达到保障人体用药安全、有效的最终目的,做好药品养护工作至关重要,而对药品储存仓库的温湿度进行调控和监测则是养护环节的最核心要求。因此,必须掌握必要的温湿度调控措施,有针对性地进行超标处理。常见的温湿度调控措施见表4-1。

表 4-1　常见的温湿度调控措施

超标情况		可采取的措施	常用的设备设施	注意事项
温度	温度偏高 （降温措施）	开启空调	制冷空调	各大、中型药库主要的降温措施
		通风换气	换气风机	不宜用于危险品仓库
		遮光避光	窗帘、窗纸	
		加冰强吹	风扇	易引起湿度升高
	温度偏低 （升温措施）	开启空调	制热空调	
		开启暖气	暖气片	注意距离,防止漏水情况
		火墙供暖	火墙	离火墙1m以上,远离其他库房
		安装保温层	双层门窗	
湿度	湿度偏高 （降湿措施）	通风换气	换气风机	注意通风条件
		开启除湿	除湿机	
		化学吸湿	化学吸湿剂	
		防潮密封	双层门窗	
	湿度偏低 （加湿措施）	地面洒水	喷壶	
		空气喷雾	喷雾器	
		自然蒸发	盛水容器	

（二）特殊情况下的温湿度调控措施

我国幅员辽阔,南北纬度跨度大,各地气候条件迥异,因此在仓库的设计和建造中应考虑当地的气候环境。例如,在高纬度的东北等地的仓库,应考虑加装暖气设施和做墙体保温;而在南部沿海各地或阴(梅)雨季节,应考虑排湿、除湿及台风影响;在相对气候较为干燥的西北地区,则要考虑加装加湿设备。

特别需要注意,由于相对湿度和温度有着直接的关系,采用通风措施调控湿度时,应结合仓库内外的温湿度差进行综合考虑,具体操作条件如下:

1. 当库内温度、相对湿度均高于库外时,可开启全部门窗,长时间通风,库内的温、湿度会有一定程度的降低。

2. 当库内温度、相对湿度均低于库外时,应密闭门窗,不可通风。

3. 当库外温度略高于库内,但不超过3℃,且相对湿度低于库内时,则可通风。

4. 当库外温度高于库内3℃以上,虽相对湿度低于库内,此时亦不能通风。因为热空气进入库内后,由于热空气的温度降低,室内相对湿度立即增加,药品更易吸潮。

5. 当库外相对湿度高于库内,虽库外温度低于库内,亦不能通风,否则会带进潮气。

在一天中,一般应在上午8~12时,即当温度逐渐上升、湿度逐渐下降时通风较为适宜;在凌晨2~5时,虽然库外温度最低,但此时相对湿度最高,如库内有易吸潮的药品,则不宜通风。

此外,还应结合气象情况灵活掌握,如晴天、雨天、雨后初晴、雾天、阴天以及风向等应酌情处理。

二、温湿度自动监测

按照新版GSP的要求,在储存药品的仓库中和运输冷藏、冷冻药品的设备中配备温湿度自动监测系统(以下简称系统)。系统应当对药品储存过程的温湿度状况和冷藏、冷冻药品运输过程的温度状况进行实时自动监测和记录、跟踪、报警,有效防范储存运输过程中可能发生的影响药品质量安全的风险,确保药品质量安全。

1. 系统的组成 系统由测点终端、管理主机、不间断电源以及相关软件等组成。各测点终端能够对周边环境温湿度进行数据的实时采集、传送和报警;管理主机能够对各测点终端监测的数据进行收集、处理和记录,并具备发生异常情况时的报警管理功能(图4-3)。

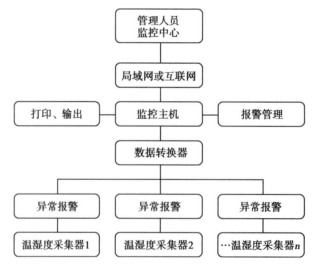

图4-3 药品仓库温湿度自动监测系统

2. 系统温湿度数据的测定值 系统应当自动生成温湿度监测记录,内容包括温度、湿度、日期、时间、测点位置、库区或运输工具类别等。

3. 系统温湿度测量设备的最大允许误差 系统温湿度测量设备的最大允许误差应当符合以下要求:

(1)测量范围在0~40℃,温度的最大允许误差为±0.5℃。

（2）测量范围在−25~0℃,温度的最大允许误差为±1.0℃。

（3）相对湿度的最大允许误差为±5%RH。

4. 系统应当自动对药品储存运输过程中的温湿度环境进行不间断监测和记录 系统应当至少每隔1分钟更新一次测点温湿度数据,在药品储存过程中至少每隔30分钟自动记录一次实时温湿度数据,在运输过程中至少每隔5分钟自动记录一次实时温度数据。当监测的温湿度值超出规定范围时,系统应当至少每隔2分钟记录一次实时温湿度数据。

5. 系统各测点终端采集的监测数据应当真实、完整、准确、有效 采集的数据通过网络自动传送到管理主机,进行处理和记录,并采用可靠的方式进行数据保存,确保不丢失和不被改动。系统不得对用户开放温湿度传感器监测值修正、调整功能,防止用户随意调整,造成监测数据失真。

6. 企业应当对监测数据采用安全、可靠的方式按日备份 备份数据应当存放在安全场所,记录及凭证应当至少保存5年。疫苗、特殊管理药品的记录及凭证按相关规定保存。

7. 药品库房或仓间安装的测点终端数量及位置应当符合的要求

（1）每一独立的药品库房或仓间至少安装2个测点终端,并均匀分布。

（2）平面仓库面积在300m² 以下的,至少安装2个测点终端;300m² 以上的,每增加300m² 至少增加1个测点终端,不足300m² 的按300m² 计算。平面仓库测点终端安装的位置,不得低于药品货架或药品堆码垛高度的2/3 位置。

（3）高架仓库或全自动立体仓库的货架层高在4.5~8m 的,每300m² 面积至少安装4个测点终端,每增加300m² 至少增加2个测点终端,并均匀分布在货架上、下位置;货架层高在8m 以上的,每300m² 面积至少安装6个测点终端,每增加300m² 至少增加3个测点终端,并均匀分布在货架的上、中、下位置;不足300m² 的按300m² 计算。高架仓库或全自动立体仓库上层测点终端安装的位置,不得低于最上层货架存放药品的最高位置。

（4）储存冷藏、冷冻药品仓库测点终端的安装数量,须符合上述各项要求,其安装数量按每100m² 面积计算。

▶▶ 边学边练

如何根据平面仓库温湿度测点终端的安装要求,来记忆高层立体仓库温湿度测点终端的安装要求? 详见实训项目二 库房温湿度管理。

8. 系统的校准与验证 企业应当对测定终端每年至少进行1次校准,对系统设备应当进行定期检查、维修、保养,并建立档案。

为了检查和确认系统是否能正常运行和使用,确认采集、传送、记录数据以及报警功能;确认监测设备的测量范围和准确度;确认测点终端安装数量及位置;确认监测系统与温度调控设施无联动状态的独立安全运行性能;确认系统在断电、计算机关机状态下的应急性能;确认防止用户修改、删除、反向导入数据等功能,从而保证药品在储存过程中的质量安全,可以根据需要对系统进行使用前验证、停用再次使用前验证、系统专项验证和定期验证,定期验证间隔时间不超过1年。同时,保证验证数据的充分、有效及连续;在库房各项参数及使用条件符合规定的要求并达到运行稳定后,数据有效持续采集时间不得少于 48 小时。

验证工作是由企业质量负责人负责验证工作的监督、指导、协调与审批,质量管理部门负责组织仓储、运输等,需要多部门共同实施。验证实施过程中,建立并形成验证控制文件,文件内容包括验证方案、标准、报告、评价、偏差处理和预防措施等,验证控制文件应归入药品质量管理档案,并按规定保存。

企业应当根据验证确定的参数及条件,正确、合理使用相关设施设备及监测系统;未经验证的设施、设备及监测系统,不得用于药品冷藏、冷冻储运管理。

> **知识链接**
>
> 验证使用的温度传感器
>
> 验证使用的温度传感器应当经法定计量机构校准,校准证书复印件应当作为验证报告的必要附件。验证使用的温度传感器应当适用被验证设备的测量范围,其温度测量的最大允许误差为 ± 0.5℃。

9. 系统的管理　当监测的温湿度值达到设定的临界值或者超出规定范围,系统能就地完成中央监控器屏幕报警和在指定地点进行声光报警,同时采用短信通信的方式,向至少 3 名指定人员发出报警信息。当发生供电中断的情况时,系统应当采用短信通信的方式,向至少 3 名指定人员发出报警信息。

设立分支机构的药品经营企业,应对下设分支机构的各类仓库建立统一的自动温湿度监控平台,通过互联网或局域网实现远程的实时监测、数据采集、记录、设备控制以及异常状况报警等功能。系统监控数据不整合至企业计算机管理系统中,但可同步查阅温湿度监控数据及记录,并接受药品监督管理部门实时监管。

点滴积累 ⋁ ⋯⋯

1. 温湿度的变化会影响药品质量,为达到保障人体用药安全、有效的最终目的,对药品储存仓库的温湿度进行调控和监测则是养护环节的最核心要求。
2. 温湿度调控,选择措施时要考虑地域、自然条件、温湿度相互影响等因素。
3. 根据新版 GSP 要求,在储存药品的仓库中和运输冷藏、冷冻药品的设备中配备温湿度自动监测系统。
4. 温湿度自动监测系统,对仓储环境温湿度进行实时监测与记录,并对超出规定范围的温湿度进行有效调控。

目标检测

一、选择题

(一) 单项选择题

1. 根据新版 GSP 的要求,各种类型的药品仓库相对湿度应保持在(　　)

    A. 35% ~ 75%　　　　　B. 15% ~ 45%　　　　　C. 55% ~ 85%　　　　　D. 30% ~ 75%

2. 药品贮藏条件中有关温度的要求,在《中国药典》(2015 年版)中"常温"的规定是(　　)

  A. 不超过25℃   B. 10~30℃   C. 不超过15℃   D. 不超过20℃

3. 药品贮藏条件中有关温度的要求,在《中国药典》(2015年版)中"冷处"的规定是(　　　)

  A. 0℃以下   B. 2~10℃   C. 10~18℃   D. 不超过20℃

4. 温度过高可使药品发生的变化包括(　　　)

  A. 致使药品变质 B. 促使药品挥发 C. 致使剂型破坏 D. 以上都是

5. 下列降温措施中,(　　　)会使湿度增加,故此法少用

  A. 通风   B. 空调   C. 遮光   D. 加冰

6. 在下列降湿措施中,不正确的方法是(　　　)

  A. 通风   B. 密封   C. 吸湿   D. 洒水

7. 湿度过小可使药品发生下列哪种变化(　　　)

  A. 分解   B. 风化   C. 潮解   D. 发霉

8. 在通风降温降湿的措施中,下列哪种情况可以开启门窗通风(　　　)

  A. 库内温度、相对湿度均低于库外

  B. 库外温度高于库内(不超过3℃),相对湿度低于库内

  C. 库外相对湿度高于库内,但温度低于库内

  D. 库外温度高于库内(超过3℃),相对湿度低于库内

9. 由于潮解,影响药品使用时剂量的准确程度,甚至使药品无法使用的是(　　　)

  A. 枸橼酸钠   B. 甘油   C. 阿司匹林   D. 碳酸氢钠

10. 按照新版GSP的要求,除疫苗、特殊管理的药品,企业应当对温湿度监测数据采用安全、可靠的方式按日备份,备份数据应当存放在安全场所,记录及凭证应当至少保存(　　　)年

  A. 6   B. 5   C. 4   D. 3

11. 绝对湿度的表示单位是(　　　)

  A. kg/m^3 B. g/m^3 C. kg/cm^3 D. g/cm^3

12. 关于药品养护温湿度变化的知识,下列描述错误的是(　　　)

  A. 大气相对湿度与温度的昼夜变化情况相反

  B. 库内温度与库外温度变化相近,一般稍快于库外,变化幅度也较大

  C. 库内相对湿度的变化与库温变化相反

  D. 冬季气温低,蒸发减慢,绝对湿度小

13. 关于药品养护温湿度变化的知识,下列描述错误的是(　　　)

  A. 一日之中的最低气温出现在日落前

  B. 如果温度不变,绝对湿度的高低决定相对湿度百分率的大小

  C. 相对湿度最大值出现在日出前

  D. 库房内向阳面的相对湿度比背阴面低

14. 根据新版GSP的要求,药品批发企业的常温库温度不得高于(　　　)

  A. 10℃   B. 15℃   C. 20℃   D. 30℃

15. 根据新版 GSP 的要求,药品批发企业的阴凉库温度不得高于(　　　)

  A. 10℃   B. 15℃   C. 20℃   D. 30℃

(二) 多项选择题

1. 关于温湿度,下列描述正确的是(　　　)

  A. 温度低、蒸发强度小、绝对湿度大

  B. 温度高、蒸发强度大、绝对湿度小

  C. 温度低、蒸发强度小、绝对湿度小

  D. 温度高、蒸发强度大、绝对湿度大

  E. 温度高、蒸发强度小、相对湿度小

2. 关于温湿度,下列描述正确的是(　　　)

  A. 一般情况下,一天中气温最高的时候,空气中的相对湿度最大

  B. 一般情况下,一天中气温最低的时候,空气中的相对湿度最大

  C. 一般情况下,一天中气温最低的时候,空气中的相对湿度最小

  D. 一般情况下,一天中气温最高的时候,空气中的相对湿度最小

  E. 一般情况下,一天中气温最低的时候,空气中的绝对湿度最大

3. 关于温湿度,下列描述正确的是(　　　)

  A. 一年中绝对湿度最高值出现在最热月(7~8 月)

  B. 一年中绝对湿度最低值出现在最冷月(1~2 月)

  C. 在温度不变的情况下,空气绝对湿度越大,相对湿度越高;绝对湿度越小,相对湿度越低

  D. 在空气中的水蒸气含量不变的情况下,温度愈高,相对湿度愈小;温度愈低,相对湿度愈高。我国大部分地区冬季,大气的相对湿度比其他季节低

  E. 相对湿度通常是多雨的季节相对湿度高,晴朗的天气相对湿度低

4. 关于露点,下列描述正确的是(　　　)

  A. 温度升高到一定程度

  B. 温度降低到一定程度

  C. 不饱和水汽变为饱和水汽时的温度

  D. 饱和水汽变为不饱和水汽时的温度

  E. 饱和湿度随温度的升高而减小

5. 关于水凇现象,下列描述正确的是(　　　)

  A. 水凇现象也叫结露

  B. 水凇现象俗称出汗

  C. 空气中的水蒸气超过饱和状态时发生的现象

  D. 水蒸气超过饱和状态,凝结为水珠附着在物体的表面

  E. 相对湿度小表示干燥,水分不容易蒸发

二、简答题

1. 常见的药库降温的措施有哪些?

2. 常见的药库降湿的措施有哪些?

3. 什么是饱和湿度?

4. 什么是相对湿度?

5. 什么是绝对湿度?

三、实例分析

实例1:当库内外温度相同时,可否通风?

实例2:某医药生产公司的养护员在药品仓库内进行检查,报警器突然响起,冷库的温湿度显示仪上显示:温度8.9℃,湿度64%。养护员进入冷库检查,发现是制冷机故障,养护员应立即采取哪些措施? 报警器为何会突然响起?

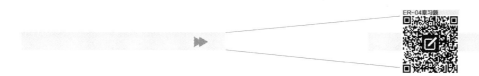

ER-04章习题

（贾　琦）

第五章

仓库害虫的防治

导学情景 ⅴ

情景描述

2016 年末，深圳某知名药业有限公司发现公司加工的几批大和当归有活虫，随后在当地检验检疫局的帮助下，对 4000m² 的原料库和成品仓进行了拉网式检查，采集到的虫样经初步鉴定为印度谷螟。经排查发现，烘干房温度分布不均，导致部分空间无法有效杀虫，麻袋等植物性包装材料可能因使用不当而成为滋生害虫的温床。因发现处理及时而没有给企业造成太大经济损失。

学前导语

仓库害虫在适宜的环境下生长繁殖很快，虫害是引起药材变质的重要因素之一。有效防虫是中药仓储工作的重要组成部分。本章将带领大家学习药品仓库害虫的防治方法。

药品被虫蛀后，内部组织遭到破坏，出现圆形孔洞，严重的被蛀成粉末，失去药用价值。害虫的尸体、排泄物等甚至产生有毒、有害物质，危害人民群众的身体健康。害虫对药品的危害多发生在中药材、中药饮片和部分中成药，以及原料药和药用辅料中。化学药品、生物制品、生化制品由于制剂工艺先进，发生虫害的现象十分少见，但是含脂肪、糖类、蛋白质、淀粉等成分的药品，由于包装不严，受温湿度的影响也可能发生虫害的现象。虫蛀是中药储存中危害最严重的变异现象之一。

第一节 仓库害虫的来源和危害

一、常见仓库害虫

（一）仓库害虫的来源、传播途径

1. 害虫的来源

（1）中药材在采收时，已寄生害虫的卵、幼虫或成虫随药材进入仓库，一旦条件适宜，便继续生长繁殖。

（2）被害虫污染的包装材料反复使用也会使药品感染害虫。

（3）仓库内部在储存药品前没有进行消杀处理，本身隐藏有害虫。

（4）仓库内已生虫的药材未能得到及时熏蒸杀灭和隔离堆放，引起其他药材被感染。

（5）生虫药材与未生虫药材同库共存的交叉感染。

（6）运输过程中被害虫污染,携带入库。

（7）仓库内部及周围环境不洁,害虫可寄居于内,隐藏越冬,温湿度适宜时,飞入仓库内繁殖危害药物。

2. 传播途径

（1）害虫可由野外飞入库内,如蛾类、米象等。这类害虫生命力强、适应环境快,能在不太稳定的环境条件下发育繁殖。

（2）鼠类和昆虫也能传播。

（3）药材入库前未经仔细检查,将害虫或虫卵带入仓库,引起交叉感染。

（4）包装物料或包装容器以及各种运输工具本身不清洁,已感染害虫,消毒杀虫不彻底。

（二）常见仓库害虫的种类和特征

仓库害虫种类繁多,主要来源为 2 纲、13 目、59 科。绝大多数害虫来源于昆虫纲的鞘翅目(甲虫类)和鳞翅目(蛾类)。

1. 鞘翅目(甲虫类)

（1）药材甲:身体长椭圆形,红褐色或深栗色,密被细毛,头生在前胸下,触角 11 节。幼虫体上所被细毛短而稀,腹部背面排列有一列褐色小短刺(图 5-1)。药材甲虫生育率较高,1 年繁殖 2~3 代,以幼虫越冬,成虫善飞,耐干力强,在黄昏或阴天较为活跃,一般产卵于药物表面凹褶不平的部位或碎屑中。

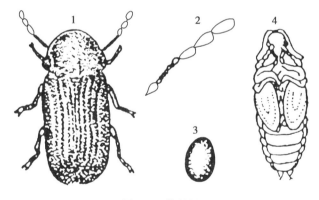

图 5-1　药材甲
1. 成虫　2. 成虫触角　3. 卵　4. 蛹

药材甲习性与特征

（2）米象:成虫体长 3~4mm,初羽化时赤褐色,后变为黑褐色,触角 8 节。幼虫似蝇蛆,蛹长近4mm、椭圆形(图 5-2)。米象的繁殖视地理环境条件而不同,我国北方一年 2~3 代,南方可达到 5~6代。成虫越冬,繁殖力强,对湿度要求较高,喜潮湿、温暖、黑暗的生活条件。

（3）咖啡豆象:成虫体长 2.5~4.5mm,长椭圆形,暗褐色,密被黄褐色细毛,黄白色的小斑点,触角 11 节。幼虫乳白色,近弯弓状。具横向皱纹与白色短细毛。头大近圆形,淡黄色。咖啡豆象 1 年繁殖 3~4 代,幼虫隐藏于种子类和根茎类药材中越冬,成虫善飞能跳。孵化后幼虫蛀入药物内部危害,直至化蛹羽化为成虫。

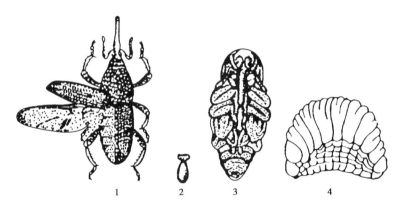

图 5-2　米象
1. 成虫　2. 卵　3. 蛹　4. 幼虫

（4）谷蠹：成虫体长 2.5~3mm，长圆形，暗红褐色至黑褐色，具光泽，头位于前胸背板下，触角 10 节。幼虫体长 2~3mm，生有淡黄色细毛，乳白色，头三角状，黄褐色、各足大小相等。1 年繁殖 2~3 代，以成虫在药物内越冬。在温湿度适宜的条件下繁殖一代只需 30 天。卵常产于药材的蛀孔内或缝隙中，孵化率较高。幼虫在种子类或根茎类药材中蛀食，直至羽化为成虫才脱出。一般多在药物的堆垛深处聚集。

2. 鳞翅目（蛾类）

（1）印度谷螟：成虫体长 6~9mm；翅展 13~18mm，身体密被灰褐色及赤褐色鳞片，两复眼间具一向前方突出的鳞片锥体。卵椭圆形、乳白色。幼虫体长 10~13mm，头部红褐色，体淡黄色。蛹长 5.5~7.5mm，细长，腹部略弯向背面（图 5-3）。1 年通常繁殖 4~6 代，北方 3~4 代。以幼虫越冬，幼虫在第二年 4、5 月间即羽化为成虫。每雌虫可产卵 40~300 粒，卵产于药物表面或包装品缝隙中，孵化幼虫即钻入药物内为害。能排出大量带臭味的粪便，影响药材质量，是中药的重要害虫之一。

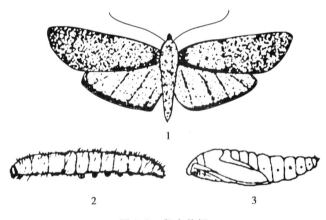

图 5-3　印度谷螟
1. 成虫　2. 幼虫　3. 蛹

（2）地中海粉螟：成虫体长 7~15mm，翅展 16~25mm。前翅狭长，灰黑色，近基部及外缘各有一淡色的波状横纹，翅的外缘横列明显的小黑斑；后翅灰白色。幼虫体长 15mm 左右，头部赤褐色，背面常带桃红色，体乳白色。生活习性为 1 年繁殖 2~4 代，以幼虫越冬。幼虫与谷蛾相似，吐丝将药材黏聚成团块。

ER-5-2

常见害虫图片

▶ 课堂活动

　　根据日常观察，举例说明平时常见的一些害虫和特性。

二、仓库害虫的危害

（一）害虫的发育规律

　　仓库害虫在整个生长发育过程中，需经过一系列的外部形态和内部功能以及生活习性的变化。仓库害虫经过卵、幼虫、蛹、成虫 4 个发育阶段的变化称为完全变态，如鞘翅目、鳞翅目等。经过卵、幼虫、成虫 3 个发育阶段的称为不完全变态，如白蚁。

　　1. 卵　是害虫相对不活动的发育阶段。仓库害虫的卵都很小，通常长 0.1~0.5mm 或更小。多为乳白色，形态各异，有的呈卵圆形或椭圆形。

　　药品仓库害虫一般多将卵产于药物上或缝隙中，也有产于药物的附近或包装物上，以便孵化后的幼虫能就近取食。

　　2. 幼虫　从卵内孵化出的虫体，称为幼虫。幼虫体分头部和胸腹部两大部分。幼虫期是害虫取食与生长的时期，是危害中药比较严重的时期，也是药品仓库防治害虫的关键时期。

　　3. 蛹　蛹是完全变态害虫特有的发育阶段，也是在其整个生活史中的一个静止阶段。幼虫成熟后即停止取食，躲在隐蔽的地方吐丝结茧，或利用分泌物将食物碎屑、尘末、排泄物等连缀起来作茧，或借助于杂物保护化蛹。蛹期虽不食不动，形似静止状态，但在体内却进行着复杂的生理变化。害虫的蛹期对化学药剂的防治有较高的抵抗力。

　　4. 成虫　当蛹发育成熟后，即咬破蛹壳出来，这种现象称为羽化。成虫是害虫个体发育的最后一个阶段，成虫的主要任务是交配产卵，繁殖后代。

　　仓库害虫无论在卵、幼虫、蛹、成虫的各个虫期，都可能发生休眠，引起休眠的主要原因是温度。仓库害虫发育的任何阶段，都可能对药物产生危害。鞘翅目害虫主要是幼虫危害，成虫也继续危害；鳞翅目害虫主要是幼虫危害，成虫一般不危害。掌握药品害虫各个虫期生长发育的变态规律及危害时期，可采取相应的有效措施及时加以防治，减少药品损失。

（二）仓库害虫的生活习性

　　主要是指仓库害虫对外界环境的适应性以及在外界环境的影响下引起害虫的一些生理反应。

　　1. 适应性　仓库害虫一般对周围的环境条件有较强的适应性，如耐热、耐寒、耐干、耐饥性，并对化学药剂防治有一定的耐药性。害虫在适宜的环境中，一年可繁殖多代，如不注意防治，在短时间内可造成较为严重的虫害。

　　2. 食性　仓库害虫绝大多数食性广而杂，但它蛀蚀的成分是有限的，主要为淀粉、脂肪、糖类、蛋白质、纤维素等。这些成分含量的多少，决定了药物可能遭受蛀蚀危害程度的高低。

　　3. 隐蔽性　大多数害虫体形较小，体色深，具保护色，便于隐蔽和匿藏。

　　4. 趋性　害虫在外界条件刺激下引起运动的反应，称为趋性。凡趋向刺激物运动的反应，叫正趋性，凡背向刺激物运动的反应叫负趋性。

大多数蛾类食虫有趋光性;甲虫类害虫为负趋光性。根据这一特性,可利用灯光诱杀蛾类害虫;在检查生虫商品时,应注意阴暗处的甲虫类仓虫。

害虫对异性分泌的生物激素有正趋性,对化学剂有负趋性。利用这一特性,可采用昆虫生物激素诱杀或化学药剂杀灭害虫。

(三) 危害性

害虫对药品的蛀蚀可引起药品质变,以致报废损失。就目前常用的 600 多种中药中,易虫蛀药材占储存品种的 40% 以上。药品经虫蛀后,有的形成蛀洞,有的破坏药品性状,有的甚至将中药完全破坏成蛀粉,失去药用价值。害虫的蛀蚀及其所带来的危害,通常表现在以下几方面:

1. 害虫是带菌的媒介,它的分泌物、排泄物及腐败的残体是微生物生长和繁殖的营养物质,可引起害虫和微生物的共生。

2. 害虫蛀入药材内部,排泄粪便,分泌异物,害虫繁殖变化的残体,死亡的尸体对药品造成不洁和污染,对人身健康带来危害。

3. 药材被蛀蚀成为洞孔或残缺不全,使药材减量,破坏药物的有效成分,使疗效降低或丧失药用价值。

4. 中药材被虫蛀之后,易导致某些品种泛油(如枸杞子、当归、党参等)、花类药材散瓣,其外形遭到破坏,引起进一步质变,影响药材质量。

5. 破坏包装及库房结构,影响中药的安全贮存。

点滴积累 ╲╱

1. 鞘翅目、鳞翅目昆虫的体躯明显分为头、胸、腹 3 段;生活习性有较强的适应性,食性广而杂,体形较小,体色深,具保护色。

2. 仓库害虫的传播途径　由野外飞入库内,如蛾类、米象等;鼠类和昆虫也能传播;药材入库前未经仔细检查;包装物料或包装容器以及各种运输工具本身不清洁、已感染害虫、消毒杀虫不彻底。

3. 危害性　害虫是带菌的媒介,它的分泌物、排泄物及腐败的残体是微生物生长和繁殖的营养物质,可引起害虫和微生物的共生,破坏包装及库房结构,影响药品的安全贮存等。

第二节　仓库害虫与环境的关系

仓库害虫和其他生物有机体一样,它们的生长、发育、繁殖与周围环境有着密切的联系,它们从环境中获得所需食物的同时也受到周围环境条件的制约,如温度、湿度、空气、营养成分、微生物等。

一、与温度的关系

害虫的体温不稳定,随着环境温度的变化可以进行一定范围的调整,也就是说它们属于变温动物,害虫的一切生理功能都受环境温度的支配。害虫的生长发育、繁殖等生命活动,对温度有一定要求。

害虫在 15~35℃的温度范围内都能进行正常的生长发育和繁殖,此温度称为害虫的适宜温度区。绝大多数害虫在 25~32℃发育繁殖最快,是害虫最适宜的温度范围。

一般情况下,8~40℃是大多数害虫维持生命的有效温度。35~40℃的温度范围是害虫不活动温度范围,因温度较高害虫常呈夏眠状态,生理功能的代谢下降,取食量减少,生长发育速度减慢。50~60℃的温度范围称为害虫的致死高温区,害虫受高温的刺激由强烈兴奋转入昏迷,虫体内的酶被破坏,部分蛋白酶凝固,在较短的时间内丧失生命活动能力。40~50℃的温度范围内,害虫处于昏迷和致死的临界线上,若害虫转入适宜温度范围,则可恢复正常生理功能;若长时间地在此温度范围内,新陈代谢失去平衡可致死亡。在-4~8℃的温度范围内,因温度较低害虫常呈冬眠状态,生理功能的代谢下降,取食量少,生长发育速度基本停止,随着温度的继续下降可致死亡。一般在 10℃以下,害虫的生命活动就受到严重的抑制。在-4℃以下,虫体因体液结冰,细胞原生质冻损而脱水致死。所以在夏季我们采用曝晒杀虫时,就要考虑曝晒时间的长短。用烘干、沸水喷淋、蒸汽杀虫也要考虑温度和时间的问题。

二、与湿度的关系

湿度是指空气的干湿程度。湿度对害虫的影响主要包括药物中所含的水分和空气中的相对湿度。害虫体内废物的排泄、体温的调节、食物的消化等生理活动都与水有关。害虫体内的含水量较高,一般占其体重的 45%~90%,它们体内水的来源,主要依靠摄取食物时获得。水是害虫进行生理活动不可缺少的基本条件,是害虫发育繁殖的重要物质基础。

药物含水量的高低,直接影响害虫的取食和对食物的消化吸收,药物含水量的变动,受空气湿度的影响。湿度适宜时,有利于害虫生长发育。在一定条件下,药物的含水量越高,虫害越严重。相反,如果把药物的含水量控制在一定范围内,就能抑制生虫或减少虫害的发生。

一般情况下,相对湿度在 70%~80%时(温度 18~27℃),害虫的繁殖能力最强,产生一代的时间最短,对中药商品危害最严重。相对湿度在 75%~90%时(温度 27~35℃),害虫繁殖能力下降,生育缓慢。相对湿度在 30%~40%时,害虫从空间得到的水汽极少,不能对食物进行充分的分解利用,导致生理失调或死亡。

在实际药品养护过程中我们可以看出,湿度和温度这两种因素对害虫生存的影响是相互联系的。即使温度适宜,但如果空气干燥(湿度小),害虫亦无法生存。如果空气湿度高,但气温低,害虫的新陈代谢也会变得缓慢,发育亦会受抑制。所以降低药物的含水量和控制库房温、湿度就能防止或减少虫害。

三、与空气的关系

空气是由多种气态物质组成的混合物,按体积计算,O_2(氧)占空气组成的 21%;N_2(氮)占 78%;CO_2(二氧化碳)占 0.03%;其他气体约占 0.97%。

仓库害虫同其他的生命体一样,其生长发育的全过程,以及它的繁殖都离不开氧,氧是害虫代谢不可缺少的物质。害虫在低氧的环境中呼吸加快,对有机物分解不完全,缺少生命活动所需的能量,气门关闭,停止取食,麻痹昏迷。低氧程度严重、低氧时间长可导致仓虫死亡。气调养护法、自然降氧法、低氧低药量养护法等,就是利用低氧环境促使害虫的生长发育受到抑制直至死亡。一般情况下,当密闭环境下氧的浓度降到1%~2%时,一定时间内绝大多数仓库害虫会因缺氧窒息死亡。

点滴积累 ∨

1. 仓库害虫生长发育的最佳温度　绝大多数害虫在25~32℃发育繁殖最快,是害虫最适宜的温度范围。

2. 仓库害虫生长发育的最佳湿度　一般情况下,相对湿度在70%~80%时(温度18~27℃)。害虫的繁殖能力最强,产生一代的时间最短,对中药商品危害最严重。

第三节　仓库害虫的防治方法

用化学防治法防治害虫曾经兴盛一时,现在某些地区、某些品种的害虫防治上还在大量使用,这是不提倡的,也是应该引起注意的问题。我们应立足于以防为主,积极推广无污染、无公害的现代化防虫治虫的新方法、新技术,以保证人民用药的安全。

对易生虫的药物,在储存养护过程中除了要勤检查以外,必须从杜绝害虫来源、控制其传播途径、消除繁殖条件等方面入手。药品储存时,首先要选择干燥通风的库房,加强仓库温、湿度的管理,使仓库的温、湿度控制在适合药品安全储存的范围内,防止虫害发生。

一、昆虫害虫的防治方法

(一)预防仓库害虫的方法

1. 入库验收是关键　药品入库时除了对其规格、真伪、优劣等进行全面检验以外,还应首先检验包装周围和四角部分有无虫迹,经敲打震动后是否有蛀粉及虫粪落下;同时应注意包装容器本身是否干燥;然后取样检验药材的内外部是否生虫。可根据药材的不同情况,对药材进行剖开、折断、打碎、摇晃等方法来进行检查。发现含水量超标或有虫蛀现象、虫卵附着者应拒绝入库,隔离存放,避免交叉感染。

2. 做好在库检查　药品经检查合格入库后,由于库存的其他商品以及仓库内外环境的影响,仍有可能会生虫。因此必须做好经常性的在库检查工作。检查要依次逐包逐件、逐货垛地进行。夏秋季气温高,湿度大,可3~5天检查一次;冬春季温湿度低,不利于害虫生长,可每半个月检查一次。同时要根据品种、季节的具体情况进行有目的、有重点的检查,发现问题及时处理。

3. 控制中药的含水量　中药的生虫与否和它的含水量有着重要关系,在一定条件下,中药的含水量高,易发生虫害;相反,如果把含水量控制在一定标准下,就能抑制生虫或减少虫害的发生。大多数中药材的含水量应控制在13%以下。

4. 控制库房温、湿度　仓库害虫的生长、发育、繁殖等生命活动,都要求一定的温、湿度条件。

害虫在适宜的温度范围(15~35℃)内,一般都能完成其正常生长发育,水是药物害虫进行生理活动不可缺少的基本条件,没有水就没有害虫的生命活动。因此加强仓库内温、湿度管理,选择干燥通风的库房,垫高垛底,必要时可使用适宜的隔潮材料或在适宜的地方放置吸潮剂,使仓库的温湿度控制在安全合理的范围内,杜绝虫害的发生。

▶▶ 课堂活动

如何提高仓库的管理水平,预防仓库害虫的发生?

(二)仓库害虫的防治技术

1. 物理防治法

(1)高温防治法:①曝晒法:适宜于一般不易变色、融化、脆裂、泛油的药材。一天中较适宜的曝晒时间为上午9时~下午5时,以下午1~3时温度最高。曝晒过程中每隔0.5~1小时翻动一次,以便晒匀,加速水汽散发。晒完还须摊晾,使热气散尽后再包装堆垛,曝晒时间5~6小时。②高温干燥法:夏季雨水较多时,某些易吸湿品种或含水量较高的品种可采用烘箱或烘房进行干燥,既可杀虫也可控制药物的含水量。此外,对某些药材还可以采用热蒸法,如何首乌、地黄、附子、黄精等。

(2)低温冷藏法:低温冷藏法是防治害虫的一种理想方法,降温方法有机械降温和自然降温。一般温度控制在8℃以下,环境温度-4℃为仓库害虫的致死临界点。利用冷库贮藏药物,应包装密封后入库,出库后要及时出售,不宜久贮。药物出库待温度回升至室温后再开箱,以免药物表面结露而导致霉变。

▶▶ 课堂活动

中药对抗储存是保护中药饮片免受害虫侵害的一种有效方法。 请举例说明适宜中药对抗储存的品种有哪些?

2. 化学防治法

即采用化学药剂来预防或杀灭仓库害虫的方法。该方法防霉杀虫效果好、速度快、省时省力,但是所用化学药剂大多数具有剧毒,往往造成有害物质在药物中的残留,对药物造成极大污染,为临床用药埋下了隐患。因此对化学药剂的使用应严格控制,对用化学药剂处理过的药物应进行残毒检测,符合安全用药要求后才能用于临床。

(1)少量药物化学防治法:利用乙醇挥发的蒸气防治仓库害虫,可将75%~95%浓度乙醇放在敞口容器内,然后放在储品容器中,但不得沾染药物,使乙醇蒸气逐渐挥发,达到防虫杀虫的目的。

(2)大量药物化学防治法:常用的药剂按性质可分为触杀剂和熏蒸剂两大类。为了达到经济、有效、安全的目的,一般多与其他防治方法配合使用。

(3)常用的化学药剂:①触杀剂:凡与害虫直接接触,能毒杀仓库害虫的化学药剂统称触杀剂。触杀剂有粉剂、液剂、乳剂和烟雾剂,如敌敌畏、除虫菊酯等。②熏蒸剂:利用有毒气体、液体或固体所挥发后产生的蒸气,在空气中达到一定浓度,经仓库害虫的呼吸系统进入其体内而使之中毒,经过一定时间后使其死亡。使用熏蒸剂必须要求在适当的温度和密闭条件下进行。

熏蒸杀虫的效果,主要与药剂本身的理化性质、熏蒸对象、熏蒸时间和环境因素有关,使用中要掌握各因素的相互关系,才可取得理想效果。

温度升高时,药剂挥发性增加,扩散渗透力也增大,害虫因呼吸速率增加,杀虫效率明显。湿度对熏蒸效果的影响比温度小,但若相对湿度过高或药材含水量偏大,则影响毒气浓度,并使熏蒸后药材中的毒气不易散发。在使用熏蒸剂时须按药材性质、数量及堆垛松紧程度,确定有效药量。害虫种类、虫期及潜伏部位、不同种类的害虫生理构造不一样,对同一熏蒸剂有不同的抗药性;同种害虫亦因各虫期呼吸率的关系,对毒气抵抗力各异。呼吸最强为成虫,其次为幼虫和蛹,卵期最小。常用化学药剂中熏蒸剂使用较多。

(4)操作方法与特性

1)氯化苦熏蒸法:氯化苦学名为三氯硝基甲烷(CCl_3NO_2)。纯品为无色油状液体,是一种催泪警戒性的毒气,产生的蒸气比空气重。不燃烧,不爆炸,对建筑物安全,能水解。对金属、动植物有腐蚀作用。氯化苦杀虫力强,对杀灭各类害虫的成虫、幼虫效果佳,但虫卵对其有较强的抵抗力。温度越高,熏蒸效力越好。施药环境分整库密封熏蒸、帐幕熏蒸和箱、缸密封熏蒸。

熏蒸投药量一般为每$1m^3$的药物堆垛用氯化苦30g,货垛以外的空间部分,每$1m^3$容积用氯化苦10g。使用方法必须在库房内高处施用,堆垛高度以2m左右为宜。具体可采用喷洒法、喷雾法等,施药前要对货垛进行苫盖,避免化学药剂直接接触药物。熏蒸适宜温度为20~35℃。密闭时间一般不少于72小时。熏蒸后应通风散毒,一般通风4~7天,通常以眼睛无刺激,即可入库。氯化苦熏蒸的缺点是药材对氯化苦具有较强的吸附力,熏蒸后需较长时间才能使毒气散失;对于一些富含脂肪的药材则不宜使用,以免影响质量。熏蒸时由于氯化苦对金属有腐蚀作用,所以对金属养护器材要注意保护。

2)磷化铝熏蒸法:磷化铝为灰绿色的固体粉末,通常制备剂型为片剂,主要由磷化铝、氨基甲酸铵及其他赋形剂混合压成片剂,片重3g,内含33%的有效磷化氢。片剂露置空气中会慢慢吸收空气中的湿气而分解产生磷化氢气体,添加氨基甲酸铵的目的是在药剂吸湿后产生二氧化碳和氨气,可以防止磷化氢自燃。

磷化氢(PH_3)为无色剧毒气体,具有大蒜或乙炔样的警戒性气味,在常温下比较稳定,当空气中浓度达到$26g/m^3$时,就会自燃或爆炸。分子量小、沸点低,具有较强的渗透性和扩散性,杀虫效力高,能杀灭害虫的卵、蛹、幼虫及成虫,对霉菌也有一定的抑制作用。操作简便,排毒散毒快。一般易受虫害侵蚀的各类药材都适宜使用,不引起药物变色、变味,也不影响种子发芽。熏蒸要求在严格密封的条件下进行。整库用药量3~6片/立方米;帐幕熏蒸用药量7~10片/立方米。施药时药片不要重叠,将药片放到搪瓷盘内,然后将搪瓷盘放到熏蒸的帐幕内,总施药量≤90g。仓库温度20℃以上时密闭3天。熏蒸后散毒5天即可。

施药环境与氯化苦熏蒸法施药环境一样。施药完毕数小时后,可用硝酸银试纸测试有无漏气,如有漏气试纸即变黑,应立即补封。

使用磷化铝时严防遇水。万一发生燃烧,应使用干沙扑灭,严禁水浇。磷化铝残渣收集妥当后,应进行无害化处理。

(5)使用熏蒸剂的注意事项:①熏蒸后排毒通风应在 10 天以上方可出售药物。施用磷化铝应不少于 5 天。②熏蒸后的药物残渣需进行无害化处理,以免污染环境。③使用磷化铝应避免潮湿,远离火源与易燃品,并且注意用量。④应经常检查密封环境是否符合要求,以求达到最佳的杀虫防霉效果。⑤施药时应戴防毒面具、橡皮手套。施药后用肥皂洗手,温水漱口。施药前后禁止饮酒,施用磷化铝后禁食牛奶、鸡蛋、油脂食品。⑥施药前应对参加的人员进行培训,研究施药方案。⑦施药人员应进行体检,并应具有一定的救护知识。⑧施药后应在仓库周围 5~10m 处设警戒标志。

在药品养护中使用的磷化铝、氯化苦,除少量残存于药品中外,大部分散发在空间污染空气,给我们的生活环境带来危害。但是由于该方法杀虫快速有效,一些企业为了自身的利益仍然还在使用。除此之外,硫黄熏蒸法在一些中药材加工养护过程中也在大量使用。使用化学熏蒸剂一定要注意使用剂量,同时对用化学药剂处理过的药物应进行残毒检测,符合安全用药要求后才能用于临床。

3. 近代养护方法

(1)自然降氧防治法:自然降氧法是在密封条件下,利用药材自身、微生物、害虫等的呼吸作用,消耗密封环境内的氧气,使含氧量逐渐下降,二氧化碳量相应地上升,形成不利于仓虫、微生物生长繁殖的低氧环境。在密封缺氧状态下,仓虫窒息死亡,微生物及药材呼吸受到抑制,从而达到安全储存之目的。中药饮片在生产时的密封包装,也能起到自然降氧的目的。自然降氧法防治还可采用药材货垛的薄膜罩帐进行密封。以六面体罩帐密封效果为佳,密封 4~6 天,氧浓度可降至 12%~14%;密封 15~20 天,氧浓度可降至 3%~5%;密封 40~60 天,氧浓度降至 1.2%~2%,从而达到杀虫、防霉的养护效果。

(2)低氧低药量防治法:使用化学药剂防治害虫虽然灭虫效率高,但存在用药剂量大、费用高、残毒和污染重等弊病,一般情况下不主张采用化学药剂防治。自然降氧法降氧速度慢,要求药材有一定的干燥度,而且杀虫效果不是十分理想。为减轻化学防治法的弊端,弥补自然降氧的不足,可采用低氧低药量防治法。在密闭条件下施用少量磷化铝,并利用磷化铝药剂投放后吸收空间水汽,产生磷化氢气体,同时库房内的药材、仓虫、微生物的呼吸耗氧,在有限的空间内增大了磷化氢的有效浓度,从而恶化了害虫的生态条件,达到防治害虫之目的。

当氧的浓度在 10%~15%时,磷化铝用量 0.1~0.3g/m³;或二氧化碳浓度 12%~17%时,磷化铝用量 0.1~0.3g/m³,此法比直接使用化学防治用药量减少 20~50 倍。低氧低药量防治,多采用塑料薄膜五面罩帐或六面罩帐密封。密封之前将药剂用量均匀分配,用厚铁盒盛入药片,挂于堆垛药材的包装之上,然后密封,使降氧和产生磷化氢气体同时进行。堆垛应堆成平顶垛,罩帐的顶要保持高于堆垛顶面,以利于磷化氢气体扩散,防止罩帐的燃烧。一般密封 20 天再启封,增强灭虫效果。

(3)气调养护防治法:指在密闭的条件下,人为地调整空气组成,造成低氧环境。抑制害虫和微生物的生长繁殖以及药物自身的氧化反应,以保持药物品质的一种养护方法。操作程序如下:

气调养护的关键是密封。目前由于各地、各单位养护条件不同,能够达到气调养护条件的密封库比较少,所以气调养护多使用塑料薄膜罩帐密封。

塑料薄膜要有良好的气密性,每天氧气回升率在 0.2%~0.4%,超过 0.5%则影响养护效果。罩帐一般以方形或长方形向上堆码成货垛设计。按照货垛长、宽、高度确定罩帐下料的基本长度和宽度,再加留有活动余地 50cm 左右。根据设计的下料,热合制成五面罩帐或六面罩帐,查料补漏并安装相关测试装置。

1)气调的降氧技术:降氧技术是气调养护的中心环节。目前常采用充氮降氧,既适用于塑料薄膜罩帐密封,也适用于密封库的气调养护,还能在一定程度上防霉抑菌,防止泛油、变色等质变。

当氧的浓度在 8% 以下时,能有效地防止害虫的产生,在温度 25~28℃ 时,密封时间 15~30 天,氧的浓度可达到 2% 以下,能有效地杀灭幼虫、蛹和成虫。

塑料罩帐通常采用"先抽气后充气"的方法。先用吸尘器或真空泵将帐内气体抽至薄膜紧贴药物货垛,并检查是否漏气,然后再充入氮气,充至薄膜胀满为度。如未达到指标,应重复数次抽气和充气,直到符合标准,每次重复抽、充气时,应有一定的间歇时间以利帐内气体渗和平衡,提高置换效率;每次充气胀满罩帐后停止充气,同时用测氧仪测试氧浓度。充气达到的低氧浓度时,还应小于规定指标,如氧浓度为 2% 的指标,应降至 1.5% 以下。因气体充帐后,有一个渗和平衡过程。如果充气后的氧浓度为 2%,渗和稳定后,氧浓度就会超过 2% 而达不到养护要求。气体渗和平衡需要的时间,一般薄膜罩帐需 1~2 天。

此外,充二氧化碳降氧也较常用。此法不仅降低氧的浓度,主要是依靠高浓度二氧化碳直接杀灭害虫。当二氧化碳浓度达到 40%~50% 时,霉菌的生长繁殖就会受到抑制,害虫很快窒息死亡,药材的呼吸强度也会显著降低,因而在药物贮藏中用于防霉、杀虫,防止泛油、变色、变味等方面均能取得良好的效果。

二氧化碳浓度在 20% 以上时,可起到防虫的目的。二氧化碳浓度在 35% 以上时,温度 25~28℃、密封时间 15~25 天,可杀灭幼虫、蛹和成虫,气体置换方法同上。

2)气调养护的管理:密封是基础,降氧是关键,管理是气调的根本保证。在气调管理中,对薄膜罩帐应经常检查,凡发现有漏气之处应立即将其补妥。如气体指标达不到养护要求,还应补充氮气或二氧化碳。在气调养护初期,应每天进行一次测气;气体稳定以后,可 3~10 天一次定期进行。检测密封环境内气体成分的变化情况,保持稳定的气调指标。气调养护的药材水分含量应在安全范围内,含水量高的药材会使密封货垛内温湿度增大,影响杀虫效果和药材的质量。在气调管理期间必须系统地观察密封罩帐内外温湿度的变化,认真做好记录。

薄膜罩帐内壁,因温湿度变化而出现的水汽凝结现象,称为"结露"。当露水积聚过多而不能消散时,就会浸入药物,引起局部霉烂变质。因此在气调养护是要注意控制药物的含水量、遮光,也可在薄膜罩帐内加吸潮剂。

3)影响气调效果的因素:密封材料性能好,密封程度高、降氧技术的管理及时则杀虫效果好;密封时间长效果好;温度高,湿度低时杀虫效果好;通常成虫的死亡率高于幼虫。

▶ 课堂活动

气调养护有哪些优缺点?　应注意什么问题?

(4)远红外干燥法:远红外干燥灭虫技术是 20 世纪 70 年代发展起来的一项新技术。干燥灭虫的原理是电能转变为远红外线辐射药物,导致物体变热,经过热扩散、蒸发或化学变化,最终达到干燥灭虫之目的,并具有较强的杀菌、灭卵的能力。此法一般在中药材加工企业应用较多。

(5)微波防治法:微波干燥杀虫是一种感应加热灭虫和介质加热灭虫。药物中的水和脂肪等能不同程度地吸收微波能量,并把它转变为热量。仓虫经微波加热处理,体内水分子发生振动摩擦产热,微波被水吸收转变为热能,使虫体内蛋白质遇热凝固,虫体内水分被汽化而排出体外,促使害虫迅速死亡。本法具有杀虫时间短、效力高、无残毒、无药害的特征,操作人员要注意采取有效防护措施。

(6)电离辐射防治法:电离辐射防治是指被射线照射的药物产生电离作用。利用原子辐射作用杀灭害虫,或使害虫不能完成发育以及产生不育成虫。常用的辐射能为放射性射线 γ、β 射线等。经电离辐射的虫卵,发育停止,不能孵化,死亡率高。对幼虫能使其食欲减退,发育迟缓,甚至不能化蛹;还能使成虫活动能力降低,寿命缩短,致死率大。在操作过程中人员要严格采取安全防护措施。

微波防治和电离辐射防治法,要求有很高的技术条件和设备条件,所以在实际的药品养护工作中应用较少。

二、鼠害的防治方法

我国幅员辽阔,地大物博,野生鼠类繁多,我国发现的家鼠和野鼠有80多种。这些鼠类分布广、数量大、繁殖力强、数量年变率大,给人们的生产生活带来严重的危害,也是药品养护的防治对象之一。

▶▶ 课堂活动

常见的老鼠有哪些特性? 如何更好地防治鼠害?

（一）常见的仓鼠特征和习性

1. 小家鼠　别名小耗子、小老鼠、鼷鼠。属于啮齿目,鼠科。体形小(图 5-4)。小家鼠洞穴结构比较简单,食性杂,最喜吃小颗粒的粮食作物和含一定营养成分的中药材,也啃食种子、幼苗、树皮、果蔬等。小家鼠取食主要在夜间,一般 19~22 时为取食高峰。经常出没于食物与栖息之处,具有明显的季节迁移习性。

ER-5-3

小家鼠习性与防治

2. 褐家鼠　别名大家鼠、挪威鼠、沟鼠、白尾鼠。属于啮齿目,鼠科。体形较大(图 5-5)。适应性强,仓库、厨房、农田、菜地、荒地、森林、河旁等各种环境均可见到。褐家鼠洞穴构造比较复杂,一般洞有出口 2~4 个,洞内有巢室与仓库。食性很杂,食谱很广,几乎所有的食物均可为食,对饥渴的耐力较小,取食频繁,对水的需要量大,故在水源附近密度较大。褐家鼠为昼夜活动类型,在野外以晨昏活动最频繁,在室内以午夜最活跃。

（二）防治方法

1. 环境防治法　仓鼠的生长发育需要水、食物以及隐蔽的栖息条件。因此,创造一个不适宜其生存的环境,就能使一个地方的鼠量大大下降,并能使灭鼠成果容易得到巩固。首先要搞好环境卫生,清除仓库周围的杂草、随意堆放的物品,经常清扫库内外卫生,各种用具杂物收拾整齐,经常检

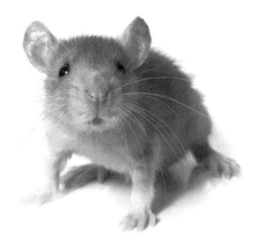

图 5-4　小家鼠

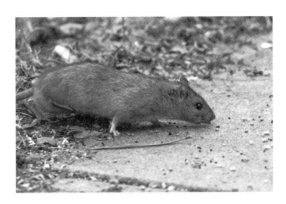

图 5-5　褐家鼠

查,不使鼠类营巢,仓库门口要设 30~40cm 的挡鼠板。断绝老鼠的食物,把易发生鼠害的中药尽可能地存放在加盖容器内,使老鼠得不到食物而被动地去吃投放的毒饵,以达到消灭老鼠的目的。

2. 物理防治法　又称器械灭鼠法,应用较久,应用方式也较多,如鼠夹、鼠笼、粘鼠板、超声波灭鼠器、电子捕鼠器等。超声波灭鼠器是利用电子仪器产生的超声波来驱杀老鼠,此法对仓储药品无污染,对人无危害。电子捕鼠器需设立离地面 3~5cm 的电网,使用时一定要注意安全,严格按操作规则进行操作,同时要远离易燃易爆品,捕鼠时要有人员看守。

3. 化学防治法　又称药物灭鼠法,是应用最广、效果最好的一种灭鼠方法。药物灭鼠又可分为肠毒物灭鼠和熏蒸灭鼠。作为灭鼠所用的肠道灭鼠药,主要是有机化合物,其次是无机化合物和野生植物及其提取物。

常用的灭鼠药物有 0.005% 溴敌隆和 0.005% 鼠得克小麦片毒饵,即用两种药物 0.1% 母粉,按比例加入小麦片及 1% 花生油,分别配制。3% 马钱子毒饵,马钱子粉碎,80 目过筛,按所需浓度加玉米粉、植物油、调味品,用成型机制成直径约 0.3cm,长约 1.5cm 的圆条形,晾干即成。0.3% 溴代毒鼠磷大米毒饵,药物用 95% 乙醇溶解,加入大米中,搅拌均匀,加少量食用红色素作为警戒色,加 2% 食糖即成。防治害虫时所使用的化学熏蒸剂对老鼠也有杀灭作用。此外,各地还根据本地的实际情况和灭鼠经验,配制了许多不同种类的灭鼠药。无论什么样的灭鼠药在使用时都要注意安全,在灭鼠的同时不能对养护的药品、操作的人员产生危害,同时不能污染环境。

4. 生物防治法　利用鼠类的天敌,如鹰、猫头鹰、蛇等。因此保护这些鼠类天敌,对减少鼠害是有利的。同时可利用对人和仓储药物安全,不污染环境的生物药剂灭鼠。

点滴积累　∨

　　1. 预防仓库害虫的方法

　　（1）入库验收是关键　　（2）做好在库检查

　　（3）控制中药的含水量　　（4）控制库房温、湿度

　　2. 物理防治法和化学防治法的特点

（1）物理防治法：安全、经济、不污染环境，工人劳动强度相对较大，操作比较麻烦。

（2）化学防治法：操作简单，杀虫防霉效果好。但是易污染环境，对养护的药品易造成污染，给临床用药埋下隐患。

3. 常用的近代养护方法

（1）自然降氧防治法　　　　（2）低氧低药量防治法

（3）气调养护防治法　　　　（4）远红外干燥法

（5）微波防治法　　　　　　（6）电离辐射防治法

目标检测

一、选择题

（一）单项选择题

1. 仓库害虫维持生命活动的有效温度范围是（　　　）

　　A. 8~40℃　　　　　　B. 15~45℃　　　　　　C. 20~50℃　　　　　　D. 10~25℃

2. 仓库害虫进行正常生长发育和繁殖所需要的温度条件是（　　　）

　　A. 8~40℃　　　　　　B. 20~40℃　　　　　　C. 10~25℃　　　　　　D. 15~35℃

3. 仓库害虫当蛹发育成熟后,破蛹而出的现象称为（　　　）

　　A. 发育　　　　　　　B. 产卵　　　　　　　　C. 羽化　　　　　　　　D. 休眠

4. 害虫在外界条件的刺激下引起运动的反应称（　　　）

　　A. 趋性　　　　　　　B. 适应性　　　　　　　C. 逃避性　　　　　　　D. 隐蔽性

5. 低温冷藏法储存药材时,仓库温度应控制在（　　　）

　　A. 15℃以下　　　　　B. 13℃以下　　　　　　C. 11℃以下　　　　　　D. 8℃以下

6. 磷化铝熏蒸法在严格密封的条件下进行。整库用药量是（　　　）

　　A. 2~4 片/立方米　　　　　　　　　　B. 3~6 片/立方米

　　C. 5~8 片/立方米　　　　　　　　　　D. 10~15 片/立方米

7. 采用气调养护法时为防止害虫的产生,应将二氧化碳的浓度控制在（　　　）

　　A. 20%以上　　　　　B. 16%以下　　　　　　C. 14%以上　　　　　　D. 8%以下

8. 仓库门口设置的挡鼠板高度一般是（　　　）

　　A. 30~40cm　　　　　B. 20~30cm　　　　　　C. 15~20cm　　　　　　D. 10~20cm

9. 采用曝晒法防治害虫时,曝晒的时间一般是（　　　）

　　A. 1~2 小时　　　　　B. 2~3 小时　　　　　　C. 4~5 小时　　　　　　D. 5~6 小时

10. 使用氯化苦熏蒸药品仓库,投药量一般 1m³ 的药物堆垛用氯化苦（　　　）

　　A. 50g　　　　　　　B. 40g　　　　　　　　　C. 30g　　　　　　　　　D. 10g

（二）多项选择题

1. 采用化学药剂熏蒸法杀灭仓库害虫所需要的施药环境为（　　　）

　　A. 货棚　　　　　　　　　B. 整库密封　　　　　　　　C. 帐幕密封

  D. 箱、缸密封　　　　　　E. 露天货场

2. 仓库害虫的生活习性包括（　　　）

  A. 适应性强　　　　　B. 具一定耐药性　　　　　C. 食性单一

  D. 具隐蔽性　　　　　E. 繁殖力强

3. 目前较为环保的药品害虫防治方法有（　　　）

  A. 氯化苦熏蒸法　　　B. 气调养护法　　　　　C. 自然降氧法

  D. 远红外干燥法　　　E. 低氧低药量法

4. 常用的防治鼠害的方法有（　　　）

  A. 环境防治法　　　　B. 物理防治法　　　　　C. 化学防治法

  D. 生物防治法　　　　E. 控制仓库湿度

5. 使用化学熏蒸剂防治害虫时应注意（　　　）

  A. 药物残渣需进行无害化处理　　　　B. 使用磷化铝应避免潮湿

  C. 施药人员应进行培训　　　　　　　D. 仓库周围 5~10m 处设警戒标志

  E. 提高氧的浓度

二、简答题

1. 仓库害虫的生活习性有哪些？

2. 仓库害虫的常用防治方法有哪些？

三、实例分析

气调养护中要将密闭环境下氧的浓度控制在2%以下才能有效地杀灭害虫，试分析原因。

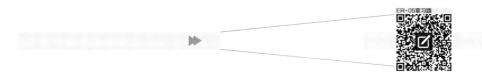

（顾明华）

第六章

药品的霉变与防治

ER-06章PPT

导学情景 ∨

情景描述

　　2016 年 7 月 20 日，南京患者李某喉咙感觉有异物，不断咳嗽，到某医院看病，医生诊断为梅核气，确定用半夏厚朴汤治疗。李某晚上服药后 4 小时出现浑身无力，夜里高热至39℃。经南京药品监督管理部门对剩余的中药检验确定，该半夏厚朴汤所用中药饮片已经发霉变质，李某服用后导致上述病症。

学前导语

　　炎热的夏季，药品在贮藏过程中如果保管不妥，极易引发霉变。患者一旦服用了霉变的药品，极可能引起肝、肾、神经系统及造血组织等方面的损害，严重者可致癌、致畸、致突变，造成新的药源性疾病，极大危害患者的生命安全；同时药品的霉变还会造成经济上的巨大损失。因此，合理、有效地采取防治对策，对于药品使用安全有着重要意义。本章将带领同学们学习药品的霉变与防治相关知识。

第一节　霉菌的种类和生长繁殖条件

　　许多药品在生产、贮藏、运输、流通过程中，由于管理不当，在外界条件和自身因素的综合作用下，会出现发霉变异现象，直接影响药品的质量和使用安全。常见的霉菌有黑霉菌、白霉菌、绿霉菌、蓝霉菌、毛霉、青霉、根霉、黄曲霉、镰刀霉、念珠霉等。霉菌是丝状真菌的俗称，意即"发霉的真菌"，霉菌菌落的特征是形态较大，质地疏松，外观干燥，不透明，呈现或松或紧的形状；菌落和培养基间连接紧密，不易挑取，菌落正面与反面的颜色、构造，以及边缘与中心的颜色、构造常不一致。霉菌的孢子具有小、轻、干、多，以及形态色泽各异、休眠期长和抗逆性强等特点，每个个体所产生的孢子数经常是成千上万，有时竟达几百亿、几千亿甚至更多。这些特点有助于霉菌在自然界中随处散播和繁殖。在潮湿、温暖的地方，很多物品上长出一些肉眼可见的绒毛状、絮状或蛛网状菌落，那就是霉菌。尤其在我国南方的梅雨季节，很多药品都易霉变，霉变后的药品只能弃掉，造成巨大的浪费和经济损失。

ER-6-1

霉菌菌落的特征

霉菌与真菌

霉菌是形成分枝菌丝的真菌的统称，意即"发霉的真菌"。不是分类学的名词，在分类上属于真菌门的各个亚门。它们往往能形成分枝繁茂的菌丝体，但又不像我们食用的蘑菇那样产生大型的子实体。在潮湿、温暖的地方，很多物品上长出一些肉眼可见的绒毛状、絮状或蛛网状的菌落，那就是霉菌。

一、霉菌的种类

（一）霉菌的形态

霉菌的菌丝是构成霉菌营养体的基本单位。菌丝由孢子萌发而来，是一种管状的细丝，直径一般为 $3\sim10\mu m$，比细菌和放线菌的细胞粗几倍到几十倍。菌丝可伸长并产生分枝，许多分枝的菌丝相互交织在一起，形成菌丝体。根据菌丝中是否存在隔膜，可把霉菌菌丝分成 2 种类型：一种是无隔膜菌丝，单细胞，无隔膜，其中含有多个

ER-6-2

霉菌的菌丝及孢子

细胞核，这是低等真菌所具有的菌丝类型；另一种是有隔膜菌丝，多细胞，被隔膜隔开的一段菌丝就是一个细胞，每个细胞内有 1 个或多个细胞核，在隔膜上有 1 至多个小孔，使细胞之间的细胞质和营养物质可以相互沟通，这是高等真菌所具有的菌丝类型。

（二）霉菌的种类

霉菌有数万种，属于真菌门，可分为藻状菌纲、子囊菌纲、担子菌纲和半知菌纲等。影响药品质量安全的霉菌主要是藻状菌纲和子囊菌纲。

1. 藻状菌纲 藻状菌纲中一些菌的形态和结构与藻类相似，部分高等种类菌丝体有根状菌丝；大多数藻状菌由发达的菌丝体构成营养体，它们为分枝、无隔、多核的菌丝体；根状菌丝常常深入寄主体内吸收营养，体表菌丝长且分枝，在寄主体表生长。

例：根霉是常见的一种霉菌，在自然界分布很广，菌丝无隔膜、有分枝和假根（外形如植物的根），营养菌丝体上产生匍匐枝，匍匐枝的节间形成特有的假根，从假根处向上丛生直立、不分枝的孢囊梗，顶端膨大形成圆形的孢子囊，囊内产生孢囊孢子。孢子囊内囊轴明显，球形或近球形，囊轴基部与梗相连处有囊托。它的菌落呈絮状，初生时为白色，后为灰黑色，密生黑色小点。根霉的最适生长温度约为 28℃。根霉在生命活动过程中产生糖化酶，能将淀粉分解转化为单糖，也具有分解蛋白质的能力。因此，其对药品的危害性极大。

2. 子囊菌纲 子囊菌纲是包含霉菌最多的一个纲，已知约有 15 000 种，包括曲霉菌、酵母菌、青霉菌等。营养体大多是发达的有隔菌丝体，少数（如酵母菌）为单细胞，单核或多核。无性繁殖靠分裂、断裂（单细胞）或产生分生孢子。有性生殖，产生精子囊和产囊体，先质配进入双核阶段，经过钩状体阶段进入核配，并随之进入减数分裂。有性生殖的结果是产生子囊和子囊孢子。单细胞种类子囊裸露，多细胞种类常由子囊和侧丝构成子实层，并由营养菌丝集结于子实层之外，形成子囊果。子囊菌中，如曲霉菌、青霉菌、酵母菌对人类生活和防治疾病是有益的，但是有的时候也能起到相反作

用,引起药品变质。曲霉是危害中药材的主要霉菌之一,它分布广泛,生长繁殖能力强,能够利用多种不同的基质作为养料,其体表颜色有黄色、橙色、绿色等,菌丝有隔,为多细胞。无性生殖发达,由菌丝体上产生大量分生孢子梗,其顶端膨大成球状为孢囊,在孢囊的整个表面生出很多放射状排列的单层或双层小梗,顶端长出一串串球形的分生孢子。

(1)黄曲霉:分布广,菌丝生长繁殖迅速,初生时菌丝为浅黄色,后为黄绿色,最后为棕褐色。黄曲霉能分泌淀粉酶、纤维素酶等多种酶,产生的有机酸和热量使药品变异,更重要的是黄曲霉毒素的危害性在于对人及动物肝脏组织有破坏作用,严重时可导致肝癌甚至死亡。

(2)灰绿曲霉:灰绿曲霉最富破坏性,菌落灰绿色、鲜黄色或橙黄色,菌丝密集,绒毛状。灰绿曲霉嗜干性强。

(3)青霉菌:菌丝为多细胞分枝。无性繁殖时,菌丝发生直立的多细胞分生孢子梗。梗的顶端不膨大,每枝顶端有2~3个瓶状细胞,其上各生一串灰绿色分生孢子。分生孢子脱落后,在适宜的条件下萌发产生新个体。青霉菌与曲霉菌共生,多在中温条件下生长,水分要求高,孢子萌发相对湿度为80%~90%。

(4)酵母菌:酵母菌是单细胞真核微生物。酵母菌细胞的形态通常有球形、卵圆形、腊肠形、椭圆形等。比细菌的单细胞个体要大得多。酵母菌无鞭毛,不能游动。酵母菌本身的含水量高,一般为75%~85%,水分在酵母细胞中的作用大,参与原生质的胶体组成以及代谢过程中的生物化学反应。因此,含糖汁多的药品如蜜丸剂、糖浆剂、内服膏剂等,在防腐不善的情况下,发酵常常影响药品质量。

霉菌与毒素

二、霉菌生长繁殖的条件

霉菌有着极强的繁殖能力,而且繁殖方式也是多种多样的。虽然霉菌菌丝体上任意片段在适宜条件下都能发展成新个体,但是霉菌生长一样深受着环境的影响,外界条件的改变既可以影响霉菌的生长速率,也可以抑制其生命活动。影响霉菌生长繁殖的条件有营养物质条件和外界自然条件。

(一)营养物质条件

霉菌在生长繁殖过程中从外界环境获取营养物质,通过新陈代谢作用,以获得能量,合成新的细胞物质,故营养物质是霉菌生命活动的物质基础。

霉菌生长繁殖所需的营养物质有碳源、氮源、水和维生素等物质。适当的碳源是葡萄糖、果糖等单糖以及蔗糖和麦芽糖等双糖。除此之外,霉菌也可以借助淀粉、糊精、维生素、有机酸盐类、多元醇、生物碱、氨基酸和蛋白质等物质作为氮源。水是霉菌机体的重要组成成分,物质必须溶于水才能参加霉菌的代谢反应。此外,水能调节细胞的温度。维生素等物质通称为生长因素,这些物质一般是细胞代谢中重要酶的组成部分。正是由于部分药品中包含有丰富的蛋白质、糖类、水分等霉菌生长不可缺少的物质,所以在一定外界条件下药品易发生变质现象。

(二)外界条件

霉菌等微生物侵入药品并生长繁殖,除霉菌所需要的营养物质外,还与外界条件有密不可分的关系,两者缺一不可。影响霉菌生长的外界条件主要有温度、湿度、光线、空气等。

1. 温度　温度能够影响霉菌的生长、孢子的萌发和繁殖等活动,霉菌都生活在适宜的温度范围内,离开该温度生长繁殖减缓;一般霉菌生长最旺盛的温度范围称为该霉菌的生长最适温度。依照霉菌生长的最适温度和霉菌生长温度的高低分为 3 种类型:低温型、中温型、高温型。根据霉菌能够生长的温度又可分为 3 个温度基点:生长最低温度、最适温度、最高致死温度。

影响药品安全的霉菌以中温型居多,高温和低温对霉菌的影响不同。低温抑制酶的活性,减弱体内新陈代谢,使其处于休眠状态;高温使霉菌细胞蛋白质凝固,短时间死亡(表 6-1)。

表 6-1　各类霉菌对温度适应情况

霉菌类型 适应温度	最低生长 温度(℃)	最适生长 温度(℃)	最高生长 温度(℃)	致死温度(℃)
低温型	0	5~10	20~30	40~50
中温型	5	25~37	45~50	60~70
高温型	30	50~60	70~80	90~120

2. 湿度　湿度是霉菌生长必不可少的条件,新陈代谢过程中进行的全部化学反应都是在有水的情况下进行的。霉菌与周围环境时刻进行水分的交换,当环境干燥时,霉菌细胞水分通过膜蒸发或渗透作用渗出细胞,使其功能下降或受到阻碍,甚至产生原生质分离而死亡。霉菌生长繁殖不仅要求侵染的药品有适宜的含水量,而且空气中的相对湿度对霉菌的生长繁殖也有影响。

3. 光线　异养型微生物(霉菌、细菌)经日光曝晒数小时,大部分微生物的营养体可被光线抑制和杀死。日光曝晒杀菌的原理,一是可以使含水量降低,破坏霉菌体内生存环境;二是日光中的紫外线可以使霉菌微生物细胞质的蛋白质变性,破坏其活动能力。

4. 空气　空气中氮气占 78%,氧气占 21%,其他气体占 1%。微生物根据对氧气要求的不同,可以分为好氧型微生物、厌氧型微生物和兼性厌氧型微生物 3 种类型。霉菌和部分酵母菌多属于好氧型微生物,在生长过程中除湿度外,空气中的氧气是必不可少的条件,没有氧气就不能进行繁殖,不能形成孢子。实验证明,人工将 CO_2 的浓度加大到 20% 可杀死霉菌的 50%~70%;CO_2 的浓度达到 80%~90% 时,就可将霉菌全部杀死。

▶▶ 课堂活动

影响药品贮藏安全的外界条件包括温度、湿度、光线、空气,各个因素都很重要。我们能不能从中找出 1~2 个因素,通过对其进行控制便能既简便又经济地保证药品贮藏的安全?

点滴积累 ▽

1. 霉菌是真菌的一种, 广泛分布于自然界, 黄曲霉产生的毒素具有强烈的致癌作用, 是药品限量检查的重要指标。

2. 霉菌生长与寄主的营养条件有关, 与温度、湿度等环境因素关系密切, 做好药品霉变的防治重在对环境条件的控制。

第二节　霉菌对药品的危害

霉菌广泛分布于自然界,土壤、空气及水中都有它们的菌体及孢子存在。因而在药品生产、贮藏等各环节均可污染药品,引起药品变质,危害人体健康。有些霉菌毒素也是重要的致癌物质。

霉菌数是判定药品受到污染程度的标志之一,也是对药品原料、生产工艺、生产环境以及操作人员卫生状况进行卫生学评价的综合依据之一。

一、霉菌对中药材、中药饮片的危害

中药材、中药饮片发霉后,有效成分含量下降。中药材、中药饮片霉变,是霉菌通过分解和吸收药材成分而实现自身营养代谢及繁殖的过程。霉菌可分泌酶类酵素溶蚀药材内部组织,将蛋白质、多糖、脂肪等有机成分分解成氨基酸、葡萄糖、有机酸等,然后,霉菌将这些降解产物作为营养物质而吸收,从而降低了中药材中药效成分的含量,并生成许多与治疗无关或有毒的成分。

中药材、中药饮片贮藏中,虫蛀和霉变往往相互作用,虫蛀导致中药材、中药饮片受到排泄物的污染,局部温湿度升高,给霉菌的滋生提供了极佳的生长环境,从而迅速生长蔓延。俗话说"蛀药不蛀性,霉药不治病",而且在有些时候霉药非但不治病,反而会危害人的生命,如黄曲霉菌成长缓慢,潜伏期长,厌氧,能够寄生于人体内,释放毒素,激活人体癌细胞组织,尤其对免疫系统有抑制作用,导致癌变。

ER-6-4

易发霉的中药与防治方法

二、霉菌对中成药的危害

中成药一旦被微生物污染后,在一定条件下微生物就会生长繁殖,导致药剂变质、腐败,使疗效降低或丧失,甚至可能产生一些对人体有害的物质,应用后不仅不能达到预期的治疗疾病的目的,而且往往会引起机体感染、发热,甚至产生中毒等不良反应。

中成药的发霉除与本身性质和含水量有关外,温度、湿度也是引起霉变的重要因素,故在梅雨季节,不少中成药因为加工制作和包装不严,贮藏条件不适宜而造成霉变。

三、霉菌对其他药品的危害

对于直接注入机体,用于创口表面、眼部和外科手术的灭菌产品,如注射剂、眼用制剂、止血剂、人血制剂及血浆代用品等不应该含有微生物,至少不得含有活的微生物,而对于一些口服的非灭菌产品,如合剂、糖浆剂、丸剂、颗粒剂、片剂等,虽然允许在一定范围内含有微生物,但不得有致病性微生物存在。如果微生物指标超标则不能作为药品使用。

点滴积累　∨

霉菌是影响药品质量的重要因素,尤其对中药的危害更大。药品强制推行《药品生产质量管

理规范》和《药品经营质量管理规范》的目的之一，就是要在生产和流通各个环节控制霉菌等污染因素，保证药品质量。

第三节　药品霉变的防治方法

防止药品霉变是一项系统的工作，需要各个环节密切配合加强管理，杜绝污染，从而确保药品质量的安全。原料药的加工贮藏、生产过程、中成药储运流通等过程都需要规范化。造成药品被微生物污染的原因极其复杂，根据实际情况，本着"防治结合，预防为主"的方针，采取相应的预防措施。

一、药物原料

中药材尤其是植物性药材和动物性药材，大都带有大量泥土和微生物。含有大量蛋白质、糖类、油脂及盐类等营养成分的药材在保存过程中，微生物还可能继续生长繁殖。在药剂生产的过程中，首先应对药物原料作必要的前期处理，尽量减少或杀灭微生物，确保药剂的质量。同时药物原料在保存时应加强管理以保证原料药的质量。

（一）控制中药材的含水量

中药材含水量高低对霉菌生长有着直接影响，水是一切生物体中不可缺少的组成部分，占细胞的70%~85%，它参与微生物原生质的胶体组成和物质新陈代谢，没有水就没有微生物的生命活动。据报道，在高湿低温贮藏的条件下，有霉菌生长；而在低湿高温条件下，霉菌生长受抑制。实践证明，中药材的含水量超过15%有利于霉菌生长。控制中药材含水量通常采用的方法为密封法、吸潮法、通风除湿法。

1. **密封法**　密封是把一定范围的空间与外界隔绝起来，对空气进行温湿度控制与调节，从而达到防止中药霉变的传统方法。是利用导热性能差，隔潮性能好的或不透性的材料，把中药尽可能封闭起来，防止储存环境的温湿度发生急剧变化，减弱外界的不良影响，达到安全储存的目的。

2. **吸潮法**　当中药材贮存的密封环境中，由于潮湿空气侵入或商品、墙壁、地面等水分蒸发，相对湿度超过中药安全储存的范围，而库外气候又不具备通风或晾晒的条件，为保证中药的安全，必须设法降湿。常用的吸潮剂有石灰、木炭、无水氯化钙等。

3. **通风除湿法**　利用空气自然流动的规律，或人为地机械振动产生风，使库内外的空气交换，达到调节库内温湿度而保持中药干燥的目的。

（二）控制库内的相对湿度

霉菌生长发育所需的相对湿度在75%以上，若将库房的相对湿度控制在70%左右，就可以防止药材发霉。如不这样，即使药材是干燥的，也会由于相对湿度大而逐渐吸潮，引起发霉。常用的方法有吸潮剂吸湿、机械通风除湿等。

（三）控制库内的温度

霉菌生长最佳温度在20~35℃，控制贮藏温度在20℃以下甚至能达到5~15℃更佳，这样可以有效地防止药材霉变。常用的方法有通风法、避光降温、排冷降温、保温、吸暖等。

二、生产环节的要求

（一）辅助材料

制药用水应符合有关规定,选用的饮用水、去离子水、蒸馏水、注射用水都有相应的质量要求,在生产过程中,洗涤和浸出用水至少应选用饮用水,配制药剂用水应选用蒸馏水或注射用水。常用的赋形剂和添加剂,如淀粉、蔗糖、糊精、蜂蜜等,一般都带有微生物,配料使用前应严格选择和进行适当处理,以减少或防止将微生物带入药剂中。

（二）制药设备

直接与药物接触的各种制药设备和用具,如粉碎机、药筛、搅拌机、颗粒剂压片机、制丸机及各种容器等,其表面易被微生物污染,因此,使用后尽快地清洗干净,保持清洁和干燥,必要时在临用前进行消毒灭菌。

（三）环境条件

空气中的微生物来自土壤、人畜体表及其排泄物。在不洁的环境中,空气中微生物的数量将更多。因此,要注意药品生产车间的环境卫生,在生产区周围不得有污染源,车间应按规定达到一定的洁净程度,无菌室则应严格控制无菌。

（四）操作人员

操作人员的人体外表皮肤、毛发,以及穿戴的鞋、帽和衣服上都带有微生物,尤其是手上更多。操作过程中又不可避免地要与药物接触,从而导致药剂被微生物污染。因此,必须按照各生产区域的要求,对工作人员的个人卫生做出具体规定。为防止药剂污染,操作人员应当严格执行卫生管理制度,穿戴专用的工作服、鞋帽等。

（五）包装材料

药剂成品一般都要按特定规格和形式进行包装。包装用的玻璃瓶、塑料瓶、塑料袋、铝箔、复合膜、包药纸及药棉等,若不经过消毒或灭菌处理,也常带有某些微生物。在一般情况下,包装材料与所包装的药品直接接触,包装材料上的微生物若污染药品,则直接影响产品质量。因此,各类包装材料在使用前,应根据其不同的性质和要求,采用适宜的方法进行消毒灭菌,以杜绝微生物的污染。

知识链接

臭 氧 杀 菌

臭氧杀菌的原理是以氧化作用破坏微生物膜的结构,实现杀菌作用。首先作用于细胞膜,使膜构成成分受损而导致新陈代谢障碍,继续渗透穿透膜而破坏膜内脂蛋白和脂多糖,改变细胞的通透性,导致细胞溶解、死亡。而臭氧杀灭病毒则被认为是氧化作用直接破坏其核糖核酸 RNA 或脱氧核糖核酸 DNA 物质而完成的。当前臭氧被誉为世界上最洁净的消毒剂,其安全可靠性已得到充分的肯定。

臭氧灭菌的优点:广谱高效;灭菌迅速(实验表明臭氧的灭菌速度是氯的 300～600 倍,紫外线的 3000 倍);绿色环保。

三、药品储运流通环节的要求

药品的储运流通要严格遵守 GSP 的相关要求,落实到位。药品批发和零售连锁企业应根据所经营药品的储存要求,设置不同温、湿度条件的仓库。其中冷库温度为 2~10℃;阴凉库温度不高于20℃;常温库温度为 0~30℃;各库房相对湿度应保持在 35%~75%。建立完善的进出库检查验收制度及库房巡视制度,及时发现药品在贮藏中发生的异常现象。具有必要的药品检验、验收、养护的设备,检验和调节温、湿度的设备;药品防尘、防潮、防污染和防虫、防鼠、防霉变等设备。保持药品与地面之间有一定距离。

点滴积累 ╲

1. 药品霉变的防治原则"防治结合,重在预防"。
2. 药品霉变防治是系统性工作,贯穿于药品原辅料的保存、生产环节、储运流通环节等。

目标检测

一、选择题

(一)单项选择题

1. 空气中的哪种组合不能促使药品变质(　　)

　　A. 氮气与氧气 　　　　　　　　　　　B. 惰性气体与氮气

　　C. 二氧化碳与水蒸气 　　　　　　　　D. 水蒸与氧气

2. 中药仓库中中药材含水量超过(　　)时,最适宜霉菌生长繁殖。

　　A. 10% 　　　　　　B. 15% 　　　　　　C. 20% 　　　　　　D. 25%

3. 霉菌生长发育最适宜的温度范围是(　　)

　　A. 20~35℃ 　　　　B. 15~35℃ 　　　　C. 27~36℃ 　　　　D. 15~25℃

4. 药品霉变养护的原则为(　　)

　　A. 以养为主 　　　B. 以防为主 　　　C. 以检查为主 　　　D. 以保管为主

5. 霉菌属于(　　)

　　A. 细菌 　　　　　B. 酵母菌 　　　　　C. 真菌 　　　　　　D. 黏菌

6. 可将霉菌全部杀死的 CO_2 浓度是(　　)

　　A. 40% 　　　　　　B. 50% 　　　　　　C. 60% 　　　　　　D. 80%

7. 中温性霉菌的最适生长温度范围是(　　)

　　A. 5~10℃ 　　　　B. 2~10℃ 　　　　C. 8~15℃ 　　　　D. 25~37℃

8. 低温性霉菌的最适生长温度范围是(　　)

　　A. 5~10℃ 　　　　B. 2~10℃ 　　　　C. 8~15℃ 　　　　D. 0~30℃

9. 易霉变的剂型是(　　)

A. 合剂　　　　　B. 蜜丸剂　　　　　C. 针剂　　　　　D. 酊剂

10. 霉菌生长发育所需的相对湿度在(　　)以上

A. 70%　　　　　B. 75%　　　　　C. 80%　　　　　D. 85%

（二）多项选择题

1. 可能引起片剂霉变的因素包括(　　)

A. 包装密闭不严或储存不当　B. 环境温暖、潮湿　　　　C. 辅料

D. 药品自身因素　　　　E. 片剂干裂

2. 影响药品霉变的外界因素包括(　　)

A. 温度　　　　　　　　B. 湿度　　　　　　　　C. 空气

D. 光线　　　　　　　　E. 药品不干净

3. 中药储藏的两大难题是(　　)

A. 变色　　　　　　　　B. 霉变　　　　　　　　C. 虫蛀

D. 风化　　　　　　　　E. 不易储存

4. 霉菌经日光曝晒数小时,大部分可被光线抑制和杀死,日光曝晒杀菌的原理是(　　)

A. 可以使含水量降低,破坏霉菌体内生存环境

B. 可以使温度升高直接杀死霉菌

C. 日光中的紫外线可以使霉菌微生物细胞质的蛋白质变性,破坏其活动能力

D. 日光中的红外线可以使霉菌微生物细胞质的蛋白质变性,破坏其活动能力

E. 日光中的紫外线可以使霉菌微生物 DNA 变性,破坏其活动能力

5. 生产环节可能对药品产生污染的有(　　)

A. 辅助材料　　　　　B. 制药设备　　　　　C. 环境条件

D. 操作人员　　　　　E. 包装材料

二、简答题

1. 控制中药材含水量的方法有哪些?

2. 预防药品霉变的关键因素有哪些?

3. 简述霉菌对药品的危害。

ER-06章习题

（连　艳）

第七章

ER-07章PPT

常用药品的储存与养护

导学情景

情景描述

66岁的李阿姨患高血压，一直服用降压药，但最近依然出现头晕的症状。去医院就诊时，老人拿出平常吃的降压药，接诊医生发现药物并没有问题，也在有效期内，只是药片没有光泽，表面有些松散。随后询问老人药品平时放在哪儿。得知老人家住一楼，比较潮，药品就放在靠窗的茶几上。

学前导语

这是一起典型的因药品储存不当导致药品在效期内变质失效的案例。高温高湿天气因药品储存不当，导致的问题可不止这些，每到夏天，医院都会接诊一些因服用失效药物导致的中老年高血压患者。其罪魁祸首就是湿热的环境中，一些药品在保质期内提前失效。本章将带领同学们学习不同剂型药品储存与养护的基本要求，确保药品的使用安全。

做好药品的储存与养护质量工作，首先必须充分了解各种药品的分类、理化性质，以及剂型和包装与稳定性的关系。同时还要熟悉外界因素对药品产生的各种影响，从而提供良好的储存条件和养护方法，有效保证药品质量。

第一节 药品的分类

一、药品分类

根据不同的分类原则，药品有多种不同的分类方法。

（一）现代药与传统药

1. 现代药 是用现代医学、药学理论方法和化学技术、生物学技术等现代科学技术手段发现或获得的，并在现代医学、药学理论指导下用于预防、治疗、诊断疾病的物质。现代药是19世纪以后发展起来的，包括化学药品、抗生素、生化药品、放射性药品、血清、疫苗、血液制品和诊断药品等，如阿司匹林、青霉素、氧氟沙星、干扰素等。

2. 传统药 是人类在与疾病作斗争的漫长历史过程中发现、使用的，并在传统医学、药学理论指导下用于预防、治疗疾病的物质，如我国的中药、蒙药、藏药、维药等。

（二）按国家基本药物和城镇职工基本医疗保险药品目录对药品进行分类

1. 国家基本药物　是适应基本医疗卫生需求、剂型适宜、价格合理、能够保障供应、公众可公平获得的药品。它们是医疗、预防、康复、计划生育不可缺少的首选药物，能确保在我国目前经济水平上的基本用药需求。

《国家基本药物目录》是医疗机构配备使用药品的依据，包括两部分：基层医疗卫生机构配备使用部分和其他医疗机构配备使用部分。

国家基本药物制度是对基本药物目录制定、生产供应、采购配送、合理使用、价格管理、支付报销、质量监管、监测评价等多个环节实施有效管理的制度。基本药物全部纳入基本医疗保障药品报销目录，报销比例明显高于非基本药物。基本药物将全部纳入政府定价范围，政府举办的基层医疗卫生机构配备使用的基本药物实行零差率销售，由省级人民政府指定机构实行网上集中采购、统一配送。要确保招标过程的公开、公平、公正，确保基本药物保质保量，及时配送到每个医疗卫生机构。

《国家基本药物目录》（2012 年版）经 2012 年 9 月 21 日原卫生部部务会议讨论通过，2013 年 5 月 1 日起施行。目录中的药品包括化学药品和生物制品、中成药和中药饮片 3 部分。化学药品和生物制品主要依据临床药理学分类，共 317 个品种；中成药主要依据功能分类，共 203 个品种；中药饮片不列具体品种，用文字表述。

化学药品和生物制品、中成药分别按药品品种编号，有"注释"的除外。不同剂型同一主要化学成分或处方组成的编一个号，重复出现时标注"＊"号。

目录收录口服剂型、注射剂型、外用剂型和其他剂型。

口服剂型包括片剂（即普通片）、分散片、肠溶片、缓释（含控释）片、口腔崩解片、胶囊（即硬胶囊）、软胶囊、肠溶胶囊、缓释（含控释）胶囊、颗粒剂、混悬液、干混悬剂、口服溶液剂、合剂（含口服液）、糖浆剂、散剂、滴丸剂、丸剂、酊剂、煎膏剂、酒剂。

注射剂型包括注射液、注射用无菌粉末（含冻干粉针剂）。

外用剂型包括软膏剂、乳膏剂、外用溶液剂、胶浆剂、贴膏剂、膏药、酊剂、洗剂、散剂、冻干粉。

其他剂型包括气雾剂、雾化溶液剂、吸入溶液剂、灌肠剂、滴眼剂、眼膏剂、滴鼻剂、滴耳剂、栓剂、阴道片、阴道泡腾片、阴道软胶囊。

2. 城镇职工基本医疗保险药品　为了保障职工基本医疗用药，合理控制药品费用，规范基本医疗保险用药范围管理，由国务院医疗保险行政管理部门在国家药品标准收载药品、进口药品中依据"临床必需、安全有效、价格合理、使用方便、市场能保证供应"的原则，遴选了城镇职工基本医疗保险用药并列入《国家基本医疗保险和工伤保险药品目录》（以下简称《医保目录》）中。又分为"甲类目录"和"乙类目录"。

知识链接

《医保目录》分甲类目录和乙类目录的原因

《医保目录》中，甲类目录药品是临床治疗必需，使用广泛，疗效好，同类药物中价格低的药物。乙类目录药品是可供临床治疗选择，疗效好，同类药物中比"甲类目录"药品价格略高的药物。

将《医保目录》分为甲、乙两类，主要是考虑到我国各地区间经济水平和医疗消费水平存在较大差异。一方面，通过甲类目录，保障大多数职工基本的医疗需求，又能使职工根据用药适应证的个体差异和经济能力选择使用乙类目录的药品，保证职工获得有效的药品。另一方面，通过甲类目录控制全国用药的基本水平，可以宏观控制药品费用支出，同时通过乙类目录给各地根据用药习惯和经济水平留出进行调整的余地。

另外，乙类目录药品产生的费用由参保人员自付一定比例，再按基本医疗保险的规定支付。

（三）根据库区对药品进行分类

按照企业所设药品库房对药品进行分类，便于在库药品编号上架和计算机查询，同时使药品易于储存养护和出库复核。一般药品企业将药品分为：常温库药品、冷库药品、易串味库药品、阴凉库药品、中药材库、中药饮片库、不合格药品库、非药品库等，再对各库药品按制剂进行细分。例如：把常温库药品按片剂、胶囊剂、针剂、其他剂型包括外用制剂和内服制剂等分类，如图 7-1 所示。

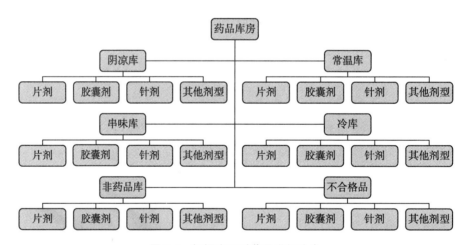

图 7-1　根据库区对药品进行分类

（四）根据药品的治疗作用对药品进行分类

为了准确地把握药品的治疗作用，做到合理用药，按照药品的治疗作用将现代药品进行分类，能更好地反映药品的疗效特性。因此很多学者赞同此分类法，但对药品的正确储存和科学养护带来一定的难度。此类分类方法见图 7-2。

1. **抗微生物药品**　如头孢噻肟钠、四环素、阿米卡星、克拉霉素、甲砜霉素等。

2. **抗寄生虫药品**　如阿苯达唑、甲硝唑等。

3. **心血管系统药品**　如硝酸甘油片、非洛地平片、多巴胺、米诺地尔、卡托普利等。

4. 消化系统药品　如雷尼替丁、阿托品等。

5. 呼吸系统药品　如抗生素类、茶碱类、氨溴索、盐酸二氧异丙嗪片等。

6. 神经系统用药品　如苯海索、溴隐亭等。

7. 肿瘤用药品　如环磷酰胺、阿糖胞苷等。

8. 血液系统药品　如氨基己酸、肝素钠等。

9. 免疫系统药品　如环孢素、胸腺五肽等。

10. 内分泌系统药品　如地塞米松、降钙素等。

11. 泌尿生殖系统药品　如氨苯蝶啶、阿米洛利等。

12. 抗变态反应药品　如苯海拉明、酮替芬等。

13. 麻醉镇痛药品　如盐酸普鲁卡因、盐酸利多卡因等。

14. 电解质及营养药品　如甘露醇、0.9%氯化钠注射液、维生素E、叶酸片等。

15. 眼科用药品　利福平滴眼液、利巴韦林滴眼液、吡诺克辛滴眼液、复方托吡卡胺滴眼液、右旋糖酐羟丙甲纤维素滴眼液等。

16. 耳鼻咽喉口腔用药品　硼酸滴耳液、利巴韦林滴鼻液、口腔溃疡膜、牙周塞制剂等。

17. 其他药品　如解毒药品、诊断药品、皮肤科药品、计划生育药品等。

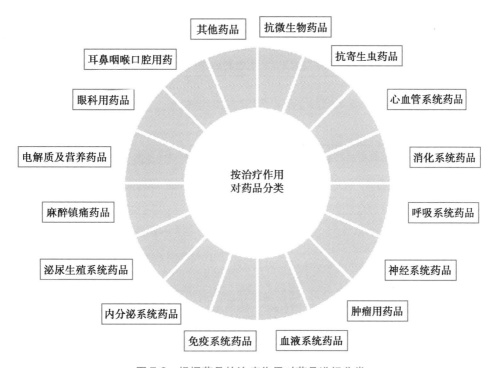

图 7-2　根据药品的治疗作用对药品进行分类

（五）其他分类方法

药剂学中将现代药品除常按制剂剂型进行分类外,还有以下分类方法:根据药品剂型分类、根据药品来源分类、按照药品化学组成分类、根据药品管理等进行分类(表 7-1~表 7-4)。

1. 根据药品剂型分类

表 7-1 药品剂型分类

针剂类	注射用粉针、注射液	如 5% 葡萄糖注射液
片剂类	素片、肠溶衣片、蜜丸等	如胃仙 U 片
水剂类	酊水类、油膏类	如十滴水
粉剂类	原料药品、粉散剂	如青霉素钠粉针剂

2. 根据药品来源分类

表 7-2 药品来源分类

天然类	药材净制药品、加工提炼制剂、提取的有效成分	如黄连素、甘草流浸膏
化学类	化学原料合成无机和有机药品	如磺胺类
混合类	用天然资源和化学合成高度结合的药品	如青霉素、乙肝疫苗

3. 按照药品化学组成分类

表 7-3 药品化学组成分类

无机药品类	金属盐、氯化物、硫酸盐等	如硫酸镁
有机药品类	烃类、醇类、醛类、酸类等	如枸橼酸钠
生药类	生物碱、有机酸、挥发油等	如查耳酮
其他生物药品类	抗生素、生化药品、生物制品、激素、维生素	如蛋白酶

4. 按照药品管理分类

表 7-4 药品管理分类

处方药	凭执业医师处方销售的药品,零售药店贴有 R_X 标志柜台里的药品	如青霉素钠粉针剂
非处方药	有 OTC 标志的药品。红底白字专有标志用于甲类非处方药,绿底白字专有标志用于乙类非处方药	如感冒灵颗粒(甲类)、西瓜霜润喉片(乙类)

二、药品批准文号

生产新药或者已有国家标准的药品,须经国家药品监督管理部门批准,并在批准文件上规定该药品的专有编号,此编号称为药品批准文号,是药品合法的"身份证"。只有获得此批准文号,药品才可以生产、销售。

(一) 国产药品批准文号

药品批准文号格式为:国药准字+1 位字母+8 位数字(试生产药品批准文号:国药试字+1 位字母+8 位数字)。其中化学药品使用字母"H",中成药使用字母"Z",通过药品监督管理部门整顿的保健药品使用字母"B",生物制品使用字母"S",体外化学诊断试剂使用字母"T",药用辅料使用字母"F",进口分包装药品使用字母"J"。数字第 1、2 位为原批准文号的来源代码,其中"10"代表原卫生部批准的药品;"19""20"代表 2002 年 1 月 1 日以前药品监督管理部门批准的药品;其他药品批准文号的第1、2位数字为各行政区划代码(表7-5)前两位,这些药品是原各省级卫生行政部门批准的转为药品监督管理部门批准的药品。第3、4位为换发批准文号或新的批准文号之年公元年号的后两位数字,原年份为"1998""1999"的换发后为"19",原年份为"2000""2001"的换发后为"20",但来源于2002年1月1日以前原卫生部和原国家食品药品监督管理局的批准文号仍使用原文号年号的后两位数字。数字第5位至8位为顺序号。

表7-5 药品批准文号采用的中华人民共和国行政区划代码

代码	省(自治区、直辖市)	代码	省(自治区、直辖市)
11	北京市	42	湖北省
12	天津市	43	湖南省
13	河北省	44	广东省
14	山西省	45	广西壮族自治区
15	内蒙古自治区	46	海南省
21	辽宁省	50	重庆市
22	吉林省	51	四川省
23	黑龙江省	52	贵州省
31	上海市	53	云南省
32	江苏省	54	西藏自治区
33	浙江省	61	陕西省
34	安徽省	62	甘肃省
35	福建省	63	青海省
36	江西省	64	宁夏回族自治区
37	山东省	65	新疆维吾尔自治区
41	河南省		

例如:由××××集团股份有限公司生产的××××胶囊批准文号为:国药准字Z53020799,此批准文号的字母和数字分别表示为:"Z"表示中成药,"53"表示云南省的行政区划代码,"02"表示此药品批准文号系2002年批准的,"0799"表示该年药品批准文号的顺序号。由××××制药有限公司生产的多维元素片(29)的批准文号为:国药准字H10950026,此药品批准文号的字母和数字分别表示为:"H"表示化学药品,"10"表示原卫生部批准的药品,"95"表示此药品系1995年批准生产的,"0026"表示该年药品批准文号的顺序号。碳酸钙D_3颗粒的批准文号为:国药准字H20170003,此药品批准文号的字母和数字分别表示为:"H"表示化学药品,"2017"表示此药品系2017年由国家药品监督管理部门批准生产,"0003"表示该年药品批准文号的顺序号。

▶▶ 课堂活动

了解药品批准文号统一格式识别方法后,让我们一起来识别几种常用药品批准文号的解释。

(1)广谱喹诺酮类抗菌药左氧氟沙星片,批准文号:国药准字H20000655。

(2)治疗腹泻的某一胶囊的批准文号:国药准字S10950032。

(3)抗血小板聚集药物硫酸氯吡格雷片,批准文号:国药准字J20040006。

掌握了药品批准文号统一格式的识别方法,就能很快判断药品的一些基本情况,有助于鉴别药品真伪,初步判定该药品是否合法,保障用药安全,因为此批准文号在国家药品监督管理局官网上可以查询。人们在购买药品时要看清药品批准文号,无批准文号或批准文号标注有问题的药品,千万不要购买和使用。

（二）进口药品批准文号

1. 未经过分包装的进口药品

（1）批准文号:进口药品注册证+1 个类别字母+4 位数年份+4 位数序号。

（2）进口药品注册证:如注射用盐酸柔红霉素,注册证号:H20130940;头孢呋辛酯片,药品注册证号:H20130343。

2. 经过分包装的进口药品　分包装批准文号:国药准字+1 个类别字母+4 位数年份+4 位数序号。如精蛋白生物合成人胰岛素注射液（预混 30R）,分包装批准文号:国药准字 J20160056。又如复方甘草酸苷片,分包装批准文号:国药准字 J20130077。又如甲钴胺注射液,分包装批准文号:国药准字 J20170016。

每一种进口药品的每一规格必须有批准文号,除经国家药品监督管理部门批准的药品委托生产和异地加工外,同一药品、同一规格、不同生产企业有不同的药品批准文号。

知识链接

《医药产品注册证》《新药证书》《药品注册证》的格式

1. 《医药产品注册证》　注册证号:（字母）C+4 位年号+4 位顺序号,其中 H 代表化学药品,Z 代表中药,S 代表生物制品。　对于境内分包装用大包装规格的注册证,其证号在原注册证号前加字母 B。

2. 《新药证书》　国药证字（年号）+（字母）-编号,其中字母 H 代表化学药品,Z 代表中药,S 代表生物制品。

3. 《药品注册证》　国药准字 H（Z、S）+4 位年号+4 位顺序号,其中 H 代表化学药品,Z 代表中药,S 代表生物制品。

点滴积累 ╲╱

1. 通过药品基本知识的认知,从感性到实物认真领悟药品的本质所在,即具有国药准字标志的药品才可以生产、销售。

2. 药品品种规格数量巨大,理解药品的分类依据是药品与临床结合的前提。

3. 不同药品根据不同的方法分类,便于药品储存与养护。

第二节　药品易发生的变异现象和原因

无论何种药品,欲保证药品出厂后质量不变,除应重视药品的生产工艺和技术操作的改进外,绝不能忽视药品的包装材料和储存养护所规定的条件和方法,否则就会造成药品质量的不稳定,使企业蒙受巨大的经济损失。因此,我们必须高度重视和严格控制药品的储存养护条件和要求,使药品在储存和养护过程中基本保持其固有的理化性质,从而保证使用药品的有效性、安全性、均一性和稳定性。

药品在储存和养护过程中始终受到外界环境因素如水分、氧气、二氧化碳、紫外线、温度、湿度、鼠、蛇、蚊、虫等影响,如果储存方法不当极易发生变异(变质、失效、变形等)现象,因此我们必须要采取有力措施,降低药品发生变异的概率。

▶▶ **课堂活动**

观察:1. 胃蛋白酶(实物)很容易吸收空气中的水分而产生吸湿、结块、发霉等变异现象,使其助消化能力大大降低。 应密封置于干燥处储存。

2. 水杨酸毒扁豆碱干燥时不易被氧化,吸湿后酯键会发生水解,进一步被氧化,颜色由白色变为红色,使其毒性增加。

试验:1. 取阿司匹林片粉适量,加水使阿司匹林溶解,立即过滤,在滤液中加入三氯化铁试液,如果溶液立即变为紫红色,证明阿司匹林部分或全部水解为水杨酸。

2. 烧石膏吸水后试验其固化作用。

闻:川芎含有挥发油,如果有酸气,说明酸败了。

影响药品在储存与养护中发生变异的因素有两方面,一是内因,主要是由药品本身的物理性质、化学性质等变化引起的;二是外因,主要的因素有空气、温度、湿度、紫外线、时间、霉菌、虫鼠、容器以及包装方法等。外界环境影响会促使药品变质、疗效降低或丧失药用价值,药品发生的变异现象通常有3种情况:物理变化、化学变化以及生物学变化。

一、内在因素使药品发生的变异现象

(一)药品物理性质发生的变异现象

为了做好药品的储存养护工作,药房及药品库房的工作者必须首先全面了解药品本身的物理性质,包括相对密度、燃点、熔点、挥发性、凝固点、溶解性等。例如:同样是挥发作用,有的是液体如醇、醚等,有的也可能是固体如碘或樟脑(通常称为升华)。前者变成蒸气之后极易燃烧爆炸,非常危险;而后者虽不易燃烧,但升华后不仅本身失效还会污染其他药品。药品的物理性质引起的变异现象一般有熔化、挥发、吸湿、潮解、结块、稀释、风化、升华、凝固、变形、分层、沉淀、蒸发等。如栓剂受热熔化变形、片剂吸潮崩解、粉剂吸潮结块、甘油吸收空气中水分而稀释黏度降低等都属于物理变化。这种变异现象一般不会引起药品本身的化学性质发生改变,但化学性质引起的药品变异现象一般常伴随有物理变化。

(二)药品化学性质发生的变异现象

药品的化学结构是影响其化学性质最重要的决定因素,一般说来,有什么样的化学结构,就会表现出什么样的化学性质。具有醛基、芳伯氨基、酚羟基、巯基、吩噻嗪环、二烯醇、硫酸亚铁、碘化钾、氯化亚汞等有还原性基团(官能团)或低价态无机物的药物就易被氧化,因此影响氧化的因素对此药品都将有一定的影响。有氧化性的基团能被还原剂还原。含有酯键、酰胺键、苷键、醚键等的药品,一般情况下易被水解。药品酸性比碳酸弱的有机酸碱金属盐的水溶液,在空气中就不稳定,易吸收二氧化碳发生置换反应而显浑浊。例如:四环素在 pH 2~6 的条件下易发生差向异构化;头孢噻肟钠在光照下顺式异构向反式异构转化;氨苄西林水溶液室温放置 24 小时可生成无抗菌活性的聚合物;药品的钠盐在储存与养护中一般易发生吸湿现象;含有巯基的药品极易被氧化。由化学结构引起的药品变异现象很多,主要表现为水解、氧化、光化分解、碳酸化、变旋、聚合、异构化、脱羧等。药品与药品、溶剂、附加剂、容器、外界物质、杂质等都能发生化学反应而导致药品的变异,因此在药品的储存养护中必须引起高度重视。克服引起药品变异现象的根源,是保证药品性质稳定的重要手段和途径。

案例分析

案例

2017 年 2 月 16 日,经宁夏回族自治区药品检验所等 6 家药品检验机构检验,成都明日制药有限公司生产的批号为 150502 的氯雷他定片,山西太原药业有限公司(原太原制药厂)和昆明振华制药厂有限公司生产的批号分别为 160204、160103、160705 和 20141104 的复合维生素 B 片,山西云鹏制药有限公司生产的批号为 A160401、C151103 的胱氨酸片等不合格。

分析

不合格项目包括性状、鉴别、含量测定,以及检查项下的有关物质、重量差异、细菌数等。 这些都与药品养护密切相关。

国家药品监督管理局以及相关省(区、市)药品监督管理局已采取查封扣押等控制措施,要求企业暂停销售使用、召回产品,并进行整改。 并指定生产企业所在地省(区、市)药品监督管理局对上述企业依据《中华人民共和国药品管理法》第七十三、七十四、七十五条等规定,对生产销售不合格产品的违法行为进行立案调查,在一个月内作出处罚决定,将处罚结果报告国家药品监督管理局并向社会公开。 所有处罚均应处罚到相关责任人。

二、外界因素使药品发生的变异现象

(一)空气

空气是各种气体的混合物。主要有氮气、氧气、二氧化碳及稀有气体等,氧气、二氧化碳对某些药品的质量影响较大。此外,在空气中还含有水蒸气及灰尘等固体杂质和微生物。在工业城市和工厂附近还混杂有氯、三氧化硫、二氧化硫、盐酸蒸气、氨等有害气体。

1. 氧气 氧的化学性质非常活泼,露置空气中的药品常易受氧的作用而被氧化变质、失效,甚至产生毒性。许多药品都能被空气中的氧缓慢氧化。如亚铁、亚汞盐类、碘化物、亚硝酸盐、硫代硫酸盐等能被氧化成高铁、高汞、碘、硝酸盐、二氧化硫;醇被氧化成醛,醛被氧化成酸;油脂及含油脂软膏因氧化而酸败;各种挥发油氧化后产生臭味、沉淀或颜色变深;有机胂剂因氧化而变质;维生素 C 因氧化分解失效等。药品的氧化,往往可以使药品发生颜色、气味等的改变。此外,还要注意氧的助燃性,可促使易燃药品燃烧,甚至产生爆炸。

2. 二氧化碳　药品吸收空气中的二氧化碳而变质的作用称为碳酸化。二氧化碳使药物产生的变异现象有:改变药物的酸度、促使药物分解变质、导致药物产生沉淀、引起固体药物变质,以及与药物发生化合反应等。如氨茶碱露置空气中吸收二氧化碳后,析出茶碱而不溶于水;磺胺类钠盐、巴比妥类钠盐、苯妥英钠等与二氧化碳作用后,分别生成的游离型磺胺类药品、巴比妥类药品、苯妥英等游离体都难溶于水;某些氢氧化物、氧化物和钙盐等药品都可吸收空气中的二氧化碳而生成碳酸盐或碱式碳酸盐。

知识链接

硫酸亚铁的养护

硫酸亚铁是一种用于治疗缺铁性贫血的药品,人体口服后,经过代谢由粪便排出,颜色是黑色的。本品有还原性,能同时吸收空气中的水分和二氧化碳,形成碱式碳酸铁,失去其应有的疗效作用,这时人体口服后,虽然排出的大便是黑色,但并没有达到治疗的目的。

一种药品应该怎样防止其变异,首先要从其本身的性质综合考虑分析,阻断其发生变异现象的因素。因此本品用棕色玻璃瓶装,主要注意遮光或避光,密封储存防止被氧化,避免致使其颜色发生变化而变质失效。

(二) 光

药品在光的作用下进行的反应称为光化反应,也称光歧化反应。红外线有显著的热效应;紫外线能量较大,它能直接引起或促进(催化)药品的氧化、变色、分解等化学反应。因此储存与养护不当,就会加速药品的变异。光化作用的结果因药品性质不同,产生的变异现象也不同,有的变色、有的产生沉淀,有的在外观上并没有什么特异的变化。药品发生此种变异现象后,往往疗效降低或失效,甚至毒性增加,因此这类药品应该避光或遮光保存。

知识链接

易光解药物

硝酸甘油片、氨茶碱片、地平类降压药等在紫外线作用下会发生光分解,引起变质。如硝苯地平片在紫外线作用下,生成氢化吡啶衍生物和硝基吡啶衍生物即,2,6-二甲基- 4 -(2-硝基苯基)-3,5-吡啶二甲酸二甲酯(杂质)与2,6-二甲基- 4 -(2-亚硝基苯基)-3,5-吡啶二甲酸二甲酯(杂质),导致毒性增加。

(三) 温度

温度是药品变异现象的重要影响因素,常引起药物的变异现象有高温失效以及低温变质。如生物制品类药品在10℃以上就会发生质量变异。因此每一种药品在储存养护中都要求在一定的温度范围内,《中国药典》及其他各国药典也都对此项作了专门规定。保持适当的温度是保证药品储存质量的关键环节。

知识链接

药品的夏季储存

夏季,一般在超过30℃的高温、潮湿的天气下,药品很容易变质或提前失效。药品说明书上的"密封,阴凉处保存"是指不高于20℃室温,常规片剂要避光储存。值得注意的是,一些胃药如乳酶生、胃蛋白酶以及糖尿病患者用的胰岛素等,一定要放在冰箱中冷藏;而一些散装的片剂或胶囊,如果是在室温下保存,一定要用深色的玻璃瓶;外用药品如滴眼液、滴鼻液、滴耳液、洗剂和漱口液等夏季也最好放冰箱中冷藏。

此外,中药制剂中蜂蜜和红糖等都是很常见的添加剂,在高温受潮时非常容易变质;一些维生素E胶丸、鱼肝油等胶囊在受热后,也会出现软化、破裂、漏油等状况。

(四)湿度

水蒸气在空气中的含量叫湿度,它随地区和温度的高低而变化。一般来说,温度愈高,空气中含的水蒸气愈多。湿度太大能使药品潮解、液化、稀释、水解、形状变化、变质或霉烂;湿度太小容易使某些药品风化。因此药品储存要求相对湿度(RH)为35%~75%。

储存药品时间的长短对药品本身的稳定性和原有质量也有影响,所以药品都有有效期。另外就是其他人为因素等都对药品的质量有一定影响。

点滴积累 ∨

1. 药物及其制剂在储存与养护过程中,影响其变异因素很多,要根据药物本身的理化性质合理养护。
2. 氧化和水解是药物发生化学变化的常见现象,因此易被氧化的药品一定要注意消除或尽量避免氧化剂的介入,忌与氧化性药物混存。
3. 吸湿是固体制剂常见的物理变异现象,保持储存药品的湿度在35%~75%,湿度的调控是保证药品不吸湿的最有力措施。

第三节　常见剂型药品的储存养护

一、散剂(附颗粒剂)的储存养护

散剂系指药物或与适宜的辅料(中药为饮片或提取物)经粉碎、均匀混合制成粉末状制剂,分为内服散剂和外用散剂,药品包装上有时也称之为粉剂,是古老的剂型之一。散剂表面积较大,因而具有易分散、奏效快的特点。但因储存不当极易吸潮、结块,甚至变色、分解、变质。

散剂储存与养护流程：验收散剂 → 符合质量规定入库 → 在库养护 → 合格出库

1. 散剂的质量变异

(1)吸潮：散剂的吸潮性一般大于原料药。散剂中药品粉末吸潮后可发生很多变化，如湿润、失去流动性、结块等物理变化。要保持库房相对湿度不能超过75%，经常检查在库除湿养护设备如除湿机、生石灰、空调的除湿功能等，保证除湿时能正常使用。

(2)变色：有些散剂遇光、热、空气或吸潮易被氧化分解变色。如《中国药典》对碱式碳酸铋、次没食子酸铋就用"遇光缓慢变质变色"加以描述。经变质变色后的药物，有的毒性增加，有的效力降低，都不能再供药用，如维生素片变黄、阿司匹林片上有针状结晶析出等。

(3)异臭、异味：有些散剂由于其主药是生物制品成分，吸潮、受热后可发生霉味或异臭；有些主药性质不稳定，吸潮、受热后发生分解而产生相应的臭气和异味。如胃蛋白酶吸潮产生霉变臭，阿司匹林吸潮发生醋酸臭，氨茶碱吸潮和吸收二氧化碳后发出氨臭。

知识链接

易吸湿或潮解药品

根据药品与水相似相溶的原理，药品具有极性基团且愈易与水形成氢键的药品愈易吸湿；含结晶水的药物而分子里无结晶水的药品，更易吸湿；药物的碱金属或碱土金属盐与水分子形成极性分子-离子，吸湿性最强而具有潮解性，其中钾盐的吸湿性比钠盐的吸湿性小；氯化物、溴化物、碘化物、盐酸盐、硫酸盐、硝酸盐、碳酸盐、磷酸盐、酒石酸盐、枸橼酸盐等有较强的吸湿性；氧化镁、硅胶、硅酸铝、活性炭等药品，吸湿性较强。上述这些药品的散剂储存时要注意防潮。

吸湿性药品随药品本身的纯度降低而其吸湿性增加，这就要求药品储存养护人员要根据药品吸湿性的特点合理储存养护药品。

---

(4)挥发：有些复方散剂内若含有挥发性成分，久贮或受热后易挥发而影响其药效。药品的挥发速度，取决于药品自身的沸点、药品与空气的接触面积及外界温度等因素。一般来说，低沸点药品挥发性强，药品与空气接触面积大的挥发速度快，外界温度高时挥发速度快。具有挥发性的药品，如果包装和储存不严或外界温度很高，除可造成药品挥发造成其质量减少外，有的还能引起药品串味或燃烧甚至爆炸等。

(5)分层：复方散剂若包装不满或不严，上部留有空隙时，在运输过程中可因受震动的影响，其流动性发生改变，使相对密度大小不同的各成分发生自然流动，相对密度大的下沉，破坏散剂的均匀性，造成每次使用药品的成分和用量不准，从而影响药品的疗效。个别毒性药品散剂因为储存致使其主要成分混合悬殊，使得服用药品时有可能增大毒性。

(6)霉变、虫蛀：含有蛋白质、淀粉、胶质、糖或生化药品等的散剂，吸潮后除发生结块、变色外，尚可发生霉变、生虫或异臭。

(7)微生物污染：散剂在制造、包装、储存过程中，杂菌和霉菌的污染情况往往比其他制剂的污染情况更为严重,将会使药品本身的质量不符合要求,甚至有可能对使用者造成危害。

2. 散剂的质量验收　根据散剂可能出现的变异现象,在入库验收时应注意检查(按照生产该散剂所用质量标准规定进行,本书采用 2015 年版《中国药典》)。

(1)包装检查:包装是否完整,有无破损、遗漏,有无浸润出现的痕迹,有无霉味等。

(2)异味检查:抽验包装,检查散剂粉末是否有异常臭味、霉味,有无因湿润现象而引起的散剂结块、虫蛀等现象。

(3)外观均匀度检查:按规定取适量散剂,置光滑纸上,平铺约 5cm,将其表面压平,在明亮处观察,应色泽均匀,无花纹与色斑。必要时用放大镜观察。

(4)装量差异检查:抽查装量差异是否符合相应的质量标准规定。取散剂 10 包(瓶),分别精密称定每包(瓶)内容物的重量,求出内容物的装量与平均装量。每包(瓶)装量与平均装量相比应符合表 7-6 中规定,超出装量差异限度的散剂不得多于 2 包(瓶),并不得有 1 包(瓶)超出装量差异限度 1 倍。

表 7-6　散剂装量差异限度

平均装量或标示装量	装量差异限度（中药或化学药）	装量差异限度（生物制品）
0.1g 及 0.1g 以下	±15%	±15%
0.1g 以上至 0.5g	±10%	±10%
0.5g 以上至 1.5g	±8%	±7.5%
1.5g 以上至 6.0g	±7%	±5%
6.0g 以上	±5%	±3%

(5)干燥失重检查:化学药和生物制品散剂,除另有规定外,按照《中国药典》(2015 年版)四部【干燥失重】测定法测定,在 105℃ 干燥至恒重,减失重量不得超过 2.0%。

(6)内服、外用散剂应分开进行检查:外用散剂只要包装完整清洁,无质量疑点,一般不作开包检查。内服散剂除按规定检查外,无异常情况时尽量少拆封,以免损坏散剂的完整包装,影响药品的销售。

(7)除另有规定外,用于烧伤、严重创伤或临床必须无菌的局部用散剂,无菌检查要符合规定。

(8)微生物限度检查应符合规定,凡规定进行杂菌检查的生物制品散剂,可不进行微生物限度检查。

3. 散剂的储存养护　不同的散剂品种常可能发生潮解、风化、挥发、氧化、碳酸化等的变化。变质后的情况有结块、变色、发霉等现象。散剂的储存养护重点是防止吸潮造成的结块和霉变。

散剂包装材料:常用的包装材料有包药纸(包括光纸、玻璃纸、蜡纸等)、塑料袋、玻璃管等。各种材料的性能不同,决定了它们的适用范围也不相同。包药纸中的光纸适用于性质较稳定的普通药物,不适用于吸湿性的散剂;玻璃纸适用于含挥发性成分和油脂类的散剂,不适用于引湿性、易风化或易被二氧化碳等气体分解的散剂;蜡纸适用于包装易引湿、风化及二氧化碳作用下易变质的散剂,不适用于包装含冰片、樟脑、薄荷脑、麝香草酚等挥发性成分的散剂。塑料袋的透气、透湿问题未完全克服,应用上受到限制。玻璃管或玻璃瓶密闭性好,本身性质稳定,适用于包装各种散剂。

散剂包装方法:分剂量散剂可用包药纸包成五角包、四角包及长方包等,也可用纸袋或塑料袋包装。不分剂量的散剂可用塑料袋、纸盒、玻璃管或瓶包装。玻璃管或瓶装时可加盖软木塞用蜡封固,或加盖塑料内盖。用塑料袋包装,应热封严密。有时在大包装装入硅胶等干燥剂。复方散剂用盒或瓶装时,应将药物填满、压紧,否则在运输过程中往往由于组分密度不同而分层,以致破坏了散剂的均匀性。

(1)纸质包装的散剂容易吸潮,应严格注意防潮储存。同时,纸质包装容易破裂,且在加工过程中常用糨糊黏合,故应避免重压、撞击,以防破漏,并注意防止虫蛀、鼠咬。

(2)用塑料薄膜的散剂比用纸质包装的散剂稳定,但由于目前薄膜材料在透气、透湿方面尚有问题,故仍需注意防潮,尤其在潮热地区,此外,也不宜久贮。

(3)含吸湿组分或加糖的散剂,均易吸潮、霉变、虫蛀,故尤应注意密封储存于干燥处。

(4)贵重药品散剂、麻醉药品散剂,应密封储存于可紧闭的容器内,必要时加吸潮剂。

(5)含挥发药品的散剂,须注意温度和湿度,应密封在容器内并于干燥阴凉处密闭储存。

(6)含有遇光易变质药品的散剂,应遮光密封在干燥处储存,并防止日光直接照射。

(7)有特殊臭和味的药品散剂,应与其他药品隔离储存,以防串味。如药用炭、淀粉、滑石粉等药品由于表面积大具有吸附作用,极易串味。

(8)内服、外用散剂应注意特别标识,分开储存;特殊药品的散剂应专柜、专库储存;人用、兽用、环境卫生用散剂均应分区、分库或远离储存。

(9)含结晶水药物的散剂,应该保持库房的相对湿度达到规定的要求,以免失去结晶水,影响药品的正确取量。

在储存中对引湿性强、极易吸潮的散剂应经常作重点养护,对吸潮剂需定期检查其效果,必要时加以更换。

4. 散剂储存养护实例分析

(1)复方颠茄氢氧化铝散

【处方组成】　每 100 包内含氢氧化铝 40g,碳酸钙 25g,碳酸镁 15g,碳酸氢钠 20g,颠茄浸膏 0.25g,薄荷油 0.3ml。本品为白色或稍带黄色的粉末,味稍咸,具有薄荷味。

【质量稳定性分析】本品组分中氢氧化铝受潮后制酸力降低;碳酸氢钠受热后分解成碳酸钠,碱性增强,薄荷油受热后容易挥发。

【储存养护方法分析】应密闭,在干燥的阴凉处储存。

(2)丁维钙粉

【处方组成】　每100g内含葡萄糖酸钙15g,葡萄糖15g,维生素 D_2 7000U,蔗糖70g。本品为补钙药。白色粉末,味甜。

【质量稳定性分析】本品中的葡萄糖酸钙和葡萄糖的性质比较稳定,但维生素 D_2 遇空气、日光、湿气等迅速被氧化变质而失去活性。

【储存养护方法分析】　①应密封,遮光,在阴凉处储存。②本品中维生素 D_2 很不稳定,不宜久贮。

（3）蒙脱石散剂

【处方组成】本品含蒙脱石应为标示量的 90.0%～110.0%。辅料为香兰素、葡萄糖、糖精钠。本品为类白色粉末，具有香兰素的芳香味。

【质量稳定性分析】本品是从天然蒙脱石中提取的，系双八面体层纹状结构的微粒，颗粒直径细小，为 1～3μm，层与层之间可以滑动，使其表面积巨大。1g 双八面体蒙脱石表面积可达 100～110m^2。由于其组成成分含有氧化铝和氧化硅、具有特殊的带电不均匀性（层中带负电，层间带正电）以及颗粒与颗粒之间的黏塑性，所以本品极易吸湿，使其制酸力和排除病毒、病菌的能力下降，同时本品应与带电性药品分开存放，以免产生电性作用。本品不进入血液循环系统，不影响食物的正常消化和吸收，也不影响葡萄糖和氨基酸的吸收，不改变肠蠕动；不影响 X 线检查，也不改变大便颜色。

【储存养护方法分析】密封，在干燥处保存。

附：颗粒剂的储存养护

颗粒剂（granules）系指药物与适宜的辅料制成具有一定粒度的干燥颗粒状制剂，颗粒剂可分为可溶颗粒（通俗为颗粒）、混悬颗粒、泡腾颗粒、肠溶颗粒、缓释颗粒和控释颗粒等，若粒径在 105～500μm 范围内，又称为细粒剂。其主要特点是服用方便，可以直接吞服，也可以冲入水中饮入，质量稳定，口感好，应用和携带比较方便，溶出和吸收速度较快，显效迅速。

颗粒剂成本高、易潮解、对包装方法和材料要求高、机动性差无法随证加减、适口性稍差（与包衣剂相比）。易吸潮，若包装封口不严，包装纸袋或塑料袋太薄透湿，在潮湿的库房或在相对湿度较高的地方储存，有可能使药品发生吸潮结块、软化变色、生霉虫蛀等现象，不要久贮，其验收储存养护方法大致与散剂相同。

贮藏的相关规定：颗粒剂应干燥、颗粒均匀、色泽一致，无吸潮、软化、结块、潮解等现象。除另有规定外，颗粒剂宜密封，置干燥处贮藏。

颗粒剂的标准：

【粒度】除另有规定外，取单剂量包装的颗粒剂 5 袋（瓶）或多剂量包装颗粒剂 1 包（瓶），称定重量，置药筛内过筛。过筛时，将筛保持水平状态，左右往返轻轻筛动 3 分钟。不能通过一号筛和能通过五号筛的颗粒和粉末总和，不得过 15%。

【水分】取供试品，照水分测定法（2015 年版通则 0832）测定。除另有规定外，中药颗粒剂水分不得过 8.0%。

【溶化性】取供试品颗粒剂 10g，加热水 20 倍，搅拌 5 分钟，可溶性颗粒剂应全部溶化，允许有轻微浑浊；混悬性颗粒剂应能混悬均匀，并均不得有焦屑等异物；泡腾性颗粒剂遇水（水温 15～25℃）时应立即产生二氧化碳气体并呈泡腾状。

【干燥失重】不得过 2.0%。

【装量差异】检查法同散剂，但限度不同，见表 7-7。

表 7-7 颗粒剂装量差异限度

平均装量或标示装量	装量差异限度
1.0g 及 1.0g 以下	±10%
1.0g 以上至 1.5g	±8%
1.5g 以上至 6.0g	±7%
6.0g 以上	±5%

▶ 课堂活动

冰硼散、痱子粉、外用消炎粉、复方硼砂漱口液如何储存与养护?

提示: 先了解各种散剂的处方组成,根据处方中各成分的性质决定各种药品储存与养护的方法。

二、片剂的储存养护

片剂系指药物或与适宜的辅料混匀压制而成的圆片状或异形片状的固体制剂(中药为提取物、提取物加饮片细粉或饮片细粉与适宜辅料混匀压制或其他适宜方法制成的圆片或异形片状的制剂,有浸膏片、半浸膏片和全粉片等)。片剂以口服普通片为主,另有含片、舌下片、咀嚼片、泡腾片、阴道片、阴道泡腾片、缓释片、控释片与肠溶片等。从总体上看,片剂是由两大类物质构成的,一类是发挥治疗作用的药物(即主药),另一类是没有生理活性的一些物质,它们所起的作用主要包括:填充、黏合、崩解和润滑作用,有时,还起到着色、矫味和美观作用等。由于片剂的种类很多,因此在储存养护时,要特别留心。

片剂储存养护流程: 验收片剂 → 符合质量规定入库 → 在库养护 → 合格出库

1. 片剂的质量变异

(1)裂片或松片:药品本身具有纤维性,使用黏合剂和湿润剂不当,压力不均,压力过大或过小,片剂露置空气过久,吸湿膨胀而产生的现象。

(2)表面斑点(花斑)或异物斑点:颗粒松紧不匀,结晶性药物混合不均匀,润滑剂色泽不好而产生片剂花斑。异物混入颗粒中,使片剂表面发生斑点或因吸潮表面出现的霉斑。

(3)变色:易引湿、易被氧化的药品在潮湿的情况下与金属接触容易发生变色现象,如碱式碳酸铋、次没食子酸铋、阿司匹林片、硫酸亚铁片、维生素 C 片等。经变质变色后的药物,有的毒性增加,有的效力降低,都不能再供药用。

(4)析出另一结晶:含阿司匹林的片剂吸潮后易分解产生醋酸和水杨酸,而针状结晶的水杨酸常黏附在片剂表面和包装内壁;含薄荷脑的片剂受热后薄荷脑易挥发,挥发产生的薄荷脑蒸气遇冷又变成针状或絮状结晶析出,黏附在片剂表面和包装内壁。

(5)粘连溶(熔)化:具有吸湿性或受热易溶(熔)化的药品可发生粘连和溶(熔)化。如复方甘草片吸潮后粘连成团,颜色变黑;含糖成分较多的片剂受潮受热后易溶(熔)化粘连。如三溴片极易吸潮而部分溶化等。

（6）发霉、虫蛀：片剂的包装密闭不严或储存不当，吸潮后常引起微生物繁殖而霉变。霉变并不限于含有营养性成分的片剂，因为现代药品的片剂在生产中添加的淀粉、糊精、糖等赋形剂，受潮后也可能生霉。即使毒剧药片（如升汞）或抗生素、磺胺类等药片，因其抗菌谱的范围不同，它们对霉菌无抑制作用，也可能发霉。另外，含有生药、脏器以及蛋白质类成分的片剂，如洋地黄片、甲状腺片、干酵母片等，吸潮后易发生片剂松散、霉变外，还会生虫和产生异臭。

（7）染菌：片剂如果在生产时被污染和包装材料不符合卫生要求，瓶内填塞物消毒不彻底等，常常容易引起严重的细菌污染，而外观不发生变化，造成潜在的药品质量隐患，传统药品片剂往往较现代药品片剂染菌现象严重。

（8）崩解度：有些片剂的硬度在储存期可能发生改变，影响片剂的崩解和溶出。

2. 片剂的质量验收　由于片剂在生产、储存、运输中可能会发生药品的多种变异，所以验收时应根据具体情况，对片剂的质量作抽样检查，如外观颜色、包装、均匀度检查、主药含量检查、重量差异检查、崩解度检查、染菌数（致病菌、活螨、杂菌及霉菌等）检查。一般验收入库可根据药品的性质并结合片剂剂型及包装容器的特点进行。一般应注意下列几点：

（1）包装检查：外包装的名称、批号、包装数量等是否与药品的内容物相符合，包装封闭是否严密，片剂在容器中是否塞紧以及有无破漏、破损现象。印字应清晰、端正。

（2）一般压制片检查：形状一致，色泽均匀，片面光滑，无毛糙起孔现象；无附着细粉、颗粒；无杂质、污垢；有无变色、粘瓶、生霉、松片、裂片、异物斑点等现象。含有生药、动物脏器以及蛋白质类成分的片剂还应检查有无生虫、异臭等情况。

（3）包衣片检查：有无光泽改变、褪色、龟裂、粘连溶（熔）化、膨胀脱壳、出现花斑等现象。对于主药性质不稳定易被氧化变色的包衣片，应按规定抽取一定数量的样品，用小刀切开，观察片心有无变色和出现花斑的情况。

（4）贵重片剂检查：还应抽查包装内装量是否符合规定。

（5）重量差异检查：抽查重量差异是否符合《中国药典》规定。取片剂 20 片，分别精密称定总重量，每片重量与标示片重相比较（无标示片重的片剂，与平均片重比较），按表 7-8 中的规定，超出重量差异限度的不得多于 2 片，并不得有 1 片超出装量差异限度 1 倍。

表 7-8　片剂重量差异限度

标示片重或平均片重	重量差异限度
0.3g 以下	±7.5%
0.3g 及 0.3g 以上	±5%

（6）崩解时限检查：按照《中国药典》（2015 年版）（通则 0921）崩解时限检查法检查，应符合表7-9中的规定。

表 7-9　各种片剂的崩解时限

片剂（pH 6.8）	压制片	糖衣片	薄膜衣片（化药）	舌下片	泡腾片	中药浸膏片	肠溶片
崩解时限（min）	15	60	30	5	5	60	60

片剂在入库开封检查时要注意,应使用清洁、干燥的药匙将药片取出,平铺在干净、光洁的白纸上或白瓷盘内,用肉眼逐片观察检验。片剂不应在空气中放置太久,也不能直接用手抓取,以免影响被检药片的色泽或使药片受到污染。经验收检查合格后的片剂装回盛装容器后,需重新密塞封口或贴上封签。

3. 片剂的储存养护 片剂易受温度、湿度、光线、空气的作用而开裂、霉变、变色、变质失效、糖衣变色发黏等。有些片剂的硬度在储存期可能发生改变,影响片剂的崩解度和溶出,这类片剂久贮后,必须重新检查崩解时限和溶出度,合格后再用。含挥发油的片剂在储存过程中因转移和被包装材料吸附而可能影响其含量的均一性,应用前应再作含量测定。糖衣片受光和空气影响,在高温易软化、熔化和粘连,所以在包装容器中应尽量减少空气的残留量。片剂储存 1 年后,应经常检查其崩解度或溶出度,考察其质量。例如:维生素 C 片为白色或浅黄色,味酸,遇光颜色逐渐变深,如温度稍高并在有水分及空气存在的情况下可迅速失效,因此本品最好储于密塞、棕色的玻璃瓶中,在瓶口下和片子上的空隙部位填塞硅胶或棉花、吸水纸等,并置于凉暗处。因此储存片剂的库房应保持干燥阴凉,具体做法如下:

(1)除另有规定外,都应置于密闭、干燥处储存,防止受潮、发霉、变质。储存片剂的仓库其相对湿度应达到要求,如遇梅雨季节或在潮热地区应该采取防潮、防热措施。

(2)糖衣片和肠溶衣片吸潮、受热后,容易产生包衣褪色、失去光泽、粘连、溶(熔)化、霉变,甚至膨胀脱壳等现象,因此储存养护要求较一般片剂更严格,应注意防潮、防热储存。

(3)含片除有片剂的一般赋形剂外,还加有大量糖粉,吸潮、受热后能溶(熔)化粘连,严重时易发生霉变,故应置于密封、干燥处储存。

(4)主药对光敏感的片剂如磺胺类片、维生素 C 片、氯丙嗪片、PAS-Na 片等,必须盛装于遮光容器内,注意避光储存。

(5)含有挥发性药品成分的片剂受热后药品极易挥发,有效成分损失,含量降低而影响药品本身的疗效,故应注意防热,置于凉处储存。

(6)含有生药、动物脏器以及蛋白质类成分的片剂,易受潮、松散、生霉、虫蛀,更应注意防潮、防热、密封,在干燥凉处储存。

(7)吸潮后易变色、变质的药品片剂,很容易发生潮解、溶化、粘连,要特别注意防潮。应在包装容器内放入干燥剂。

(8)抗生素类药品、某些生化制剂,其片剂不仅有有效期规定,而且有严格的储存条件要求,必须按其规定的储存条件储存养护。

(9)内服片剂、外用片剂必须分开储存,以免混淆错发。

知识链接

滴丸剂的储存养护

滴丸剂目前多数为中药滴丸,现代药滴丸多为包衣滴丸剂,分别为包糖衣和肠溶衣。要求滴丸剂应大小均匀,色泽一致,储存时应防止受潮、生霉等。其储存养护方法和验收注意事项基本上与片剂相同。

4. 片剂储存养护实例分析

（1）氨茶碱片（Aminophylline Tablets）

ER-7-1

片剂的储存
与养护

【处方组成】　每片 0.1g。本品为白色或微黄色片，略有氨臭。系支气管平滑肌解痉药；利尿药。

【质量稳定性分析】　①氨茶碱在空气中吸收二氧化碳后析出茶碱；②遇光及空气被氧化变深黄色及棕色，并有显著氨臭；③乙二胺极易挥发，故储存温度不宜过高。

【储存养护方法分析】　①应装于避光容器里，遮光，密封储存；②变黄色者不宜供药用。

（2）乳酶生片（Isoniazid Tablets）

【处方组成】　每片 0.1g（含活乳酸菌数应不少于 300 万个）。本品为白色片，助消化药。

【质量稳定性分析】　久贮活乳酸菌数下降，遇潮后活乳酸菌数下降更快，外观一般不变，但药效下降，片面可发生霉斑。

【储存养护方法分析】　①应密封，避光，在干燥凉处储存；②受潮后不宜使用；③注意有效期。

▶ 课堂活动

对异烟肼片、硝酸甘油片、复方阿司匹林片（每片含阿司匹林 0.22g，对乙酰氨基酚 0.15g，咖啡因 0.035g）3 种药品的储存养护方法进行分析。

三、胶囊剂的储存养护

胶囊剂系指药物或加有辅料充填于空心胶囊或封闭于软质囊材中的固体制剂，可分为硬胶囊、软胶囊（胶丸）、缓释胶囊、控释胶囊和肠溶胶囊等。主要供口服用，也有用于其他部位的，如直肠、阴道、皮下（植入）等。上述硬质或软质胶囊壳多以明胶为原料制成，现也用甲基纤维素、海藻酸钙（或钠盐）、聚乙烯醇、变性明胶及其他高分子材料，以改变胶囊剂的溶解性能。胶囊剂可掩盖药物的不良气味，易于吞服；能提高药物的稳定性及生物利用度；还能定时定位释放药物，并能弥补其他固体剂型的不足，应用广泛。凡药物易溶解、易风化、刺激性强者，均不宜制成胶囊剂。

胶囊剂储存养护流程：验收胶囊剂 → 符合质量规定入库 → 在库养护 → 合格出库

1. 胶囊剂的质量变异

（1）漏粉：硬胶囊剂在生产和储存中若太干燥，易引起胶囊脆裂而漏粉。生产时填充药品过多，合囊时压力过大，盛装不严实，运输过程中发生剧烈震动，都可能使胶囊脆裂而漏粉。

（2）漏液：软胶囊若生产不当，囊内液体可发生溢漏。溢漏的胶囊易受污染，或氧化而发生变质。

（3）黏软变形、霉变生虫：硬胶囊或软胶囊若包装不严或储存不当，均易吸潮、受热而黏软、发胖、变形或发霉变质。装有生药或生物脏器制剂的胶囊吸潮、受热后更易霉变、生虫，产生异臭。

2. 胶囊剂的质量验收　胶囊剂在入库前一般应做下列检查：

（1）查胶囊表面是否光滑清洁；有无斑点、膨胀、发黏、变硬、变形、发霉及异物黏着等情况；有无漏粉或漏液等现象。检查漏粉的简单方法是用手轻敲瓶子，看瓶底部有无细粉出现，如有细粉出现，则为漏粉。

（2）仔细检查胶囊的大小、粗细是否一致均匀。带色胶囊色泽是否均匀，有无褪色、变色现象。

（3）查胶囊有无沙眼、虫眼。

（4）生药或生物脏器制剂的胶囊剂应特别注意有无生霉、虫蛀等现象。

（5）贵重药品的胶囊可抽验药品的装量是否符合规定。

（6）检查外包装的名称、批号、包装数量等是否与药品的内容物相符合，包装封闭是否严密，有无破漏、破损现象。印字应清晰、端正。

（7）装量差异检查：取供试品 20 粒，分别精密称定重量后，倾出内容物（不得损失囊壳）；硬胶囊用小刷或其他适宜用具拭净，软胶囊用乙醚等易挥发性溶剂洗净，置通风处使溶剂自然挥尽；再分别精密称定囊壳重量，求出每粒内容物的装量与平均装量。每粒的装量与平均装量相比较，超出装量差异限度的胶囊不得多于 2 粒，并不得有 1 粒超出限度 1 倍（表 7-10）。

表 7-10　胶囊剂重量差异限度

平均装量或标示装量	装量差异限度
0.3g 以下	±10%
0.3g 及 0.3g 以上	±7.5%（中药±10%）

3. 胶囊剂的储存养护　吸潮易使胶囊发软黏在一起，产生松散、变色或出现严重的色斑，遇热易软化，过于干燥则胶囊失水开裂，因此胶囊剂应存于玻璃容器中，置于干燥阴凉处，温度不宜高于 30℃，相对湿度以 70% 左右为宜，储存 1 年后应检查其溶出度。

储存中不得出现褪色、变色、漏药、破裂、变形、粘连、异臭、霉变、结块、生虫现象。

胶囊剂的储存养护，要以防潮、防热为主，并结合所含主药的特性制定具体的办法，具体如下：

（1）一般胶囊剂均应密封，储存于干燥凉处，注意防潮、防热。但也不宜过分干燥，以免胶囊脆裂。

（2）装有对光敏感药物的胶囊剂，宜储存于干燥凉处，还应避光。

（3）装有生药或生物脏器制剂的胶囊剂尤应注意密封，置于干燥凉处。

（4）抗生素类胶囊剂除按上述储存外，尚需注意其有效期或生产日期。

4. 胶囊剂吸潮的预防和处理　胶囊剂若轻微受潮，内装药品尚未变质时，可采用干燥器吸湿的办法进行预防或处理。简单方法是：将瓶盖打开，开启瓶塞，将瓶子放入盛有干燥剂如生石灰、无水氯化钙或变色硅胶等的干燥器（其他密封容器也可）内，使吸潮。此外，应根据胶囊受潮的程度决定药品在干燥器内的存放时间，若胶囊剂在干燥器放置时间太长或药瓶与干燥剂的距离很近，会使胶囊发生脆裂。对于已干燥适度、达到要求的胶囊剂应马上取出，加以密封储存。经处理过的胶囊，应由质量管理部门检验合格后销售、使用，不应久贮。

5. 胶囊剂储存养护实例分析

（1）醋酸钙胶囊

【处方组成】本品为矿物质类非处方药。本品每粒含醋酸钙 0.6g，其主要辅料为：硬脂酸镁（润滑剂、助流剂）、甘油（增塑剂）、淀粉（填充剂）、羧甲基淀粉钠（崩解剂、黏合剂）。

【质量稳定性分析】①本品内容物为白色颗粒性粉末的混合物,遇湿、热易发生粘连结块;②在干燥的环境里,胶囊易脆裂。

【储存养护方法分析】①密封,在干燥处保存;②潮热地区应加强养护检查;③不宜久贮。

（2）肾复康胶囊

【处方组成】　土茯苓366g,槐花93g,白茅根366g,益母草93g,广藿香28g。

【制法】　每粒0.3g。以上五味,土茯苓183g,广藿香粉碎成细粉;剩余的土茯苓与其余槐花等三味加水煎煮两次,第一次3小时,第二次2小时,煎液滤过,滤液合并,浓缩至适量,加入土茯苓和广藿香的细粉,混匀,干燥,粉碎成细粉或制颗粒,装入胶囊,制成1000粒,即得。

【质量稳定性分析】本品为硬胶囊,内容物为棕黄色至棕褐色的粉末或颗粒;气香,味微酸、微苦。

【储存养护方法分析】①应密封,避光,在干燥凉处储存;②梅雨季节应加强养护检查,严防潮热。

知识链接

分类储存养护

根据药品的特点, 还可采用以下几种方法进行分类储存养护: 按照药品标准【贮藏】项规定的条件进行储存与养护; 根据药品的性质、剂型、容积、重量和库房的实际情况进行分类储存养护; 用磨口瓶塞塞紧或在软木塞上加石蜡熔封的药品应于阴凉处储存养护; 受热易变质、变形、易燃、易爆、易挥发的药品应置于低温（2~10℃）处储存养护; 遇光易变质的药品应避光储存养护; 特殊管理的药品按照规定的方法储存养护。

四、注射剂的储存养护

注射剂系指药物与适宜的溶剂或分散介质制成的供注入体内的溶液、乳状液或混悬液及供临用前配制或稀释成溶液或混悬液的粉末或浓溶液的无菌制剂。注射剂可分为注射液、注射用无菌粉末和注射用浓溶液。

注射剂作用迅速可靠,不受pH、酶、食物等影响,无首关效应,可发挥全身或局部定位作用,适用于不宜或不能口服药物的患者,但注射剂研制和生产过程复杂,安全性及机体适应性差,成本较高。

注射剂储存养护流程: 验收注射剂 → 符合质量规定入库 → 在库养护 → 合格出库

1. 注射剂的质量变异

（1）变色:注射剂受氧气、光线、温度、重金属离子等的影响,易发生氧化和分解等化学变化而引起质量变异,其中变色是注射剂质量变异的一个重要标志。

某些注射剂如维生素C注射液在安瓿内充有惰性气体如氮气或二氧化碳,以排除溶液中、安瓿空隙内空气中的氧气,或加有抗氧剂等附加剂,以使制剂稳定。但由于操作不慎,生产中通入惰性气体不足使空气排除未尽,灭菌时药品受热不均匀,储存养护不当等原因,仍可使药品逐渐被氧化分解而变色,同时也可使同一药品同一批号的产品有时出现色泽深浅不一的情况。

(2)生霉:溶液型注射剂由于灭菌不彻底,安瓿熔封不严、有裂隙,或大输液铝盖松动等原因,在储存养护过程中常常会出现絮状沉淀或悬浮物,这是霉菌生长的现象。对于营养性成分含量高和药品本身无抑菌作用的注射剂如葡萄糖注射液,更易发生霉变现象。

(3)析出结晶或沉淀:某些注射剂如磺胺嘧啶钠注射剂、葡萄糖酸钙注射剂在储存养护过程中容易析出结晶,有些油溶媒注射剂遇冷时会析出结晶,但其在热水中加温仍可溶解而使溶液澄明,并在冷却至室温后也不再析出结晶。对于药品本身已分解变质而析出结晶或产生沉淀的注射剂,就不能再供药用。

(4)脱片:盛装注射剂的安瓿玻璃质量太差时,在装入药品后,灭菌或久贮时很容易产生玻璃屑,使注射剂出现闪光即脱片及浑浊现象,如氯化钙注射剂、枸橼酸钠注射剂。温度越高脱片现象越严重。用硬质中性玻璃安瓿如含钡玻璃安瓿耐碱性能较好、含锆玻璃安瓿耐酸耐碱性能均较好,用此材料的安瓿灌装注射剂可不受药品的侵蚀。

(5)白点、白块:注射剂如在生产过程中过滤不完全、安瓿未洗干净、药品本身若吸收了二氧化碳等,都有可能使注射剂中常出现小白点、小白块。经过检查合格的某些注射剂,储存一段时间后,也有可能出现小白点、小白块。随着时间的延长,出现小白点、小白块会逐渐增多,甚至使药品的溶液产生浑浊、沉淀,产生这种原因的情况更为复杂,主要是受药品生产中的原材料、溶媒和安瓿本身的质量影响。如钙盐、钠盐注射剂等在储存期间很容易产生白点,安瓿玻璃的硬度偏高同时使药液本身的酸碱度发生改变时,也能使注射剂产生白点、白块。

(6)冻结:含水溶媒的注射剂在温度很低时易产生冻结现象,一般浓度低的溶液较浓度高的溶液易产生冻结现象(冰点下降)。如5%的葡萄糖注射剂在-0.5℃以下时可发生冻结现象,而25%葡萄糖注射剂在-11~-13℃时才发生冻结现象。相同浓度的注射剂,体积大的注射剂不易发生冻结现象。

实际情况表明,冻结后的注射剂一般有以下3种情形:

1)大多数注射剂在-4~-5℃时可发生冻结现象,解冻后注射剂一般无质量变化。有的注射剂如复方奎宁注射剂、盐酸麻黄碱注射剂、安钠咖注射剂等解冻后有结晶析出,但会逐渐溶解至完全溶解。

2)因容器的质量和注射剂的包装使盛装注射剂的容器发生破裂,造成药液污染或损失。经过试验证明,一般容积大的容器比容积小的容器更易冻裂。发生此现象的原因是玻璃受冻后脆度增加,体积缩小;而药液受冻后体积膨胀,易将玻璃瓶或安瓿胀破,即使未破,稍加碰撞也会使其因震动而破裂。因此,大输液在储存过程中如果受冻,应尽量保持其静置或不动状态,减少破裂现象的发生。

3)某些注射剂因受冻后使药品发生变质现象,致使不可再供药用。如胰岛素注射剂受冻后其蛋白质发生变性;葡萄糖酸钙注射剂受冻后易析出大量的沉淀,即使加温处理也不容易使结晶溶解;混悬型注射剂受冻后其分散系均被破坏,解冻后不能恢复成原来的分散体系。

（7）结块、萎缩：对于注射用粉针和注射用冻干粉针剂型，如果盛装容器干燥不彻底、密封不严、受光和热的影响，可发生粉末粘瓶，药品结块、变色以及溶化萎缩等变质现象。

案例分析

案例

青霉素钠粉针剂的储存，由于影响青霉素钠的稳定性因素主要是水分、温度和 pH，因此在储存和使用该药品时应该怎样保证其质量？

分析

青霉素钠中如果含水量达到 4%~5% 时，分解速率最大，失去效力最快。在饱和的大气压中，在 2 日内即发生液化，在 37℃ 损失 70%，在 24℃、pH=2 时其效力损失 50%，在 24℃、pH=6 时最为稳定。因此本品应储存于不损害其性状和效价的灭菌、干燥、洁净的容器内，密塞或熔封。置于干燥、凉暗处密闭储存。肌内注射的水溶液应储于 5℃ 以下，在 48 小时内应用。

（8）其他质量变异：有些注射剂可因外界因素的影响而使药品发生水解、氧化、变旋、差向异构、聚合等一些化学变化，导致药品变质失效。氨苄西林（ampicillin）、阿莫西林（amoxicillin）及其他含有氨基侧链的半合成 β-内酰胺类抗生素，由于侧链中游离的氨基具有亲核性，可以直接进攻 β-内酰胺环的羰基，引起聚合反应，影响药效。如头孢噻肟（cefotaxime）药用为顺式结构，但在光照下很容易变成反式结构，而顺式结构的抗菌活性是反式结构的 40~100 倍，当此药品的钠盐在水溶液中光照 4 小时，有 95% 的损失，因此本品应避光密封储存，临用前加灭菌注射用水溶解后立即注射。四环素（tetracycline）在 pH 2~6 的条件下容易发生差向异构化，使其抗菌活性减弱或消失。

2. 注射剂的质量检查

（1）澄清度检查：生产厂家在注射剂出厂时，按规定每批逐支都进行了澄清度检查，但考虑到可能漏检，在运输或储存过程中可能发生澄清度变化，因此在入库验收时要进行澄清度检查。检查的方法和条件以及判断结果都必须按照《中国药典》（2015 年版通则 0902 澄清度检查法）规定的方法进行，一般的注射剂在黑色背景下、照度为 1000lx 的伞棚灯下，用眼睛以水平方向检视，应符合《中国药典》规定。

（2）可见异物检查：可见异物的检查方法一般用灯检法，检查装置、检查人员条件、检查法、结果判定均应按《中国药典》（2015 年版通则 0904 可见异物检查法）规定进行。

（3）外观性状检查：安瓿的身长、身粗、丝粗、丝全长等符合规定；外观无歪丝、歪底、色泽、麻点、砂粒、疙瘩、细缝、油污及铁锈粉色等。液体注射剂检查应无变色、沉淀、生霉等现象；带色的注射剂应检查同一包装内有无颜色深浅不均的情况；若有结晶析出，检查经加温后是否可以溶化；安瓿是否漏气及有无爆裂。大输液或血浆代用品应检查瓶塞、铝盖的严密性及瓶壁有无裂纹等。混悬型注射剂应检查有无颗粒粗细不均或分层现象，若有分层现象经振摇后观察是否均匀混悬。注射用粉针应检查药粉是否疏散，色泽是否一致，有无变色、粘连、结块等现象。如为圆柱形瓶装，应检查瓶盖瓶塞的严密性，有无松动现象。

（4）装量检查

1）注射液及注射用浓溶液：取供试品，开启时注意避免损失，将内容物分别用相应体积的干燥注射器及注射针头抽尽，然后注入经标化的量入式量筒内（待测体积至少占其额定体积的40%），在室温下检视。测定油溶液或悬浮液的装量时，应先加温摇匀，按前法操作后，放冷，检视。应符合表7-11 中的有关规定。

表 7-11 注射液及注射用浓溶液装量差异限度

标示装量/ml	供试品数量/支	装量差异限度
2 或 2 以下	5	每支的装量均不得少于标示装量
2~50	3	每支的装量均不得少于标示装量
50 以上	3	平均装量不少于标示装量，但每支的装量均不得少于标示装量的97%

2）注射用无菌粉剂：取供试品 5 瓶（支），除去标签、铝盖，容器外壁用乙醇擦净，干燥，开启时注意避免玻璃屑等异物落入容器内，分别迅速精密称定，倾出内容物，容器用水或乙醇洗净，在适宜条件下干燥后，再分别精密称定每一容器的重量，求出每一瓶（支）的装量与平均装量。每瓶（支）的装量与平均装量相比较，应符合表7-12 中的有关规定，如有 1 瓶（支）不符，应另取 10 瓶（支）复试，应符合规定。

表 7-12 注射用无菌粉剂装量差异限度

平均装量	装量差异限度
0.05g 及 0.05g 以下	±15%
0.05g 以上至 0.15g	±10%
0.15g 以上至 0.50g	±7%
0.50g 以上	±5%

3. 注射剂的储存养护 注射剂在储存养护时，应根据其药品的理化性质，结合其溶剂的化学特点和包装材质的具体情况综合加以考虑。

（1）一般注射剂应避光储存。

（2）遇光易变质的注射剂（主要指含有易被氧化结构的药品）如肾上腺素、氯丙嗪、维生素 C 等注射剂，在储存养护中必须采取各种遮光避光措施，以防紫外线的照射。

（3）遇热易变质的注射剂如抗生素注射剂、生物脏器制剂或酶类注射剂、生物制品等，应在规定的温湿度条件下储存养护，同时注意防潮、防冻。

（4）钙盐、钠盐的注射剂如氯化钠、乳酸钠、枸橼酸钠、碘化钠、碳酸氢钠、氯化钙、溴化钙、葡萄糖酸钙等注射剂，储存时间太长，药液要侵蚀玻璃，产生脱片及浑浊现象，这些药品的注射剂要特别注意按批号出库。

（5）以水为溶剂的注射剂，要注意防冻、防裂，在储存运输过程中不可横卧倒置，不可扭动、挤压或碰撞瓶塞。以油为溶剂的要注意避光、避热储存。注射用粉针在储存过程中应注意防潮，保持瓶盖的严密熔封。

注射剂根据注射部位不同,可分为:皮内注射、皮下注射、肌内注射、静脉注射及脊柱注射等。注射剂及灭菌药物必须装于一次剂量或多次剂量用的安瓿或玻璃瓶中加以熔封,阻止微生物进入。容量有 1ml、2ml、5ml、10ml、20ml、50ml、100ml、250ml、500ml、1000ml、3000ml 等。储存注射剂用的容器无论有色或无色,均须透明,适合澄清度的检查。注射剂的容器上必须标明注射液的名称、批号、容量与主药的含量、有效期及有关注意事项等。

除另有规定外,注射剂应置玻璃容器内,密封或熔封,避光,在凉暗处保存。冬季严防冻结。橡胶塞小瓶粉针剂应防潮以免引起粘瓶结块,大输液不得横置倒放,不要震动、挤压、碰撞瓶塞而漏气。

储存中不得出现变色、生霉,析出结晶和沉淀,产生白点和白块,冻结现象。

4. 注射剂储存养护实例分析

(1)葡萄糖氯化钠注射液(葡萄糖盐水,Glucose and Sodium Chloride Injection)

【处方组成】 内含葡萄糖5%与氯化钠0.9%(g/ml)。本品为体液补充药,无色澄明液体,味甜带咸。

【质量稳定性分析】 ①本品久贮易产生白块,影响药液的澄明度;②封口不严密,可受霉菌污染,瓶中出现絮状物。

【储存养护方法分析】 ①密闭储存,冬季须防冻;②注意封口严密,不得横卧倒置;③澄明度不合格,药液内出现絮状物者均不得供药用。

(2)胰岛素注射液(Insulin Injection)

【处方组成】 规格:10ml:400U;20ml:800U。本品为无色或几乎无色的澄明液体。系降血糖药。

【质量稳定性分析】 ①本品久贮或受光、受热后,可使蛋白质主链断裂发生变性失效,产生浑浊或沉淀;②储存不适可使效价降低,但外观可能仍无变化。

【储存养护方法分析】 ①密闭,在冷处储存,防止冰冻;②有浑浊或沉淀者不得供药用;③注意有效期。

▶ 课堂活动

　　1. 葡萄糖酸钙注射剂为过饱和溶液,试分析该注射剂受外界影响所产生的变异现象,从而剖析该注射剂的最佳储存养护方法。

　　2. 注射用普鲁卡因青霉素为混悬剂与缓冲剂制成的无菌粉末,根据其理化特点和剂型分析其储存养护的方法。

五、糖浆剂的储存养护

糖浆剂系指含有药物、药材提取物或芳香物质的口服浓蔗糖水溶液,含糖量应不低于45%(g/ml)。蔗糖及芳香剂等能掩盖药物的不良气味,改善口味,尤其受儿童欢迎。糖浆剂易被微生物污染,低浓度的糖浆剂中应添加防腐剂。常用的防腐剂中山梨酸和苯甲酸的用量不得超过0.3%(其钾盐、钠盐的用量分别按酸计),羟苯酯类的用量不得超过0.05%。防腐剂对微生物的抑制作用有一定的选择性,故常使用混合防腐剂以增强防腐效能。必要时可加入适量乙醇、甘油或其他多元醇。

糖浆剂根据所含成分和用途的不同,可分为单糖浆、药用糖浆、芳香糖浆。糖浆最好储存于容积不超过500ml的细颈瓶中,并选用质量较好和大小合适的软木塞。在填充前先将玻璃瓶和木塞洗净或煮沸,并在灭菌后加以干燥。因为瓶中有水常是招致发酵生霉的原因,故宜趁热装于干瓶中至全满,迅速用灭菌干燥的木塞妥善密塞。瓶口应用石蜡或其他胶黏剂封口。在热时填充糖浆,其上部有水蒸气,冷后即凝结为水滴,以致上层被稀释而易发酵,因此在糖浆冷却后,应立即将瓶振摇均匀即可防止。糖浆可因光线、空气和热而发生变化,因此应储存于密塞的容器中,避光置于阴凉处。储存期间不得有发霉、酸败、产气或其他变质现象。允许有少量摇之易散的沉淀。

糖浆剂储存养护流程: 验收糖浆剂 → 符合质量规定入库 → 在库养护 → 合格出库

1. 糖浆剂的质量变异

(1)霉变:由于制备糖浆剂的原料不洁净、蔗糖质量差、制法不当、包装不宜、含糖浓度偏低等原因,均可引起糖浆霉变,有时糖浆被微生物污染也可引起生霉。

(2)沉淀:如果糖的质量差,含可溶性杂质较多、含糖浓度低的糖浆剂可产生浑浊或沉淀现象。

(3)变色:加有着色剂的糖浆有时色泽会发生变化,这是由于色素的原因。在生产中加热过久,在储存时温度过高,转化糖量增加,也可能形成焦糖,使糖浆颜色变暗深。

2. 糖浆剂的验收入库

(1)检查包装容器封口是否严密,有无渗漏液现象;瓶外是否清洁,有无黏结现象,有无未擦净的糖浆痕迹。

(2)对光检视糖浆是否澄清,应无浑浊、沉淀;有无糖结晶析出;同一批号的糖浆其色泽是否一致,有无变色、褪色现象;有无杂质异物。

(3)检查有无生霉、发酵。必要时开瓶尝闻,闻有无因霉变引起的异臭、异味。

(4)装量检查:单剂量灌装的糖浆剂应做装量检查。取供试品5瓶,将内容物分别倒入经标化的干燥量入式量筒内,在室温下检视,每瓶装量与标示装量相比较,少于标示装量的应不多于1瓶,并不得少于标示装量的95%。

糖浆剂的入库验收以肉眼观察为主,一般不宜开启瓶口,以防污染。

3. 糖浆剂的储存养护

(1)一般储存养护:糖浆剂容易发生霉变、变色、沉淀等质量变异。因此糖浆剂应密闭,储存于30℃以下的避光处。

(2)防污染、防霉变措施:含糖80%(g/ml)以上的糖浆剂,使微生物在其中不易繁殖,本身具有一定的防腐作用,但如果储存温度太低易析出蔗糖结晶,故需保持清洁,预防污染。含糖50%(g/ml)以下的糖浆剂微生物容易滋生,一般加有防腐剂。在储存养护期间导致包装封口不严被污染,或受热糖浆剂会生霉、发酵、酸败、发臭、产气,甚至膨胀而破裂。在潮热的地区更易发生此类现象。

糖浆剂在储存时应特别注意防热、防污染。炎热季节置糖浆剂于阴凉通风处,或采取降温措施;梅雨季节检查包装封口,发现瓶盖长霉,用医用棉花蘸取75%的消毒乙醇擦洗,同时按出库原则加速流通。

（3）沉淀的处理：含有少量沉淀的糖浆剂，经振摇能均匀分散则可供药用。糖浆剂发生霉变、浑浊、沉淀时则不能再供药用。

（4）冻结和解冻：糖浆剂尤其是含糖量低的糖浆剂在寒冷的季节和地区容易发生冻结，冻结时其质地比较松软，不易冻裂容器，放置在室温时可自己解冻，如不能解冻，可用温水浴解冻，但不得破坏其标签。一般含糖量在60%以上的糖浆剂，可无须防冻。

4. 糖浆剂储存养护实例分析

（1）棕榈氯霉素干糖浆（Chloramphenicol Palmitate Dry Syrup）

ER-7-2

糖浆剂的储存与养护

【**处方组成**】 每100g内含棕榈氯霉素8.785g（相当于氯霉素5g），或棕榈氯霉素17.57g（相当于氯霉素10g）。本品为淡黄色干燥颗粒，味甜。加2倍量温水振摇后即成混悬的糖浆，系抗生素类药。

【**质量稳定性分析**】 主药棕榈氯霉素性质稳定，但本品系干糖浆制剂，易吸湿潮解，结块发霉，如包装封口不严或塑料袋过薄容易透湿，会加速变质。

【**储存养护方法分析**】 ①应密封储存，注意防潮；②本品有浓、稀2种规格，应分别储存，避免混淆；③不宜久贮。

（2）枸橼酸哌嗪糖浆（Piperazine Citrate Syrup）

【**处方组成**】 内含枸橼酸哌嗪16%（g/ml）。本品为澄明的浓厚液体，带调味剂的芳香气味。本品为抗蠕虫药。

【**质量稳定性分析**】 ①本品一般呈无色或微黄色，储存过程中易变黄色、黄棕色；有的产品加有桑子红染成红色，遇光渐渐褪色或变为黄色；变色产品应按《中国药典》（2015年版）规定方法检查含量是否发生变化。②本品含糖量65%（g/ml），储存不当可引起生霉、发酵。

【**储存养护方法分析**】 应遮光，密闭储存。

▶▶ **课堂活动**

> 500ml橙皮糖浆中含橙皮酊25ml、枸橼酸2.5g、蔗糖410g。 由于本品含糖量为82%，一般不易酸败和霉败，橙皮酊中含有易被氧化成松节油臭的挥发油，同时含有在冷水或弱碱溶液中析出沉淀的原生果胶质。 根据此特点分析本品的正确储存养护方法。

六、栓剂的储存养护

栓剂系指药物与适宜基质制成供腔道内给药的固体制剂。栓剂在常温下为固体，塞入腔道后，在体温下能迅速软化熔融或溶解于分泌液，逐渐释放药物而产生局部或全身作用。早期人们认为栓剂只起润滑、收敛、抗菌、杀虫、局麻等局部作用，后来又发现栓剂尚可通过直肠吸收药物发挥全身作用，并可避免肝脏的首关效应。按给药途径不同分为直肠用、阴道用、尿道用栓剂等，如肛门栓、阴道栓、尿道栓、牙用栓等，其中最常用的是肛门栓和阴道栓。为适应机体的应用部位，栓剂的性状和重量各不相同，一般均有明确规定。

栓剂储存养护流程: 验收栓剂 → 符合质量规定入库 → 在库养护 → 合格出库

1. 栓剂的质量变异

(1)软化变形:由于栓剂基质的影响,使栓剂遇热、受潮后均可引起软化变形,变形严重时则无法供药用。

(2)出汗:水溶性基质的栓剂有很强的引湿性,吸湿后表面沾有水珠,俗称"出汗"。

(3)干化:环境过于干燥、储存时间太长的栓剂,其基质的水分容易蒸发,使栓剂出现干化现象。

(4)外观不透明:水溶性基质在生产中方法不当或在储存中受潮,使栓剂发生浑浊泛白而呈不透明现象。

(5)腐败:栓剂在储存时,放置太久,基质酸败,使其产生刺激性,因微生物繁殖而腐败。

2. 栓剂的质量验收

(1)包装检查:检查栓剂包装是否符合质量要求。栓剂单个用防潮材料如蜡纸或锡箔等包裹并应存放于衬有防潮蜡纸的硬质盒内。含水溶性基质的栓剂应存放于琉璃管或塑料管内,保持干燥独立。外包装的名称、批号、包装数量等是否与药品的内容物相符合,包装封闭是否严密,有无破漏、破损现象。印字应清晰、端正。

(2)外观检查:在入库验收时,要特别注意栓剂应无溶化走油现象,无干裂、软化、酸败、腐败等不良现象。

(3)重量差异检查:取栓剂 10 粒,精密称定总重量,求得平均粒重后,再分别精密称定各粒的重量。每粒重量与平均粒重相比较(凡有标示粒重的栓剂,每粒重量与标示粒重相比较),栓剂重量差异的限度应符合表 7-13 中规定。超出限度的药粒不得多于 1 粒,并不得超出限度 1 倍。

表 7-13　栓剂重量差异限度

平均重量	重量差异限度
1.0g 及 1.0g 以下	±10%
1.0g 以上至 3.0g	±7.5%
3.0g 以上	±5%

3. 栓剂的储存养护　栓剂按照用途不同,可分为 3 类:肛门栓、尿道栓、阴道栓。栓剂在 37℃ 的体温时即可熔融和软化。生产好的栓剂为避免其被氧化、吸潮及污染,应该立即按规定包装,以免栓剂互相接触粘连。置于密闭的容器内,放在干燥凉处,30℃ 以下储存,避免重压。炎热夏季贮于冰箱或冷藏室冷藏。注意防热和防潮。

对受热易熔化,遇光易变质的栓剂,应密闭、避光、凉处储存;甘油明胶基质的栓剂,要注意清洁卫生,防止异物、微生物污染,要防止其受潮、干化,封口要严密,应密闭,凉处储存。

储存时间不宜过长,储存过程中不得出现软化、变色、变形、熔化、走油、腐败、酸败、霉变现象。

4. 栓剂储存养护实例分析

(1)安纳素栓(Suppositoria Bismuth Subgallatis Composita)

【处方组成】　每枚含碱式没食子酸铋 0.2g,颠茄流浸膏 0.03ml,肾上腺素 0.4mg。系灰黄色圆锥形栓剂。有收敛和止痛作用,用于痔疮。

【质量稳定性分析】　①本品主药肾上腺素遇光和空气均易被氧化,色泽渐渐变暗以致变质;②本品基质可可豆油遇热易软化而使栓剂变形,甚至熔化。

【储存养护方法分析】　①应密闭,在 30℃ 以下避光储存;②非必要时,不宜拆开包装保护纸;③不宜久贮。

(2)盐酸克仑特罗栓(Clenbuterol Hydrochloride Suppositories)

【处方组成】　每枚含盐酸克仑特罗 60μg。本品为脂肪性基质制成的白色或乳白色栓剂。为 β_2 肾上腺素受体激动药。

【质量稳定性分析】　本品系由半合成椰子油作基质,储存时较不易变质,但遇热易软化变形,甚至熔化。

【储存养护方法分析】　应遮光,在 30℃ 以下密闭储存。

ER-7-3

栓剂的储存
与养护

▶▶ 课堂活动

1. 实物无色或几乎无色透明或半透明圆锥形栓剂润滑性泻药甘油栓,分析其稳定性和储存养护基本方法。

2. 每枚 1.5g,内含醋酸苯汞 0.05%、苯甲酸 1%、可可豆油 98.85% 的淡黄色扁平圆锥形外用避孕栓剂避孕栓,分析其稳定性和储存养护基本方法。

七、软膏剂、乳膏剂、糊剂和眼用半固体制剂的储存养护

软膏剂、乳膏剂、糊剂和眼用半固体制剂均属于半固体制剂,但眼用半固体制剂质量要求要高于前三者,主要要求是无菌,它们的储存养护方法基本相同。下面以软膏剂为例,进行药品剂型储存养护分析。

软膏剂储存养护流程: 验收软膏剂 → 符合质量规定入库 → 在库养护 → 合格出库

1. 软膏剂的质量变异　软膏剂在储存过程中发生变化时常有下列变异现象:酸败、流油、发硬、分离、生霉、氧化或还原变质、颜色改变。植物油或脂肪性基质制成的软膏,容易产生酸败现象;储存温度过高,软膏易流油;储存温度太低,软膏易发硬;不溶性药物制成的水溶性软膏,储存时间长或受冻,药物和基质易发生分离;水溶性基质的软膏易发霉等。

2. 软膏剂的入库质量检查

(1)检查包装容器密封是否严密,在运输过程中因挤压碰撞有无破损、漏药现象,这是检查的重点。

(2)必要时查看质地是否均匀、细腻,有无流油、发硬、霉变、酸败、分离、变色等现象。

(3)采用目视对比法,检查装量是否符合规定。

3. 软膏剂的储存养护

（1）软膏剂储存的温度越低，软膏内的微生物、霉菌、酶的活动性越小；接触的空气越少，则软膏的分解过程也进行得越慢。故软膏剂必须密闭储存于阴凉、干燥、避光的处所，温度不可超过 30℃，最好在 30℃ 以下。因为超过 30℃ 软膏熔融，油层分离，不溶药物沉于底部。

（2）锡管软膏已具备遮光和密闭条件，在 30℃ 以下储存即可，避免受压；塑料管软膏因具有透气性，若系亲水性和水溶性基质的软膏，应避潮湿，避光储存，并避免重压和久贮；玻璃瓶软膏若是无色瓶，必要时应考虑采用遮光外包装，一般应密闭在干燥处储存，不得倒置，避免重掷；扁盒（金属盒、塑料盒、纸板盒）已达避光要求，仅需密闭，储存于干燥处，防止重压，纸盒装不宜久贮。

（3）具有特殊气味的软膏剂应注意其封口的密闭性，隔离储存放于凉处。

（4）眼用软膏剂的包装已经过灭菌处理，不能随便启封，以防微生物污染。

（5）所有软膏剂储存中不得出现变色、流油、发硬、异臭、酸败、霉变等现象。

（6）乳剂分为 W/O 乳和 O/W 乳，要求密闭、阴凉处储存。储存中不得出现酸败、恶臭、颗粒、液层析出、分层等现象。

（7）糊剂分为脂溶性糊剂和水溶性凝胶糊剂，要求密闭、阴凉处储存。储存中不得出现酸败、恶臭、变色、分层等现象。

（8）眼用半固体制剂应置遮光、灭菌容器中密闭，15℃ 条件下储存。储存过程中不得出现异臭、变色、分层、走油等现象。

4. 软膏剂储存养护实例分析

（1）蓝油烃油膏（Unguentum Guaiazuleni）

【处方组成】 含愈创蓝油烃、用于辐射热、灼伤、皲裂、冻疮及促进伤口愈合等的蓝色软膏。

【质量稳定性分析】 主药愈创蓝油烃对热、弱碱均稳定，但见光后可由暗蓝色变成绿色，最后变成黄色，但其疗效不变。

【储存养护方法分析】 应装于遮光容器里，避光、密闭储存。

（2）复方水杨酸苯胺甲酯乳膏（Compound Salicylanilide and Methyl Salicylate Cream）

【处方组成】 含冰片的淡黄色或白色、有特臭的抗真菌软膏。

【质量稳定性分析】 ①本品性质稳定，但在组分中有冰片成分，遇热易挥发；②本品有以凡士林为基质的软膏剂和亲水性基质的霜剂，后者受热受冻、久贮可发生水与基质分离而失去其均匀性。

【储存养护方法分析】 ①密闭储存；②霜剂须避热和防冻。

知识链接

风油精和清凉油的养护

1. 风油精是含薄荷脑、丁香酚、桉叶油、樟脑、水杨酸甲酯、叶绿素、香精油、液体石蜡的搽剂。本品含有易挥发的芳香性成分，受热后挥发更快，与氧气和紫外线接触，可发生氧化变质、色泽变深并有沉淀或树脂样物质生成。因此，本品应经常检查有无挥发、渗漏现象，并密闭、避光、隔离、在阴凉处储存。

2. 清凉油是含有薄荷脑、桉叶油、樟脑、桂花油的白色或淡黄色软腻芳香性软膏，含芳香性药物，遇热易挥发，在45℃以上则熔化（熔点45～60℃），有挥发油析出则在软膏表面形成油滴，因此应密闭、在凉处储存。

点滴积累 ∨

1. 药物制成适宜剂型便于患者使用，而剂型中含有一定的附加剂，因此不同剂型其附加剂不同，必须掌握此基础知识。

2. 散剂易吸潮结块，甚至发生化学反应，必须密封干燥处保存。

3. 片剂、胶囊剂吸湿易松片粘连，因此必须保持储存环境相对干燥。

4. 乳剂、乳膏、栓剂易走油，储存与养护时，控制室温是最主要的措施之一。

第四节　原料药的储存养护

原料药系指用于药品制造中的任何一种物质或多种物质的混合物，而且在用于制药时，成为药品的一种活性成分。原料药只有加工成为药物制剂，才能成为可供临床使用的药品。

原料药根据来源分为化学合成药和天然化学药两大类。

化学合成药又可分为无机合成药和有机合成药。无机合成药为无机化合物（极个别为元素），如用于治疗胃及十二指肠溃疡的氢氧化铝、三硅酸镁等；有机合成药主要是由基本有机化工原料，经一系列有机化学反应而制得的药物（如阿司匹林、氯霉素、咖啡因等）。

天然化学药按其来源，也可分为生物化学药与植物化学药两大类。抗生素一般系由微生物发酵制得，属于生物化学范畴。近年来出现的多种半合成抗生素，则是生物合成和化学合成相结合的产品。原料药中，有机合成药的品种、产量及产值所占比例最大，是化学制药工业的主要支柱。原料药质量好坏决定制剂质量的好坏，因此其质量标准要求很严格，世界各国对于其广泛应用的原料药都制定了严格的国家药典标准和质量控制方法。

一、原料药的储存养护

一般原料药都应密闭储存养护，注意包装完好、不受损坏，严防灰尘等异物污染。凡吸潮能发生变化的药品，储存时应注意防潮，包装密封，于干燥处储存，如碳酸氢钠；易风化的药品储存时应注意包装严密，不能放置在过于干燥或通风的地方，置于凉处储存，如咖啡因；避光的药品应置于遮光容器中，密闭于暗处储存，如甘汞；易吸收二氧化碳的药品不能露置于空气中，应密封，避免与空气接触，如氧化锌；具有特殊臭味的药品包括具有挥发性和吸附性的药品如药用炭、硅碳银、淀粉、乳糖、葡萄糖、氢氧化铝等，应分隔储存，避免近旁、同柜、混合堆放；维生素 C 类药品在干燥的室温时较稳定，但吸潮受热后极易分解失效，因此这类原料药应置于干燥凉暗处储存；生化制品及含蛋白质、肽类的药品，易受温度、光、水分和微生物的影响而引起霉变、腐败、生虫等，使有效成分被破坏或产生异臭,这类药品要注意密封,置于阴凉避光处储存;危险药品除按规定储存外,应远离一般库房,置于凉暗处防火储存。

二、原料药储存养护实例分析

1. 阿司匹林(Aspirin)

【处方组成】用于解热、抗炎、镇痛,外观白色结晶或结晶性粉末,无臭或微带醋酸臭,味微酸。

【质量稳定性分析】在干燥空气中稳定,遇湿气即缓慢水解成水杨酸与醋酸,分解后有显著的醋酸臭,水溶液显较强酸性。

【储存养护方法分析】①密封,在干燥处储存;②如有明显的醋酸臭或储存时间过久,应检查其分解产物"游离水杨酸"是否符合《中国药典》规定;③本品如包装严密,于 5~30℃下储存,3 年之内质量无变化。

2. 氢氧化铝(Aluminium Hydroxide)

【处方组成】抗酸药,白色无结晶性粉末,无臭,无味。

【质量稳定性分析】性质稳定,但遇热、受潮则制酸力降低。

【储存养护方法分析】①密封储存;②久贮后应测定制酸力。

3. 咖啡因(Caffeine)

【处方组成】本品为中枢兴奋药,白色或带极微黄绿色,有丝光的针状结晶,无臭,味苦。

【质量稳定性分析】有风化性,风化后部分变成白色粉末。加热至 100℃即成无水咖啡因。

【储存养护方法分析】①密封储存;②风化后药效不变,但重量减轻,可影响使用剂量的准确性;③本品有咖啡因与无水咖啡因 2 种规格,容易混淆而发生差错;④本品属于第一类精神药品,应按特殊管理药品规定加强管理。

4. 氯化钙(Calcium Chloride)

【处方组成】白色、坚硬的碎块状颗粒,无臭,味微苦。补钙药。

【质量稳定性分析】本品潮解性甚强,露置空气中可自行溶化。

【储存养护方法分析】①密封,在干燥处储存;②验收时可振摇药瓶,观察是否有黏结、液化现象,注意不能任意开启封口,以免吸潮。

5. 麻醉乙醚(Anesthetic Ether)

【处方组成】无色澄明、易流动的液体,有特臭,味灼烈、微甜。沸程 33.5~35.5℃,沸距在 1℃以内。吸入麻醉药。

【质量稳定性分析】①有极强的挥发性与燃烧性(如温度稍高,能自沸),蒸气与空气混合后,遇火能爆炸;②本品遇空气、潮湿或强光易生成醋酸、乙醛及有机过氧化物等有害物质,使刺激性和毒性增加;③能溶解有机物,对软木塞、橡胶、火漆、蜂蜡等都能溶解或侵蚀而使药物污染;④有时为了避免本品的氧化,可放入洁净的铁、锌片,可使分解产物立即被金属还原。

【储存养护方法分析】①遮光,几乎装满,严封或熔封,在阴凉避火处保存;②临用时方可开启容器,自容器内取出后,过 24 小时即不适合供麻醉用;③发现包装不严,有漏气、减量等现象,则不能再供药用;④搬运时应轻拿轻放,减少震动,进出货运输应避开高温时间,宜夜间或早晚阴凉时出入库;⑤本品为一级易燃液体,运输或久贮应按危险品处理;⑥储存 2 年后应重新检查,符合规定后才能使用;⑦消防时用干粉、泡沫、二氧化碳、四氯化碳灭火器或沙土。

6. 葡萄糖(Glucose)

【处方组成】无色结晶或白色结晶性或颗粒性粉末,无臭,味甜。营养药。

【质量稳定性分析】①含有 1 分子结晶水,在约 83℃时可溶于自身的结晶水;②有吸湿性,可吸潮结块,滋生微生物,发霉等。

【储存养护方法分析】①密封储存;②储存中应防止鼠咬;③本品有口服用、药用或注射用多种规格,注意区分,避免混淆出错。

7. 枸橼酸铁铵(Ferric Ammonium Citrate)

【处方组成】棕红色的透明菲薄鳞片或棕褐色颗粒,或黄色粉末,无臭,味咸。抗贫血药。

【质量稳定性分析】本品吸湿性强,易结块甚至溶化;遇光易变质,色泽变深。

【储存养护方法分析】遮光密封储存。

8. 碘化钾(Potassium Iodide)

【处方组成】无色结晶或白色结晶性粉末,无臭,味咸,微苦。碘制剂。

【质量稳定性分析】有弱引湿性,受潮、见光易被氧化,能缓慢分解析出游离碘,变成黄色或棕黄色。本品含微量碘酸盐,能促使其变色。

【储存养护方法分析】①遮光,密封储存;②变黄色或棕黄色后不可供药用。

9. 高锰酸钾(Potassium Permanganate)

【处方组成】黑紫色、细长的棱形结晶或颗粒,带蓝色的金属光泽,无臭。消毒防腐药。

【质量稳定性分析】系强氧化剂,在空气中无变化,但与某些有机物或酸类、易燃有机物、还原剂等接触,或受潮湿、强热、摩擦、冲击等,即能分解,引起燃烧和爆炸。

【储存养护方法分析】①密闭储存;②应避免高热、潮湿、日晒、摩擦、冲击;③与乙醇、甘油、硫黄、苯酚、糖、淀粉、碘化钾等还原剂或易燃有机物隔离储存;④运输或储存应按危险品处理;⑤消防时用水、沙土。

10. 盐酸吗啡(Morphine Hydrochloride)

【处方组成】白色、有丝光的针状结晶或结晶性粉末,无臭。镇痛药。

【质量稳定性分析】遇光、空气易氧化变质,色泽变暗。

【储存养护方法分析】①遮光密封储存;②本品属于麻醉药品,按特殊管理药品管理。

11. 含糖胃蛋白酶(Saccharated Pepsin)

【处方组成】本品为从猪、牛、羊动物的胃黏膜中提取的胃蛋白酶,用乳糖、葡萄糖或蔗糖稀释制得。白色或淡黄色的粉末,味甜,无霉败臭。助消化药。

【质量稳定性分析】①有引湿性,吸潮、受热后可发生粘瓶结块或异臭霉坏,并降低或失去消化蛋白质的能力;②干燥品对热尚稳定;③久贮后蛋白质消化力逐渐下降。

【储存养护方法分析】①密封干燥处储存;②注意有效期;③有含糖胃蛋白酶和不含糖胃蛋白酶2种规格,注意不要混淆。

12. **维生素 B$_1$(Vitamin B$_1$)**

【处方组成】白色结晶或结晶性粉末,有微弱的特臭,味苦。维生素类药。

【质量稳定性分析】有吸湿性,干燥品在空气中能立即吸收约4%的水分,并可缓慢分解而变色。

【储存养护方法分析】应装在避光容器里,遮光、密封储存。

点滴积累

1. 原料药不同于药物制剂,一般主成分是其本体,因此养护状态的优劣直接关系到其质量。

2. 具有还原性的原料药必须密封,并降低其环境中的含氧量。

3. 具有吸湿性或风化性的药品要注意保持储存环境的湿度,密切关注其状态变化,包括颜色、气味、晶型等。

目标检测

一、选择题

(一) 单项选择题

1. 具有"国药准字"的药品不包括(　　)

  A. 化学原料药及其制剂、放射性药品

  B. 抗生素、生化药品

  C. 血清、疫苗、血液制品和诊断药品

  D. 天然药物

2. 单剂量包装的散剂,其装量差异限度检查时,除另有规定外,取散剂10袋(瓶),每袋(瓶)装量与平均装量相比较[凡有标示装量的散剂,每袋(瓶)装量应与标示装量相比较]应符合规定,超出装量差异限度的散剂不得多于(　　)

  A. 1袋(瓶),并不得有1袋(瓶)超出装量差异限度1倍

  B. 2袋(瓶),并不得有1袋(瓶)超出装量差异限度1倍

  C. 3袋(瓶),并不得有1袋(瓶)超出装量差异限度1倍

  D. 2袋(瓶),并不得有2袋(瓶)超出装量差异限度1倍

3. 中药或化学药散剂装量差异检查,平均装量或标示装量在0.5g以上至1.5g以下,其装量差异限度为(　　)

  A. ±15%　　　　B. ±10%　　　　C. ±8%　　　　D. ±7%

4. 吸潮、受热后,容易产生褪色、失去光泽、粘连、溶(熔)化、霉变,甚至膨胀脱壳等现象,常见于(　　)

  A. 胶囊剂　　　　B. 肠溶衣片　　　　C. 栓剂　　　　D. A+B+C均是

5. 对进口药品进行分包装后,除进口药品注册证号外,还必须有(　　)

A. 中国国家药品批准文号即国药准字

B. 批号

C. 药品治疗作用

D. 药品的用法、用量

6. 同一通用名称,同一规格的药品,但不同药品生产企业生产,国家药品监督管理部门发给(　　)

A. 同一药品批准文号 　　　　　　　B. 不同的药品批准文号

C. 不发药品批准文号 　　　　　　　D. 禁止生产

7. 不属于药品变异现象的是(　　)

A. 潮解 　　　　B. 挥发 　　　　C. 超过有效期 　　　　D. 变色

8. 药品发生变异现象的根本内因在于(　　)

A. 库房不符合要求 　　B. 温湿度过高 　　C. 避光不严 　　D. 药品的结构

9. 药品发生引湿现象,将会使药品本身首先发生(　　)

A. 稀释 　　　　B. 变性 　　　　C. 变色 　　　　D. 挥发

10. 外界因素氧气使药品主要发生的变异现象是(　　)

A. 还原 　　　　B. 氧化 　　　　C. 风化 　　　　D. 引湿

11. 药品具有被吸附药品气味的现象称为(　　)

A. 吸湿 　　　　B. 挥发 　　　　C. 串味 　　　　D. 吸附

12. 二氧化碳对药品的影响,不会导致药品(　　)

A. 改变药物的酸度 　　　　　　　　B. 促使药物分解变质

C. 导致药物产生沉淀 　　　　　　　D. 使药品 pH 升高

13. 不容易被氧化的药品是(　　)

A. 肾上腺素 　　　　　　　　　　　B. 左旋多巴

C. 水杨酸钠 　　　　　　　　　　　D. 明矾

14. 目前,药品的外观质量主要是采用(　　)

A. 感官试验 　　　　　　　　　　　B. 嗅觉试验

C. 视觉试验 　　　　　　　　　　　D. 理化试验

15. 药品发生光化现象后,往往使药品(　　)

A. 疗效增强,毒性增加 　　　　　　B. 疗效降低或失效,毒性降低

C. 疗效降低或失效,毒性增加 　　　D. 疗效增强,毒性降低

16. 栓剂在储存过程中,一般要求其储存温度不超过(　　)

A. 10℃ 　　　　B. 20℃ 　　　　C. 30℃ 　　　　D. 2℃

17. 需要防潮的药品不包括(　　)

A. 阿司匹林片 　　B. 硫酸阿托品 　　C. 含碘喉片 　　D. 甘油栓

18. 散剂储存养护的重点应该是(　　)

A. 防止吸潮而结块、霉变 　　　　　B. 防止风化而发硬

C. 防止挥发而失效　　　　　　　　　　D. 防止虫蛀

19. 片剂盛装时,在瓶口下和片子上的空隙部位填塞硅胶或棉花、吸水纸等,其作用是(　　　)

  A. 吸水、防潮　　　　　　　　　　　B. 排除空气

  C. 排除二氧化碳　　　　　　　　　　D. 防止碰撞

20. 要注意防冻、防裂,在储存运输过程中,不可横卧倒置,不可扭动、挤压或碰撞瓶塞的药品制剂是(　　　)

  A. 以水为溶剂的注射剂　　　　　　　B. 以油为溶剂的注射剂

  C. 固体粉末的注射剂　　　　　　　　D. 栓剂

（二）多项选择题

1. 药品发生的变异现象常见的有(　　　)

  A. 酸败　　　　　　　　B. 变色　　　　　　　　C. 风化

  D. 吸潮　　　　　　　　E. 软化

2. 生物制品储存的最佳温度是 2~10℃ ,是因为(　　　)

  A. 11℃ 是一般生物制品所忍受的最高温度

  B. −1℃ 是一般生物制品所忍受的最低温度

  C. 微生物在 2~10℃ 不适应生长

  D. 此温度不易引起容器破裂

  E. 此温度是微生物生长的最适温度

3. 正确储存养护药品的意义是(　　　)

  A. 根据药品的性质、剂型和包装储存养护药品

  B. 按不同的环境和条件因地制宜地储存养护药品

  C. 保证药品质量良好、数量准确、储存安全

  D. 同时兼顾节省财力、物力

  E. 尽量提高工作效率和提高药品库房的有效利用率

4. 散剂储存养护的重点是(　　　)

  A. 防止吸潮而结块　　　　　　B. 防止熔化　　　　　　C. 防止霉变

  D. 防止氧化变色　　　　　　　E. 防止出现斑点

5. 注射剂的储存养护应该做到(　　　)

  A. 应置玻璃容器内,密封或熔封

  B. 避光,在凉暗处保存

  C. 冬季严防冻结

  D. 橡胶塞小瓶粉针剂应防潮以免引起粘瓶结块

  E. 大输液不得横置倒放,不要震动、挤压、碰撞瓶塞而漏气

6. 药品入库进行验收时包括(　　　)

  A. 外包装的名称、批号、包装数量等是否与药品的内容物相符合

B. 包装封闭是否严密

C. 有无破漏、破损现象

D. 印字应清晰、端正

E. 装量差异限度是否符合要求

7. 易风化的药品是(　　　)

A. 硫酸阿托品　　　　　　B. 硫酸可待因　　　　　　C. 胃蛋白酶

D. 明胶　　　　　　　　　E. 硫酸钠

8. 在储存养护中要重点排除二氧化碳影响的药品是(　　　)

A. 氨茶碱片　　　　　　　B. 磺胺类钠粉针　　　　　C. 巴比妥钠粉针

D. 苯妥英钠粉针　　　　　E. 氨茶碱注射剂

9. 关于纸质包装的散剂叙述正确的是(　　　)

A. 容易吸潮,应严格注意防潮储存

B. 容易破裂,故应避免重压、撞击,以防破漏

C. 要注意防止虫蛀、鼠咬

D. 不必要外包装

E. 在湿度大于75%时,对其质量无影响

10. 片剂的储存养护正确的叙述是(　　　)

A. 除另有规定外,片剂都应置于密闭、干燥处储存,防止受潮、发霉、变质

B. 含有生药、动物脏器以及蛋白质类成分的片剂,在干燥阴凉处储存

C. 含有挥发性药品成分的片剂应注意防热,置于阴凉处储存

D. 主药对光敏感的片剂,必须盛装于遮光容器内,注意避光储存

E. 有少量霉点的光滑片剂可以供药用

二、简答题

1. 药品按经营习惯分为哪几类?

2. 散剂在储存过程中出现的变异现象有哪些? 怎样储存养护散剂?

3. 怎样正确储存养护胶囊剂、注射剂、栓剂、糖浆剂、软膏剂?

4. 片剂在储存过程中出现的变异现象有哪些? 怎样储存养护片剂?

5. 复方氨基酸螯合钙胶囊的批准文号如下:进口注册证号:BH20030216,批准文号:国药准字J20030087。请解释进口注册证号和批准文号的字母和数字含义。

三、实例分析

实例1:硝酸甘油溶液(剧药):成分为硝酸甘油的无水乙醇溶液,含量为 0.9% ~ 1.1%(g/g),相对密度为 0.814 ~ 0.820。小量储存于密塞的棕色玻璃瓶中,避光保存于凉暗处,远离火源。请分析储存的原因。

实例2:头孢哌酮钠储存条件的分析和设置。

实例3:分别准备好以下药品将其分类储存养护:异烟肼片、过氧化氢溶液、注射用青霉素 G 钾、复方氯丙嗪注射液、维生素 AD 胶丸。

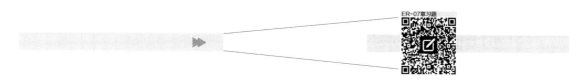

（冉启文）

第八章

ER-08章PPT

中药的储存与养护

导学情景

情景描述

　　2014年11月，国家食品药品监督管理总局联合地方食品药品监督管理局对吉林省4家生产肺宁颗粒的药品生产企业开展了飞行检查，发现某药业集团股份有限公司原料库存放的用于生产肺宁颗粒的药材返魂草发生部分霉变。此外，企业还存在故意编造虚假检验报告等行为。国家食品药品监督管理总局已要求吉林省药监局依法收回该企业的药品GMP证书，并对该企业的违法违规行为进行严肃查处。

学前导语

　　中药质量是保证临床用药安全、有效的基础，是中药制剂生产企业和经营企业的生命线，中药的合理储存与养护是保证中药质量的重要环节。本章将带领大家学习中药入库验收、储存、养护的基本知识。

　　中药是指在我国传统医药理论指导下使用的药用物质及其制剂。它是中国医学的重要组成部分，也是世界医药学中的瑰宝。中药是人类在长期的生产和与自然界作斗争的过程中，为了生存和征服疾病不断寻求和发现的，也是伴随成方及其剂型逐渐演变和发展的。中药包括中药材、中药饮片和中成药3大类。

第一节　中药材的储存养护

　　中药材一般是指经过产地加工取得药用部位的生药材，其中包括植物药、动物药和矿物药。我们国家幅员辽阔，自然条件优越，蕴藏着丰富的天然药物资源。据统计，我国目前可供药用的品种达12 000多种，全国经营的中药材品种在1000种以上。

　　我国医药商业企业常按药用部位，将中药材分为根与根茎类；叶、花、全草类；果实与种子类；茎、皮类；菌类；树脂类；动物类；矿物类及其他类等。中药材可供切制饮片、制药和提取有效成分用，近年来还用于开发保健品、调味品、食用天然色素、香料、化妆品等，为中药的综合利用开辟了新的领域。

一、中药材的质量变异现象及原因

　　中药材在运输、储存保管过程中，如果管理不当，会出现霉变、虫蛀、变色、泛油、散气变味、风化、潮解、溶化、升华、自燃等现象,这些现象称为中药材的质量变异现象。中药材在储存过程中的变异现象是很复杂的,不仅取决于药材本身的性质,而且与外界环境的影响密切相关。要保证用药安全有效,提高企业的经济效益和社会效益,就必须认真探讨各种变异现象及其原因,采取有效措施进行防治,以保证药材质量。

（一）常见中药材质量变异的现象

1. 霉变　霉变又称发霉,是指毛霉、黄曲霉、黑曲霉、灰绿青霉、黄绿青霉、念珠霉等在中药表面或内部的滋生现象。霉变可导致药材变质、失效,甚至产生毒素,引起肝、肾、神经系统等方面的损害,严重的黄曲霉毒素可致癌。因此,对中药进行霉菌总数测定和黄曲霉毒素等的限量检查,是从卫生学角度评价中药质量的内容之一。

2. 虫蛀　虫蛀是指仓虫如谷象、米象、大谷盗、药谷盗、烟草甲虫、粉螨等侵入中药内部所引起的破坏作用。药材被虫蛀后,往往被蛀成洞孔,严重的被蛀成粉末,使形态结构完全破坏。花类药材虫蛀后,可见散瓣;子粒类药材虫蛀后,常被虫丝缠绕成串、成饼;动物类药材的皮、肉会被虫蛀烂。虫蛀的药材,往往成分损失,药材损耗加大、药效降低,同时还被害虫的排泄物或蜕皮污染或引起发酵,从而产生变色和变味,影响患者用药的安全和疗效。

一般含大量淀粉（如白芷、山药、芡实等）、含糖分高（如党参、枸杞子、大枣等）、含蛋白质多（如乌梢蛇、土鳖虫、九香虫等）、含脂肪油多（如苦杏仁、柏子仁、郁李仁等）的药材易被虫蛀,而含辛辣、苦味成分（如细辛、花椒、干姜、黄柏、黄连等）一般不易被虫蛀;质地柔润的药材（如红参、地黄、党参）在潮湿状况容易生虫,而质地坚硬致密的药材（如桂枝、赭石、石决明）不易生虫。

3. 变色　中药材的变色是指因采收加工、储存保管不当而引起中药自身固有色泽发生改变的现象。每种中药材都有其各自的标准颜色及色泽,颜色及色泽越鲜明纯正,往往说明其质量和疗效越佳。如黄柏以颜色鲜黄者为优,丹参以砖红色者为优,乌梅以乌黑而有光泽者为优,牡丹皮以断面粉色、亮银星多者为佳等。颜色的变化既可造成外观的混乱,也可导致药材质量下降。

知识链接

黄芩储存不当变绿的原因

黄芩为唇形科植物黄芩的干燥根,其主要成分是黄芩苷。当储存或炮制不当时,黄芩苷易被共存的酶水解生成黄芩素,黄芩素分子中具有邻三酚羟基,性质不稳定,易被氧化成醌类化合物而显绿色,这是黄芩储存不当变绿的主要原因。

---

4. 泛油　泛油又称"走油",是指药材中所含挥发油、油脂和糖类等成分,因受热或受潮而在其表面出现油状物质或返软、发黏、颜色加深,发出油败气味的现象。泛油是一种酸败变质现象,不仅影响疗效,甚至可产生不良反应。

某些含脂肪油、挥发油的药材受热后可使内部油脂溢于表面,如苦杏仁、柏子仁、当归;某些含糖、黏液质类的药材,可因受潮返软、外表发黏、色泽加深,如天冬、麦冬、枸杞子、党参、牛膝、黄精、熟地黄等。

5. 气味散失 气味散失是指一些含有易挥发成分(如挥发油)的中药,由于储存不当而造成固有气味变淡薄或散失的现象,如薄荷、细辛、白芷、荆芥、冰片等。中药的气味是其质量好坏的重要标志之一,如果储存环境差,如温度升高、湿度增大、药材受潮、包装不严或储存过久,都可引起芳香性成分散失,以致疗效降低。

6. 风化 风化是指含有结晶水的无机盐矿物类药材与干燥空气接触,逐渐失去结晶水而变成粉末状态的现象。风化既影响中药的外观性状,又影响其内在质量。如中药芒硝($Na_2SO_4 \cdot 10H_2O$)、明矾[$KAl(SO_4)_2 \cdot 12H_2O$]等。

7. 潮解溶化 潮解溶化是指含可溶性糖或无机盐成分的固体中药,吸收潮湿空气中的水分,在湿热条件影响下,其表面慢慢溶化或成液体状态的现象。潮解溶化不仅影响药材的外观性状和内在质量,还易黏附包装。易潮解的中药有咸秋石、青盐、硇砂、硼砂等。

8. 粘连 粘连是指某些熔点较低的固体树脂类药材及一些动物胶类受热或受潮后粘连或结块的现象。如乳香、没药、阿胶、鹿角胶等。

9. 升华 升华是指在一定温度条件下,中药由固体直接变为气体的现象,如樟脑、冰片、薄荷脑等。

(二) 引起中药材质量变异的原因

中药材在储存过程中会发生多种质量变异现象,究其原因有两方面。一是药材本身的性质,二是外界环境因素。

1. 自身因素 影响药材变异的自身因素主要是药材含水量以及药材所含化学成分的性质。

(1)药材含水量:中药含水量是指中药中水分的重量,常以百分比表示。测定中药含水量,可按《中国药典》(2015年版)四部通则0211药材和饮片取样法取样,通则0832水分测定法测定药材含水量。含水量的高低直接影响药材的质量与数量,含水量过高可导致发霉、虫蛀、潮解溶化、软化粘连、腐烂等现象发生;含水量过低又可出现风化、干裂等现象。因此必须将药材的含水量控制在安全范围内。

知识链接

水分与虫害的关系

药材在采收加工、储存、运输等过程中,不可避免地受到虫害的侵袭和污染,在一般性害虫中,即使有适宜的繁殖条件,但没有害虫所需的水分,那么害虫也不易生存。如在气温25℃,含水量20%以上的枸杞子发生虫害较严重,而同样温度,含水量在16%以内却不易生虫;在气温20℃,含水量为25%以上的当归发生虫害较重,而同样温度,含水量15%以下则没有虫害。在一定条件下,中药含水量愈高,虫害愈严重。

---

(2)药材化学成分:药材所含化学成分复杂,性质各异,在加工、炮制和储存过程中可不断发生

变化,以致影响疗效。因此储存过程中要在系统了解药材所含化学成分及其性质的基础上,创造良好的仓储条件,达到防止药材变质的目的。

2. 环境因素 引起中药变质的环境因素较多,如空气、温度、湿度、日光等。这些因素可以通过内因而起作用,引起药材含水量的改变及发生复杂的物理或化学变化,导致药材发生质量变异。

(1)空气:空气中的氧和臭氧是氧化剂,对药材的变异起着重要的作用,许多中药能通过空气发生氧化反应,使中药性能发生变化。例如某些含挥发油、脂肪油、糖类等成分的药材,能发生氧化、酸败、分解,引起泛油;某些含酚性物质的药材可因氧化而变色,中药材成分的氧化与贮藏时间呈正比。

(2)温度:一般来说,药材中化学成分在常温(15~20℃)下是比较稳定的。但温度升高,不仅可使药材所含水分蒸发,重量减少;还可加速氧化、水解等化学反应,促使化学成分迅速变化。其中挥发油的挥发会加快,气味减弱或散失;含糖及黏液质的饮片易发霉、生虫、变质;含油脂的成分易酸败泛油;胶类及树脂类易变软、粘连;外表油润的炮制品易失润。相反,在低温环境下,一般药材都不易发生变质。但是温度过低,对某些新鲜的药材如鲜石斛、鲜芦根等,或某些含水量较多的药材也会发生有害的影响。

(3)湿度:空气湿度是影响药材质量变异的重要因素。它不仅可引起药材的物理、化学变化,而且能导致微生物的繁殖及害虫的生长。除药材升华与湿度无关外,其他的任何一种质变都与湿度有关。药材的含水量与空气湿度有密切关系,当相对湿度超过75%时,药材会吸收空气中的水分,导致含水量增加而出现发霉、潮解溶化、粘连、腐烂等现象;当相对湿度低于35%时,药材的含水量又会逐渐下降,出现风化、干裂等现象。

(4)日光:日光在药材储存过程中有利有弊。日光照射,可以使药材干燥,可杀死霉菌和害虫,防止药材霉变和虫蛀;但也可导致药材变色、气味散失、挥发、风化、泛油,从而影响药材的质量。如红花等花类药材,常经日光照射,不仅色泽渐渐变暗,而且易变脆、散瓣。薄荷等芳香挥发性成分的药材,常经日光照射,不仅变色,而且使挥发油挥发,降低质量。

(5)霉菌:包括毛霉、黄曲霉、黑曲霉、灰绿青霉、黄绿青霉等,其生长繁殖深受环境因素的影响。一般室温在20~35℃,相对湿度在75%以上,大气中的霉菌孢子如散落在药材表面,在足够的营养条件下即萌发为菌丝,菌丝能分泌酵素,溶蚀药材及其内部组织,使药材腐败、变质而失去药效。尤以含淀粉、黏液质、糖类及蛋白质等营养物质的药材,如淡豆豉、瓜蒌等,极易感染霉菌而发霉,腐烂变质。

▶ **课堂活动**

哪些药材容易霉变? 如何防止药材霉变?

(6)虫害:一般来讲,温度在18~35℃,药材含水量在13%以上,空气的相对湿度在70%以上,谷象、米象、大谷盗、药谷盗、烟草甲虫、粉螨等害虫开始生长繁殖,既损害了药材的有效成分,其排泄物又污染了药材。所以药材入库储存,一定要充分干燥,密闭或密封保管。

另外,仓鼠在药材储存保管过程中可盗食、污染药材,破坏包装,传播病毒和致病菌,也是导致药材质量变异的原因之一。

知识链接

中药制成的复方制剂防虫法

以花椒 40g、樟脑 5g 加 90% 的乙醇制成复方花椒酊 100ml，对谷蛾、甲虫、毛衣鱼、书蚤等各种害虫的幼虫及虫卵均有良好杀灭效果。操作时，将药材晾晒后装入容器内，放 1 层药材，喷 1 次复方花椒酊，以药材表面喷湿为准，密封，害虫在 2 小时内可全部被杀死。一般每 100kg 药材用复方花椒酊灭虫需 3kg，防虫需 0.5kg。

该法结合了中药对抗同贮和乙醇灭虫的原理和优点，花椒、樟脑含有大量的挥发油，具有辛辣味，各种昆虫闻后自动避开，防虫时间长；以乙醇作溶剂，可达到杀菌、杀虫的作用。采用该法灭虫，有效率达 96% 以上，无残留毒素和污染。

二、中药材的储存保管

中药材的储存保管是药材流通的重要环节之一。由于中药成分复杂，性质各异，储存要求也不同。因此必须采用针对性强的保管措施，以达到保证药材质量的目的。根据上述原则，企业通常把入库药材根据性质和药用部位不同进行分类储存保管。

（一）根及根茎类药材

根及根茎类药材个体肥大，干燥后多质地坚实，耐压性强。由于其来源不同，所含成分复杂，多易受外界因素影响而变异。因此对根及根茎类药材的储存，应根据储存性能，实行分类储存。

1. 储存条件

（1）库房选择：均须选择阴凉干燥库房，具备通风吸湿、熏蒸等设施。高温梅雨季节前要进行熏仓防霉、杀虫，有些品种可移至气调、密封库房或低温库房。

（2）温湿度管理：严格温湿度管理。对于易霉变、虫蛀、泛油的药材，库温应控制在 25℃ 以下，相对湿度 60%~70%。

（3）货垛管理：货垛应经常检查，防倾斜倒塌。易泛油药材的货垛，不宜过高过大，注意通风散潮；含淀粉、糖分和黏液质的药材，受潮受热易粘连结块甚至发酵，宜堆通风垛，保持空气流畅。如：地黄、天冬、黄精、玉竹、山药、天花粉等。

2. 储存实例

【党参】本品为桔梗科植物党参、素花党参或川党参的干燥根。水分不得过 16.0%，置通风干燥处，防蛀。

本品含党参皂苷，微量生物碱、蔗糖、菊糖、甾醇、挥发油等。易被虫蛀、发霉和泛油，各地产的党参虫蛀、发霉的程度不一，如四川、陕西等地所产含糖分较多，易虫蛀、发霉；贵州、新疆等地所产糖分较少，不易发霉、泛油。发现虫蛀可使用磷化铝熏蒸，熏后内部水分未能散发，应予摊晾。

【当归】本品为伞形科植物当归的干燥根。水分不得过 15.0%，置阴凉干燥处，防潮，防蛀。

本品含挥发油、藁本内酯、阿魏酸、多糖、当归酮等。易泛油、吸潮变色和虫蛀。其返潮往往从根梢起始,虫蛀则在茎残基或叉枝部起始。在库发现虫蛀,可用磷化铝熏蒸。返潮宜日晒,应逐层取出,头尾顺次排列,便于日后装箱、压紧,不宜储存过久。

【白芷】本品为伞形科植物白芷或杭白芷的干燥根。水分不得过14.0%,置阴凉干燥处,防蛀。

本品含挥发油及多种香豆素类化合物等。极易虫蛀,一旦生虫,很快会被蛀成空洞,不可入药;受潮易霉变甚至泛油。在库要勤检查,梅雨季节应每周检查1~2次,发现虫蛀可用磷化铝熏蒸,条件允许,可采用气调养护法储存。

【葛根】本品为豆科植物野葛的干燥根。水分不得过14.0%,置通风干燥处,防蛀。

本品含大量淀粉、黄酮类物质,如大豆素、大豆苷、大豆苷元、葛根素等。在储存过程中易吸潮生霉,引起总黄酮含量显著下降;因含大量淀粉,害虫危害也常有发生,虫害较轻时,外表面不能观察到虫迹,用力敲震能见到虫粉;虫害严重时,不仅蛀成众多小孔,也能破坏纤维。如将其含水量控制在10%以下,贮藏于相对湿度70%以下的环境中,即能安全贮藏。

【三七】本品为五加科植物三七的干燥根和根茎。水分不得过14.0%,置阴凉干燥处,防蛀。

本品含人参皂苷、三七皂苷以及黄酮类化合物。三七的干燥品置干燥通风处,每年夏季曝晒1~2次,较易保管。但受潮容易发霉,亦可生虫,故夏季最好贮于石灰密封箱或坛中,切忌受潮。

知识链接

三七储存小经验

将三七密封于箱内,每箱装20kg,内放木炭0.5kg、明矾1.5kg,另加1.5~2kg石灰,同时置于箱内,可安全度夏3年以上。少量药材防治害虫可直接喷洒乙醇或高度白酒,然后将木箱密封,也很有效。

【北沙参】本品为伞形科植物珊瑚菜的干燥根。置通风干燥处,防蛀。

本品粉质、色白、味甘、易虫蛀。大量贮藏时,在梅雨前,待晒场晒热后,将北沙参摊平于烈日下曝晒,下午干透可收于木箱,放晾3~4小时后装满成件,密封,置干燥通风处贮藏。

(二)花类药材

花类药材多呈不同颜色,且色泽鲜艳,有芳香气味。若储存不当可吸湿返潮,变色,霉变,虫蛀,气味散失;质地疏松的花还易散瓣。鉴于上述情况,花类药材宜采用阴干或晾晒法干燥,避免火烤、曝晒。

1. 储存条件

(1)库房选择:宜选用干燥阴凉的库房,既保持色香,又要防止串味。可设花类专用库房,用木箱或纸箱包装,分类储存,注意洁净,防止污染,避免用硫黄熏仓。

(2)温湿度管理:注意防潮,相对湿度控制在70%以下,温度不超过25℃。

(3)货垛管理:货垛不宜过高,应适当通风,避免重压、阳光直射,防止花朵受损、垛温升高引起"冲烧"。一般垛温高于库温4℃时即应倒垛降温散湿,防止引起"冲烧"。

2. 储存实例

【红花】本品为菊科植物红花的干燥花。水分不得过 13.0%,置阴凉干燥处,防潮,防蛀。

本品含红花苷、新红花苷、色素等,易变色、生虫。受潮堆压易发热,甚至毁损变质。仓虫吐丝易使花被相互粘连结串。为了防止变质,多在雨季之前进行检查,如果受潮可开箱晾晒,热气凉透,装于木箱或铁桶内,梅雨季节不再开箱,免受湿气影响,发生变质现象。但应注意不宜曝晒,更不可用硫黄熏。

【金银花】本品为忍冬科植物忍冬的干燥花蕾或带初开的花。水分不得过 12.0%,置阴凉干燥处,防潮,防蛀。

本品含绿原酸、异绿原酸等,易虫蛀、霉变。害虫常从筒状花冠顶端开裂处蛀蚀雄蕊和雌蕊等部位,有时蛀蚀成粉或粘连成串。由于害虫发育繁殖,分泌排泄物不断增加,吸潮过多,又会引起霉变,严重时霉丝交织使金银花粘连成团。若有霉变应及时晾晒,但不可曝晒或用硫黄熏,否则易变色或散瓣。贮藏方法一般应固封压实,置阴凉干燥处。以防受潮变色和走失香味。

【菊花】本品为菊科植物菊的干燥头状花序。水分不得过 15.0%,置阴凉干燥处密闭保存,防霉,防蛀。

本品含有挥发油等成分。受潮后极易生虫,梅雨季节更易霉烂、变色、变味;透风则易散瓣。宜贮藏于干燥、阴凉的库房中,相对湿度最好 70% 以下,可采用石灰干燥法保存。

案例分析

案例

某药店的西红花置于柜台实物展示,夏季吸潮,店员将其晾晒,导致西红花干、碎。

分析

西红花为鸢尾科植物番红花 *Crocus sativus* L. 的干燥柱头。本品主要成分为藏红花素、藏红花苷、藏红花酸二甲酯、藏红花酸、藏红花苦素、挥发油等。晾晒可导致花内挥发油散失,宜取 1~2 张吸水性较好的纸巾包裹柱头,并装于密封袋或放入密封的小瓷缸内,存入冰箱低温保存,不建议柜台存放实物。

（三）果实种子类药材

果实类药材组织结构变化大,成分复杂,性能各异,尤其浆果、核果等因富含糖分,故易粘连、泛油、霉变和虫蛀;果皮含挥发油,易散失香气、变色;种子类药材含淀粉、蛋白质和脂肪等营养物质,易酸败泛油、生虫。

1. 储存条件

（1）库房选择:本类药材宜根据性质不同,存放于干燥通风的库房。

（2）温湿度管理:库房温度不超过 30℃,相对湿度控制在 75% 以下。对易泛油品种,温湿度管理更应严格控制,库温不应超过 25℃。

（3）货垛管理：货垛不宜过高，不宜靠近门窗，避免日光直射。对枸杞子、桂圆肉、瓜蒌、大枣等质地软润、不耐重压的中药，宜用硬质材料包装盛放。

2. 储存实例

【枸杞子】本品为茄科植物宁夏枸杞的干燥成熟果实。水分不得过 13.0%，置阴凉干燥处，防闷热，防潮，防蛀。

本品含枸杞子多糖、甜菜碱、氨基酸等成分。储存保管不当易泛油变色；返潮致水分析出外表或高温糖分外渗，出现粘连、霉蛀、泛油变黑。

【薏苡仁】本品为禾本科植物薏苡的干燥成熟种仁。水分不得过 15.0%，置通风干燥处，防蛀。

本品含薏苡素、薏苡仁酯、甾醇、淀粉等。易虫蛀，仓虫蛀蚀部位大多在侧面一条棕色纵沟内，残存的粗糙糠成为仓虫繁殖的良好条件，应注意检查，经常翻晒。

【五味子】本品为木兰科植物五味子的干燥成熟果实。水分不得过 16.0%，置通风干燥处，防霉。

ER-8-1

关于部分霉变白果的定性

本品含较多的糖分和树脂状物质，冬季不易干透，因此在春天仍易返潮、发热，如不及时通风摊晾，会发霉变质。夏季应特别注意保管，经常进行检查，若内部发热，必须立即倒出晾晒，以防生霉腐烂。

（四）全草类药材

全草类药材常呈绿色，储存期间受温湿度和日光等影响，可发生变色。含挥发油的药材如薄荷、紫苏等，久贮挥发油挥发，香气变淡。

1. 储存条件 本类药材不宜曝晒或高温干燥，储存的库房应干燥通风，光照勿过强。堆垛注意垫底防潮，保持清洁，避免重压破碎，定期检查、倒垛、散潮，以减少质变和损耗。

2. 储存实例

【薄荷】本品为唇形科植物薄荷的干燥地上部分。水分不得过 15.0%，置阴凉干燥处。

本品含挥发油，油中含薄荷脑 70%～90%，薄荷酮 10%～12%，此外，还含有乙酸薄荷酯等。受潮易霉变、变色、香气散失。受潮后可摊晾，忌曝晒，久晒则绿叶变黄，香气挥散，不宜久贮。本品含挥发油不得少于 0.80%（ml/g）。

【麻黄】本品为麻黄科植物草麻黄、中麻黄或木贼麻黄的干燥草质茎。水分不得过 9.0%，置通风干燥处，防潮。

本品含生物碱和挥发油，贮藏中应保持干燥通风，防受潮，以免变色、霉烂；避免阳光长期直接照射，否则引起褪色和有效成分减少。受潮后也会变色、发霉、含量降低。若发现发霉，只能摊晾，不宜曝晒，以免麻黄遇光褪色，有效成分降低。本品按干燥品计算，含盐酸麻黄碱和盐酸伪麻黄碱的总量不得少于 0.80%。

（五）树脂、干膏类药材

此类药材具有受热熔化、变软、粘连的特点，储存时不仅会使外观变形，而且易黏附包装或发生流失污染、生虫、发酵、变色等。

1. 储存条件 储存于干燥、阴凉、避光的库房。储存芦荟、安息香等，垛底应垫衬纸，防止流失污染。储存阿魏等有浓烈气味的品种,宜单独存放或选防潮容器密封,避免与其他药材串味。定期检查包装,防止破损、受热外溢。

2. 储存实例

【阿魏】本品为伞形科植物新疆阿魏或阜康阿魏的树脂。水分不得过 8.0%,密闭,置阴凉干燥处。

本品含挥发油,具有强烈而持久的蒜样特异臭气,宜密闭储存,避免与其他药材串味。

【乳香】本品为橄榄科植物乳香树及同属植物树皮渗出的树脂。置阴凉干燥处。

本品含树脂 60%~70%,树胶 27%~35%,挥发油 3%~8%。本品性黏,宜密闭,防尘;遇热则软化变色,故宜贮藏于阴凉处。

（六）动物类药材

此类药材来源复杂,主要为皮、肉、甲、角和虫体等,如蛤蚧、刺猬皮、鳖甲、金钱白花蛇等,富含脂肪、蛋白质等营养物质。如果储存不当,极易滋生霉菌或出现虫蛀、泛油酸败、异臭、脱足断尾现象,导致药材品质降低。该类药材价格偏高,更应加强责任心和注重设施投入,宜少储勤进。

1. 储存条件 可采用带空调的专库存放,库房应具防潮、通风和熏仓防虫的条件。库温一般不超过 20℃,相对湿度控制在 70% 左右。储于专用容器中或拌花椒同贮,存放于小型密闭库房或分层存放于货架上,避免与其他药材串味。

2. 储存实例

【蜈蚣】本品为蜈蚣科动物少棘巨蜈蚣的干燥体。水分不得过 15.0%,置干燥处,防霉,防蛀。

本品易发霉、虫蛀。梅雨季节吸潮后,头、足及环节部位常先霉变,后延散到背腹部,使虫体发软。虫蛀可使头足脱落,失去虫体的完整性。储存时需防霉,防蛀。

【蛤蚧】本品为壁虎科动物蛤蚧的干燥体。

本品富含脂肪油、蛋白质等,在温湿度过高、日光晒或库存过久接触空气等情况下,极易出现泛油酸败、异臭及虫蛀、霉变等现象。可用木箱严密封装,常用花椒拌存,置阴凉干燥处,防蛀、防泛油、防发霉等质量变异。

知识链接

重点中药品种的储存

重点中药品种是指最容易发生虫蛀、霉变、泛油、变色等质量变异的品种,应当重点加强储存养护。如富含淀粉的中药材山药、薏苡仁、白芷等易被虫蛀,应集中存放,便于有效防治虫害发生;含糖、黏液质较多的天冬、党参、牛膝等易霉变的中药材集中储存,便于通风去潮、防霉;含挥发油较多的药材如川芎、木香、肉桂、丁香等,易发生散气变味,宜集中储存,便于采取密封措施;富含脂肪、蛋白质的种仁、动物类药材,如杏仁、柏子仁、蛤蚧、刺猬皮等,易泛油酸败,应集中存放于易调控温湿度的阴凉库,置通风干燥的小库货架上;易变色的花类药材,如红花、玫瑰花等,宜集中存放于避光、阴凉、干燥处,防止花类药材褪色质变。

（七）特殊中药

1. 细贵中药材 这类药材如西洋参、番红花、冬虫夏草等价格较高,有的品种又易虫蛀霉变,所以应存放于专用库房和容器内,严格执行细贵药材储存保管制度,注意防变质、防盗以保证安全储存。

2. 易燃中药材 易燃中药材多为遇火极易燃烧的品种,如硫黄、樟脑、海金沙、干漆等,必须按照消防管理要求,储存在阴凉、安全的专用库房,并配有专职消防安全员和消防设施,以防止火灾和其他事故的发生。

3. 毒性、麻醉类中药 具有毒性或成瘾性的中药,如生半夏、生南星、生川乌、草乌、马钱子、雄黄等,根据国家《医疗用毒性药品管理办法》和《麻醉药品和精神药品管理条例》,对28种毒性中药及麻醉植物药罂粟壳严格进行管理。在储存保管中必须专库、专柜、专账、双人、双锁保管,严格记账、出入库、复核损耗各项手续(详见第九章)。

总之,中药的储存保管是一项比较复杂和技术性相当强的工作,只有在明确中药材的变异现象和原因的基础上,采取科学的储存方法,以保证药材质量,从而保证临床用药安全、有效,提高企业的社会效益和经济效益。

点滴积累 \/

1. 常见中药材的质量变异现象有霉变、虫蛀、变色、泛油、气味散失、风化、潮解溶化、粘连、升华。

2. 引起中药材质量变异的原因有中药材自身因素如:药材的含水量和药材所含化学成分;环境因素如:空气、温度、湿度、日光、霉菌、虫害等。

3. 中药材的储存保管通常根据入库药材的性质和药用部位不同进行分类储存保管。

第二节 中药饮片的储存养护

中药饮片是指在中医药理论的指导下,根据辨证施治和调剂、制剂的需要,对中药材进行特定加工炮制的制成品。其加工过程包括净制、切制和炮炙。

1. 净制 即净选加工。净制可根据具体情况,分别采用挑选、筛选、风选、水选、剪、切、刮、削、剔除、酶法、剥离、挤压、焯、刷、擦、火燎、烫、撞、碾串等方法,以达到净度要求。

2. 切制 切制时,除鲜切、干切外,均需进行软化处理,其方法有喷淋、抢水洗、浸泡、润、漂、蒸、煮等。亦可使用回转式减压浸润罐,气相置换式润药箱等软化设备。软化处理应按药材大小、粗细、质地等分别处理,少泡多润,再根据要求切成一定规格的片、段、块、丝等。其厚薄、长短、大小、宽窄通常为:极薄片 0.5mm 以下,薄片 1～2mm,厚片 2～4mm;短段 5～10mm,长段 10～15mm;方块 8～12mm;细丝 2～3mm,宽丝 5～10mm。其他不宜切制的药材,一般应捣碎或碾碎使用。

3. 炮炙 除另有规定外,常用的炮炙方法有炒(单炒、麸炒、砂炒、蛤粉炒、滑石粉炒)、炙(酒炙、醋炙、盐炙、姜炙、蜜炙、油炙)、制炭(炒炭、煅炭)、煅(明煅、煅淬)、蒸、煮、炖、煨、燀、制霜、水飞、发芽、发酵等。

中药饮片品种繁多、规格复杂、形状各异,除了中药材本身的成分不同,还因采用了多种炮制方法而增加了其复杂性,给储存保管增加了难度。因此把好中药饮片入库验收关,进行科学保管与养护,防止中药饮片在储存中发生质量变异,对于保证药品质量,保证用药安全,提高企业经济效益和社会效益具有重要意义。

一、中药饮片入库验收及质量检查

依据相关的标准,对企业所购中药饮片的包装、品种的真伪、质量的优劣进行全面检验,对符合要求的予以接收入库,对不符合的予以拒收,并建立相应的记录,这个过程称为中药饮片的验收。

中药饮片入库验收的目的是保证入库的中药饮片数量准确、质量完好,防止假冒、伪劣品入库。由于中药品种多、来源复杂,经营中常有以假充真、以次充好、掺假等现象的发生,加上各地用药习惯不同,有的同名异物,有的同物异名,这给入库验收工作带来许多困难。因此,要求验收员不仅要有高度的责任心,而且要有一定的中药知识并熟悉验收的相关程序,这些都是做好中药储存养护工作的关键环节。

(一)验收人员、场所及设备要求

1. 验收人员 从事中药材、中药饮片验收工作的,应当具有中药学专业中专以上学历或者具有中药学中级以上专业技术职称;直接收购产地中药材的验收人员应当具有中药学中级以上专业技术职称,且应当在职在岗,不得兼职其他业务工作,还要进行与其职责范围和工作内容相关的岗前培训和继续培训,身体健康(应当进行岗前及年度健康检查,并建立健康档案),无传染病史。

2. 验收场所 企业应有与其经营规模相适应、光线充足、干燥、符合卫生要求的验收场地,其面积大型企业不少于 $50m^2$;中型企业不少于 $40m^2$;小型企业不少于 $20m^2$。验收应在待验区进行。

3. 验收设备 验收养护室应有必要的防潮、防尘设备。如所在仓库未设置药品检验室或不能与检验室共用仪器设备的,应配置必备的水分测定仪、紫外线荧光灯、显微镜、澄明度检测仪、崩解仪、白瓷盘、剪刀、放大镜,检查细小的果实、种子类药材须备有冲筒(探子)、标本等。

(二)验收依据

1. 验收依据有《中国药典》(2015 年版)(一部)及国家药品监督管理局规定的相关标准;《全国中药炮制规范》以及各地方炮制规范;《中药饮片质量标准通则(试行)》等。

2. 进口中药依照《药品进口管理办法》《进口药材管理办法(试行)》执行。

3. 进货合同和入库凭证上所要求的各项质量条款。

(三)取样原则

1. 抽取样品前,应注意品名、产地、规格等级及包件式样是否一致。检查包装的完整性,清洁程度以及有无水迹、霉变或其他物质污染等情况,并详细记录。凡有异常情况的包件应单独检验并拍照。

2. 对于同批药材取样数量:总包件数不足 5 件的,逐件取样;5~99 件,随机抽 5 件取样;100~1000

件,按5%比例取样;超过1000件的,超过部分按1%比例取样;贵重药材无论包件多少均逐件取样。

3. 每一包件至少在2~3个不同部位各取样品1份;包件大的应从10cm以下的深处在不同部位分别抽取;对破碎的、粉末状的或大小在1cm以下的药材和饮片,可用采样器(探子)抽取样品;对包件较大或个体较大的药材,可根据实际情况抽取有代表性的样品。

每一包件的取样量:一般药材和饮片抽取100~500g;粉末状的药材和饮片抽取25~50g;贵重药抽取5~10g。最终抽取的供检品量一般不得少于检验所需用量的3倍,即1/3供检用,1/3供复核用,1/3留样保存。

4. 抽样要有代表性和均匀性。

知识链接

四分法取样

若抽取药品总量超过检验用量数倍时,可按四分法再取样。 四分法取样是将所有样品摊成正方形,以对角线划"×",使分成四等份,取用对角两份;再如上操作,反复数次,直到最后剩余量能满足供检验用样品量。

(四)验收方法和内容

1. 查验相关证明文件及运输状况 根据采购记录,查看随货同行单,药品质量检验报告书。随货同行单应为打印单据,并加盖供货单位药品出库专用章原印章,随货同行单及印章应与首营企业档案中留存的式样一致。检验报告书需加盖供货单位药品检验专用章或质量管理专用章原印章。验收进口中药饮片要有《进口中药饮片注册证》或《医药产品注册证》《进口中药饮片检验报告书》或注明"已抽样"字样的《进口中药饮片通关单》。

检查运输工具是否为封闭式货物运输工具,是否符合合同约定的在途时限,运输途中有无雨淋、腐蚀、污染等可能影响药品质量的现象。

2. 数量和外包装的验收 数量验收应根据随货同行单或相关凭证与实物核对。中药饮片应有外包装并附有质量合格标志,外包装应符合药用或食用标准,包装上应印有或贴有标签,标签上应注明品名、规格、产地、生产企业、产品批号、生产日期,实施批准文号管理的中药饮片包装上还必须注明批准文号。

3. 外观性状检查 主要通过眼看、手摸、鼻闻、口尝等方法,根据饮片的性状特征和炮制要求来鉴别真伪、优劣以及片型是否符合规定,是否有该制不制或以生代炙等情况。若有性状异样,应参照《中国药典》进行显微和理化鉴别,以帮助确定真伪。

4. 纯度检查 根据《中国药典》(2015年版)通则所规定方法测定含水量、灰分含量(总灰分和酸不溶性灰分)和杂质含量等。切制饮片含水量不应超过10%~12%,片形均匀、整齐、色泽鲜明,表面光洁,无污染,无泛油,无整体片、连刀片、斧头片、翘边等。不规则片不得超过15%,灰屑不超过3%。若不符合规定,进行相应的加工后符合规定再入库。

知识链接

中药饮片炮制品的验收

中药饮片炮制品应色泽均匀,虽经切制或炮制,但应具有原有的气和味,不应带异味或气味消失。

（1）炒制品:清炒或辅料炒均要求色泽均匀,略带焦斑;生片、糊片不得超过2%。

（2）烫制品:色泽均匀,质地酥脆;生片、糊片不得超过2%。

（3）煅制品:煅透、酥脆、易碎,研粉应颗粒均匀;未煅透者不得超过3%。

（4）蒸制品:蒸透、无生心。未蒸透者不得超过3%。

（5）煮制品:煮透、无生心。有毒饮片煮制后,应口尝无麻舌感。未煮透者不得超过2%。

5. 内在质量验收　根据《中国药典》规定方法,对检品进行浸出物、物理常数、挥发油含量等方面的测定,运用高效液相、气相、薄层扫描等色谱法对其活性成分或特征成分、有毒成分、有害物质等进行含量测定以及卫生学检查,据此判断真伪优劣。

6. 毒、麻饮片的验收　包装符合规定;实行双人验收、双人签字的制度。

7. 验收记录

（1）必须建立完善、真实的验收记录(表8-1)。

（2）验收记录内容包括:购进日期、商品名称及规格、产地、生产企业、数量、供货单位、批准文号、质量状况、验收人员等内容。

（3）验收记录应保存至超过药品有效期1年,但不得少于3年。

表8-1　中药材/中药饮片购进质量验收记录

到货日期	供货单位	品名及规格	产地	生产企业	批号	数量	单位	单价	外观质量	验收结果	验收员签名	批准文号	备注

▶▶ **课堂活动**

验收过程中如发现货单不符、标志不清或手续不全的中药饮片,应如何处理?

（五）对验收中发现问题的处理

药品验收中,可能会发现诸如货单不符、数量短缺、包装破损、标志不清、证件不齐、质量异常不符合要求等问题,应区别不同情况,及时处理。

1. 件数不符　在大数点收中,如发生件数与随货同行单所列不符,数量短少,应立即在随货同行单上批注清楚,按实数签收。同时,仓库管理人员将查明短少药品的品名、规格、数量通知采购部门联系供货方,经供货方确认后,由采购部门确定并调整采购数量后,方可收货。

2. 包装异状 药物接收时,如发现包装有异状时,仓库管理人员应会同送货人员开箱、拆包检查,查明确有残损或细数短少情况,由送货人员出具药品异状记录,或在送货单上注明。同时,应另行堆放,等待处理。

3. 药品异状损失 指接货时发现药品异状和损失的问题。在大数点收的同时,对每件药品的包装和标志要进行认真查看,如果发现异状包装,必须单独存放,并打开包装详细检查内部药品有无短缺、破损和变质。逐一查看包装标志。

4. 细数不符 在开箱、拆包核点药品细数时,如发现细数不符,应通知采购部门,由采购部门联系供应商。

5. 质量问题 开箱、拆包验收而发现药品有残损、变质情况,仓库管理人员应将残损药品另列,好、坏分开堆存,保持原状,并及时通知供应商,以便检查和处理。对真伪优劣难以确定或有质量疑问的中药,应按规定取样,同时填写质量反馈单,送质量检验室进行鉴定或检测。

6. 中药的拒收 对验收不合格的中药,应填写中药拒收报告单,报质量管理部门审核,签署意见后通知业务部门,并存放于不合格药品区内。

中药入库验收

为了防止错检、漏检,质量管理部门应组织检验人员对一周内入库的所有饮片再检查一次。每个月质量管理部门应组织有关人员对本月库存饮片进行一次重点检查。

二、中药饮片的储存

中药材经炮制加工制成饮片,改变了原药材的形状,增加了与空气和微生物的接触面积,因此更易发生泛油、霉变、虫蛀、变色等质量变异现象。仓储工作者应针对饮片质量变异的原因采取科学的防治措施。

(一) 切制类饮片

切制类中药饮片有薄片或厚片、丝、段、块等几类,由于饮片表面积增大,与空气接触面增大,更易吸收水分;与微生物接触增多更易污染,极易吸潮、霉变和虫蛀。

1. 含淀粉较多的饮片 如山药、葛根、白芍等。切片后要及时干燥,防止污染,宜置通风阴凉干燥处,防虫蛀、霉变。

2. 含糖分及黏液质较多的饮片 如熟地黄、天冬、党参等,切片后不易干燥,若储存温度高、湿度大均易吸潮变软发黏、霉变和虫蛀。故宜置通风干燥处,密封储存,防霉蛀。

3. 含挥发油较多的饮片 如当归、川芎、木香、薄荷、荆芥等切片后,一般在60℃以下干燥。储存温度亦不宜过高,防止香气散失或泛油。受潮则易霉变和虫蛀。故宜置阴凉干燥处,防蛀。

(二) 炮制类饮片

1. 炒制类饮片 炒黄、炒焦、麸炒、土炒等均可使饮片香气增加,如炒莱菔子、麸炒薏苡仁、土炒山药等,若包装不严,易被虫蛀或鼠咬。故宜贮于干燥容器内,置通风干燥处,防蛀。

2. 酒、醋炙饮片 如酒大黄、酒黄芩、酒当归等酒炙饮片;醋香附、醋延胡索、醋芫花等醋炙饮片,不仅表面积增大,且营养增加,易污染霉变或遭虫害。应贮于密闭容器中,置通风干燥处,防蛀。

3. 盐炙饮片 如盐知母、盐泽泻、盐黄柏、盐车前子等,空气相对湿度过高时,易吸湿受潮;库温过高或空气相对湿度过低时则盐分从表面析出。故应贮于密闭容器内,置通风干燥处,防潮。

4. 蜜炙饮片 如蜜甘草、蜜黄芪、蜜冬花等。蜜炙后糖分大,较难干燥,易吸潮发黏;营养增加,易污染霉变或遭虫害或发霉变质。通常贮于缸、罐内,密闭,置通风干燥处。防霉、防蛀、防潮。蜜炙品每次制备不宜过多、储存时间不宜过长。

5. 蒸煮类饮片 常含有较多水分,如熟地黄、制黄精、制玉竹等。蒸煮后易受霉菌侵染,饮片表面附着霉菌菌丝体。宜贮于干燥容器内,密闭,置通风干燥处,防霉、防蛀。

6. 矿物加工类饮片 如芒硝、硼砂、明矾等,在干燥空气中易失去结晶水而风化,在湿热条件下又易潮解。故宜贮于缸、罐中,密闭。置阴凉处,防风化、潮解。

综上所述,储存中药饮片的库房应保持通风、阴凉、干燥,避免日光直射,库温30℃以下,相对湿度75%以下为宜,勤检查、勤翻晒,经常灭鼠。饮片储存容器必须合适,一般可储存于木箱、纤维纸箱中,尤以置密封的铁罐、铁桶为佳。亦可置瓷罐、缸或瓮中,并置石灰或硅胶等吸湿剂。中药房饮片柜,置药斗(格斗)要严密,对于流转缓慢的饮片,应经常检查,以防霉变、虫蛀。

三、中药饮片的养护技术

中药饮片养护技术是运用现代科学方法研究中药饮片的保管和影响中药储存质量的因素及其养护防范措施的一门综合性技术。仓储工作者应在继承祖国医药学遗产和前人长期积累的中药饮片储存经验的基础上,运用现代自然科学的知识和方法对中药饮片加以养护,以提高中药饮片的质量。常用养护方法主要有以下几类:

(一)传统养护技术

1. 清洁安全养护法 清洁卫生是饮片养护的基础,主要包括饮片加工各环节注意卫生,仓库及其周围环境保持清洁、无尘,防止有害生物侵入(防虫、防鼠害),做好库房安全工作(防火、防盗),这是一项最基本的养护。

2. 除湿养护法 是利用通风、吸湿等方法来改变库房的湿度,起到抑制霉菌和害虫活动的作用。通风是利用空气自然风或机械产生的风,把库房内潮湿的空气置换出来,达到除湿目的。吸湿是利用自然吸湿物或空气去湿机,来降低库内空气湿度,以保持仓库阴凉而干燥的环境。传统常用的吸湿物有生石灰、木炭、草木灰等,现在发展到采用氯化钙、硅胶等干燥剂除湿,也可用空调除湿吸潮。

3. 干燥养护法 干燥可以除去中药饮片中过多的水分,同时可杀死霉菌、害虫及虫卵,达到防虫、防霉,久贮不变质的效果。常用的干燥方法有曝晒、烘干、摊晾、微波干燥法及远红外加热干燥法等。

其中曝晒是利用太阳热能和紫外线杀灭害虫和霉菌,此法在生产实践中应用甚广,适用于较难干燥,晒后对质量影响不大的饮片。高温烘干法适合大多数饮片。量大可用烘干机烘干,量少可在烘箱内烘烤。尤其是饮片入库前或雨季前后均可采用此方法。摊晾法则适用于芳香性叶类、花类、果皮类等,如紫苏、红花、陈皮。对于颗粒较小的粉末状饮片,可采用微波干燥或远红外加热干燥。

4. 密封(包括密闭)养护法　该法是通过将饮片贮于缸、坛、罐、瓶、箱等容器而与外界隔离,以尽量减少外界因素对其影响。适用于易泛油、溢糖、发霉、虫蛀,吸潮后不宜曝晒、烘干的品种,如人参、枸杞子等。该法常与吸湿法相结合,效果更好。现常用密封性能更高的新材料,如塑料薄膜帐、袋真空密封,或用密封库等密封储存。

饮片品种单一而数量多,库房面积又小的,宜采用仓库密封法或小室密封法;饮片品种数量较多,而库房面积又大的,则宜采用薄膜塑料包装袋真空密封,分开堆垛的方法;若药房的库存量小,则宜采用缸、坛、罐、玻璃瓶、塑料箱等容器密闭储存;细贵饮片除可采用容器密封储存外,还可采用复合薄膜材料包装袋真空密封储存。夏季气温升高,空气中相对湿度增大,各种霉菌、害虫生长繁殖旺季宜采用密封法或密闭法。

▶ **课堂活动**

如果饮片含水量超过安全标准,能否采用密封养护法? 哪些品种需要用密封养护法? 药房和药店存货量少,是否需要密封储存?

5. 对抗同贮养护法　是用2种以上的药物同贮或采用一些有特殊气味的物品与药物同贮而起到相互克制,抑制虫蛀、霉变、泛油的一种养护方法。此法仅适用于少数药物养护,如牡丹皮分别与泽泻、山药、白术、天花粉、冬虫夏草等同贮;花椒分别与蕲蛇、白花蛇、蛤蚧、海马等同贮;大蒜分别与薏苡仁、土鳖虫、蕲蛇、白花蛇等同贮;胶类药物与滑石粉或米糠同贮;三七与樟脑同贮;荜澄茄、丁香与人参、党参、三七等同贮,均可达到防虫蛀、霉变或泛油的目的。

另外,对于易虫蛀、霉变、泛油的饮片,可采用喷洒少量95%乙醇或高度白酒,密封储存,达到对抗同贮的目的。

6. 冷藏养护法　冷藏养护法系指采用低温方法储存中药饮片,从而有效防止不宜烘、晾的中药饮片发生虫蛀、发霉、变色等变质现象。常用的方法如安装空调,使用冰箱,建冷库、阴凉库等。贵重中药饮片多采用冷藏法,如哈士蟆油、人参等。梅雨季节,可将价格偏高的中药如人参、西洋参、枸杞子、蛤蚧等贮藏于阴凉库中以防蛀、防霉,保证质量。

(二)现代养护技术

中药养护提倡使用无残毒、无污染的药材养护法。目前主要有远红外加热干燥养护、微波干燥养护、气调养护、无菌包装技术养护、气幕防潮养护、除氧剂包装封存养护和天然除虫剂养护等现代中药养护新技术。

1. 远红外加热干燥养护法　远红外加热干燥是电能转变为远红外线辐射出去,被干燥物体的分子吸收后,导致物体变热,经过热扩散、蒸发或化学变化,最终达到干燥的目的。其优点为:时间短,药材表里同时干燥、色泽均匀,具有较高的杀菌、杀虫及灭卵能力。但是凡不易吸收远红外线的药材或太厚(>10mm)的药材,均不宜用远红外辐射干燥。

2. 微波干燥养护法　药材微波干燥是药材中的水和脂肪等能不同程度地吸收微波能量,并把它转变为热量,既可干燥药材,又能杀灭微生物及真菌;既可防止发霉和生虫,又具有消毒作用。其优点为:干燥速度快、时间短、加热均匀、产品质量好、热效率高、反应灵敏。

ER-8-3

中药饮片微波杀菌烘干设备

3. 无公害气调养护法　气调养护的原理是将饮片置于密闭的容器内,对影响其变质的空气中的氧浓度进行有效控制,人为地造成低氧或高浓度二氧化碳状态,抑制害虫和微生物的生长繁殖及饮片自身的氧化反应,以保留中药品质的一种方法。其优点为:无残毒、适用范围广、操作安全,无公害。

▶ **课堂活动**

气调养护法因为设备投资大,应用受到限制。请你根据日常生活经验,结合气调养护法的原理,能否将该法用于中药饮片小包装?

4. 无菌包装技术养护法　首先将中药饮片灭菌,然后装入一个霉菌无法生长的容器内,避免了再次污染的机会。在常温条件下,不需任何防腐剂或冷冻设施,在规定的时间内不会发生霉变。

5. 气幕防潮养护法　气幕亦称气帘或气闸,是装在药材仓库房门上,配合自动门以防止库内冷空气排出库外、库外热空气侵入库内的装置。因为仓库内、外空气不能对流,这就减少湿热空气对库内较冷的墙、柱、地坪等处形成"水凇"(即结露)的现象,从而达到防潮的目的,保持仓储药材的干燥,防止中药霉变。

6. 除氧剂包装封存养护法　除氧剂是经过特殊处理的活性铁粉制得化学物质,它和空气中的氧起化学反应,从而达到除氧的目的。将这种活性铁粉制成颗粒状、片状的包装,与需要保管的药材封装在密封容器中,就能保证药材物品不长霉、不生虫、不变质。

7. 天然除虫剂养护法　利用天然植物除虫菊、天名精、灵香草、闹羊花、吴茱萸、花椒(叶和果)、柑橘(皮与核)、辣蓼、大蒜、黑胡椒、柚皮、野蒿、芸香、山苍子(油)、苦楝、臭椿、千里光、算盘子、姜粉、干辣椒、黄豆粉、茶油等,分别采用混入、喷雾的方法,与中药材共同密闭储存,即可起到防虫作用。

总之,随着科学技术的发展以及未来多学科相互协作,中药养护技术一定会进一步得到完善与提高。

四、常见易变中药饮片举例

【山药】本品因含较丰富的淀粉、黏液质等,若储存不当,最易虫蛀、霉变、变色或断碎。水分不得过12.0%,注意防霉、防蛀,保持色泽洁白。储量大时,梅雨季节前开箱日晒后稍晾装箱;也可拌入少量牡丹皮。置通风干燥处,防蛀。

【黄芪】本品主要含有皂苷类、黄酮类、多糖类等成分。易虫蛀、受潮发霉,储存过久会使色泽变深,水分不得过10.0%,置通风干燥处,防潮,防蛀。麸炒黄芪、蜜炙黄芪不宜久贮,以随用随炒为宜。

【**大黄**】本品主要含有蒽醌类化合物和鞣质。因为大黄中的鞣质与光线接触过久,易氧化为红棕色或棕黑色,这种氧化变化有时与酶的影响有关。故大黄饮片不宜多晒或久晒,以免变色;大黄饮片严防受潮,否则中心发黑,也易虫蛀,且不应用汗手拿取,否则外面变成黑色,皆有损质量。以生大黄、酒大黄、熟大黄变异明显。因此大黄宜置通风干燥处,防蛀。干燥失重不得过 15.0%。总蒽醌不得少于 0.90%。

【**苦杏仁**】本品含苦杏仁苷及脂肪油。夏季遇热,极易泛油;受潮易发霉、酸败和变色;温湿度适宜亦会虫蛀。宜置阴凉干燥处,防蛀。

【**紫苏叶**】本品含挥发油。受热挥发油挥发,气味散失;受潮易发霉、变色。宜置阴凉干燥处。不宜久贮,否则香气逐渐淡薄,影响质量。

【**芒硝**】本品为含水硫酸钠($Na_2SO_4 \cdot 10H_2O$)。长期与空气接触易风化、潮解。宜置密闭容器内,30℃以下保存,防风化。

【**阿胶珠**】本品含蛋白质、氨基酸等。受热或受潮易粘连、发霉。水分不得过 10.0%,宜置阴凉干燥处,密闭储存。

【**冰片**】本品具有挥发性,易燃,能升华。宜密封,置凉处。

点滴积累 ∨

1. 中药饮片的验收人员、验收场所及设备符合要求;根据《中国药典》及相关标准取样验收。

2. 中药饮片因与空气接触面积增大,更易发生泛油、霉变、虫蛀、变色等质量变异现象,应针对饮片质量变异的原因采取科学的储存方法。

3. 常用中药饮片养护技术有清洁养护法、除湿养护法、干燥养护法、密封养护法、对抗同贮养护法、冷藏养护法、化学药剂养护法、气调养护法和无菌包装技术等。

第三节 中成药的储存养护

中成药是指以中药材、饮片为原料,以中医药理论为指导,按照法定处方、工艺和标准,制成一定剂型的药物。中成药是我国历代医药学家经过千百年医疗实践创造、总结的有效方剂的精华,包括用传统方法制作的各种蜜丸、水丸、颗粒、膏药等中成药;用现代制药方法制作的中药片剂、注射剂、胶囊剂、口服液等。《中国药典》(2015 年版)(一部)收载的剂型有 30 多种,常用的剂型有如下几种。

1. 丸剂 分为蜜丸、水蜜丸、水丸、糊丸、蜡丸和浓缩丸等类型。代表上述剂型的品种有牛黄上清丸、乌鸡白凤丸、龙胆泻肝丸、小金丸、安宫牛黄丸、逍遥丸等。

2. 散剂 分为内服散剂和外用散剂。如银翘散、七厘散。

3. 颗粒剂 分为可溶颗粒、混悬颗粒和泡腾颗粒。如板蓝根颗粒、龙牡壮骨颗粒、氨酚伪麻那敏泡腾颗粒等。

4. **片剂**　有浸膏片、半浸膏片和全粉片。按用药途径可分口服普通片、含片、咀嚼片、泡腾片、阴道片和肠溶片等。如三七片、西瓜霜含片、小儿消食片、替硝唑阴道泡腾片、小柴胡片、牛黄解毒片等。

5. **糖浆剂**　如急支糖浆、小儿止咳糖浆等。

6. **合剂**　如复方大青叶合剂、柴胡口服液等。

7. **胶囊剂**　可分为硬胶囊、软胶囊(胶丸)和肠溶胶囊等,主要供口服用。如金水宝胶囊、藿香正气软胶囊等。

8. **膏药**　分为黑膏药和白膏药,如狗皮膏、伤湿止痛膏。

9. **注射剂**　如清开灵注射液、注射用双黄连(冻干)。

10. **栓剂**　如银翘双解栓、麝香痔疮栓等。

▶ 课堂活动

你还知道哪些中成药剂型? 请举例。

随着我国中医药事业的蓬勃发展,许多新剂型、新品种的中成药不断涌现,加之生产制备工艺技术的不断更新,产量大幅度上升,中成药的流通量也不断增加,如何根据中成药剂型的特性和储存条件,进行科学、合理的储存保管,保证其在流通中的质量成为首要问题。

一、中成药的分类储存

中成药的储存通常采用分类储存,即把储存地点划分为若干区,每个区又划分为若干货位,依次编号,设立货位卡,保证卡、货、账相符。按剂型和药物自身特性要求,根据内服、外用的原则,尽可能将性质相同的药物储存在一起,然后根据具体储存条件,选择每一类中成药最适宜的货位。

1. **一般固体中成药**　如丸剂、散剂、颗粒剂、片剂等易受潮、散气、泛油、结块、发霉、虫蛀等,其中丸剂、片剂久贮易失润、干枯、开裂。宜储存于密封库房,防止吸潮霉变,并控制库温25℃以下,相对湿度75%以下。

2. **注射剂**　如复方丹参注射液、脉络宁等大小容量的注射剂,怕热、怕光,易产生沉淀、变色等澄明度不合格现象。宜储存于20℃以下的阴凉库,避光、避热、防冻保存。货件堆垛不宜过高,避免重压。

3. **其他液体及半固体制剂**　如糖浆剂、口服液、合剂、酒剂、酊剂、露剂、煎膏剂、流浸膏剂及浸膏剂等,其性质怕热、怕光、易酸败、发酵。宜储存于阴凉干燥库房,避热、避光、防冻。另外,这类成药包装体积大、分量重,宜储存于仓库的低层库房,以便于进出库。

4. **胶剂、膏药等中成药**　如阿胶、鹿角胶、麝香壮骨膏等,前者受热易变软、粘连;后者易挥发散气,失去黏附力。储存时宜将内服、外用及不同性质的中成药分别储存于阴凉、密封较好的小库房或容器内,防热、防潮。

二、中成药易变品种的养护

中成药品种繁多,组方复杂,制备工艺烦琐,有效成分又多为混合物,因此出厂后容易发生质量变化。为了减少或避免这些问题的发生,现将常见中成药易变品种的养护技术介绍如下。

▶ **课堂活动**

根据影响药品稳定性的因素和常见中成药剂型的特点,谈谈中成药在储存过程中容易发生哪些质量变异现象? 如何防止?

1. **丸剂** 丸剂系指原料药或与适宜的辅料以适当方法制成的球形或类球形固体制剂。依据所使用辅料的不同,中药丸剂可分为蜜丸、水蜜丸、水丸、糊丸、蜡丸、浓缩丸和滴丸等。蜜丸是较易变异的一种剂型,如健脾丸、六味地黄丸等。在天气湿热时,易吸收空气中的水分而发生霉变、虫蛀;储存过久或库房干燥,蜜丸又易干枯、变硬、失润、开裂。水丸因颗粒比较疏松、与空气接触面比较大,极易吸收空气中的水分,造成霉变、虫蛀或松碎等,如龙胆泻肝丸。糊丸、浓缩丸、蜡丸除易吸潮霉变外,又有变软、性脆、易碎等特点。

储存时除另有规定外,丸剂应密封储存,防止受潮、发霉、虫蛀、变质,还应防止重压。尤其在夏末秋初梅雨季节,空气相对湿度大,温度高,应经常检查包装是否完整和库房的温湿度,库温28℃以下,相对湿度70%以下;少量丸剂可储存于装有生石灰等干燥剂的缸内,量大的包装宜存于阴凉库内,注意防潮、防蛀,保持库房清洁卫生。除另有规定外,蜜丸和浓缩蜜丸中所含水分不得过15.0%;水蜜丸和浓缩水蜜丸不得过12.0%;水丸、糊丸、浓缩水丸不得过9.0%。

2. **片剂** 片剂系指原料药物或与适宜辅料制成的圆形或异型的片状固体制剂。除含有主药外,还含有淀粉等赋形剂,如健胃消食片。湿度大时,易吸潮而出现松片、裂片、变色、霉变等现象。

除另有规定外,片剂应密封储存。宜储于密闭干燥处,遮光、避热、防潮。库温30℃以下,空气相对湿度35%~75%为宜。采用无色或棕色玻璃瓶或塑料瓶加盖密封,瓶内可加吸湿剂,也可用塑料袋或铝塑包装密封。不宜久贮,严格效期管理,先产先出,避免过期失效。

3. **散剂** 散剂系指原料药物或与适宜的辅料经粉碎、均匀混合制成的干燥粉末状制剂。散剂因与空气的接触面比较大,极易吸潮、结块。尤其是富含淀粉或挥发性成分的散剂,还易虫蛀、霉变或成分挥发,如参苓白术散。

除另有规定外,散剂应密闭储存,含挥发性原料药物或易吸潮原料药物的散剂应密封储存。生物制品应采用防潮材料包装。储存时注意防潮、防结块、防霉蛀,避免重压、撞击。注意检查包装是否完整,有无破漏、湿润的痕迹;同时要检查是否有结块、生霉、虫蛀现象,检查库房温湿度。

4. **胶囊剂** 胶囊剂系指原料药物与适宜辅料充填于空心胶囊或密封于软质囊材中制成的固体制剂,可分为硬胶囊、软胶囊(胶丸)、缓释胶囊、控释胶囊和肠溶胶囊,主要供口服用。胶囊剂容易吸收水分出现膨胀变形、表面失去光泽,甚至霉变、软化、粘连、破裂;库温过低或过于干燥,胶囊易破壳、漏油、漏粉;温度过高,胶囊又易熔化、粘连,如牛黄降压胶囊。

除另有规定外,胶囊剂应密封储存,其存放环境温度不高于30℃,湿度应适宜,防止受潮、发霉、变质。

5. 糖浆剂　糖浆剂系指含有原料药物的浓蔗糖水溶液。糖浆剂含蔗糖量应不低于45%(g/ml)。易被霉菌等污染,出现霉变、分解酸败、浑浊等现象,如急支糖浆。

储存时首先应符合《中国药典》(2015年版)(一部)要求,除另有规定,糖浆剂应澄清。在储存期间不得有发霉、酸败、产生气体或其他变质现象,允许有少量摇之即散的沉淀。盛装容器宜用清洁、干燥的棕色瓶,灌装后密封。除另有规定,糖浆剂应密封,避光置干燥处储存。堆码时注意不要倒置,重压。经常检查封口是否严密。

6. 煎膏剂　煎膏剂系指饮片用水煎煮,取煎液浓缩,加炼蜜或糖(转化糖)制成的半流体制剂,如枇杷膏、益母草膏等。药液浓度过稀或库温过高、储存时间过长,极易发霉、发酵、变酸或析出糖的结晶,从而造成质量不合格。

除另有规定外,煎膏剂应密封,置阴凉处储存。防止日光直射和库房温湿度过高。

7. 注射剂　注射剂系指原料药物或与适宜的辅料制成的供注入体内的无菌制剂。注射剂分为注射液、注射用无菌粉末与注射用浓溶液等。除另有规定外,注射剂应避光储存。若储存保管不当,极易受光、热等因素影响,发生变色、沉淀;温度过低又易"破瓶"或结冰,如清开灵注射液。冻干粉针又易吸潮、变色或结块,如注射用双黄连(冻干)。因此注射剂宜储存于10~20℃的阴凉库,避光、避热、防冻保存。货件堆垛不宜过高,避免重压。

中成药的储存与养护工作应贯彻预防为主的原则,在质量管理部门的技术指导下,依照分类储存的要求合理存放药品,实行色标管理。做好库内温湿度监测、记录工作,当温湿度超出规定范围时,应采取降温、保温、除湿、增湿等措施。每年对库房内中成药进行1~2次全面质量检查。平时应定期进行循环质量检查;一般品种每季度检查一次,有效期、易变品种酌情增加检查次数。认真填写库存药品养护记录,建立药品养护档案。

点滴积累 ᐯ

1. 中成药的储存通常采用分类储存,按剂型和药物自身特性要求,选择适宜的货位。

2. 中成药易变品种如丸剂、片剂、散剂、胶囊剂、糖浆剂、煎膏剂、注射剂等需根据各自特点,合理储存,定期养护。

目标检测

一、选择题

(一)单项选择题

1. 易吸潮变软发黏的饮片是(　　)

　　A. 酒当归　　　　　　B. 煨葛根　　　　　　C. 醋香附　　　　　　D. 熟地黄

2. 极易泛油的中药有(　　)

　　A. 当归　　　　　　　B. 大黄　　　　　　　C. 藿香　　　　　　　D. 赤芍

3. 含油脂多的饮片易( )

    A. 泛油　　　　　　　B. 腐烂　　　　　　　C. 发霉　　　　　　　D. 潮解

4. 下列药材一般不易被虫蛀的是( )

    A. 山药　　　　　　　B. 芡实　　　　　　　C. 柏子仁　　　　　　D. 细辛

5. 下列中药具有升华性的是( )

    A. 硼砂　　　　　　　B. 樟脑　　　　　　　C. 芒硝　　　　　　　D. 明矾

6. 中药饮片如贮藏不当,会发出油败气味,此种现象为( )

    A. 气味散失　　　　　B. 风化　　　　　　　C. 虫蛀　　　　　　　D. 泛油

7. 炮制或储存不当易发绿的药材是( )

    A. 黄连　　　　　　　B. 黄芩　　　　　　　C. 山药　　　　　　　D. 党参

8. 引起饮片质量改变的内因是( )

    A. 温度　　　　　　　B. 空气　　　　　　　C. 湿度　　　　　　　D. 水分

9. 乳香在其贮藏过程中最易出现( )

    A. 泛油　　　　　　　B. 腐烂　　　　　　　C. 粘连　　　　　　　D. 潮解

10. 下列除哪项外,均属于中药品质变异现象( )

    A. 变脆　　　　　　　B. 发霉　　　　　　　C. 风化　　　　　　　D. 潮解

11. 含淀粉多的饮片易( )

    A. 虫蛀　　　　　　　B. 潮解　　　　　　　C. 腐烂　　　　　　　D. 变色

12. 枸杞子贮藏中易发霉变色,是因为含( )

    A. 淀粉　　　　　　　B. 水分　　　　　　　C. 枸杞子多糖　　　　D. 挥发油

13. "哈喇"属于哪种变异现象( )

    A. 潮解　　　　　　　B. 粘连　　　　　　　C. 腐烂　　　　　　　D. 泛油

14. 凡含挥发油多的药材,切成饮片后干燥温度不能过高,一般应在60℃以下以免损伤有效成
    分,应置阴凉、干燥处储存。下列不属于这类药材的是( )

    A. 薄荷　　　　　　　B. 当归　　　　　　　C. 知母　　　　　　　D. 川芎

15. 中药贮藏过程中的两大难题是( )

    A. 发霉、变味　　　　B. 发霉、虫蛀　　　　C. 虫蛀、腐烂　　　　D. 风化、潮解

16. 中药饮片厚片的厚度为( )

    A. 1~3mm　　　　　　B. 1~4mm　　　　　　C. 2~4mm　　　　　　D. 2~3mm

17. 极薄片的厚度要求为( )

    A. 0.5mm 以下　　　　B. 0.8mm 以下　　　　C. 1mm 以下　　　　　D. 0.2mm 以下

18. 液体制剂的常见的变异现象是( )

    A. 酸败　　　　　　　B. 沉淀　　　　　　　C. 虫蛀　　　　　　　D. 挥发

19. 可与泽泻、山药同储防虫保色的是( )

    A. 细辛　　　　　　　B. 牡丹皮　　　　　　C. 樟脑　　　　　　　D. 花椒

20. 每次制备不宜过多,储存时间不宜过长的炮制品是(　　)

    A. 土炒山药　　　　　　　B. 炒莱菔子　　　　　　C. 蜜炙黄芪　　　　　　D. 盐泽泻

(二) 多项选择题

1. 中药炮制品贮藏中的变异现象有(　　)

    A. 风化　　　　　　　　　B. 潮解　　　　　　　　C. 虫蛀

    D. 泛油　　　　　　　　　E. 发霉

2. 中药发霉的主要原因有(　　)

    A. 中药内含有养料可供霉菌的寄生　　　B. 受潮湿的影响

    C. 中药本身"发汗"　　　　　　　　　　D. 生虫后引起发霉

    E. 外界环境不清洁

3. 引起中药变质的环境因素包括(　　)

    A. 温度　　　　　　　　　B. 湿度　　　　　　　　C. 空气

    D. 日光　　　　　　　　　E. 霉菌和虫害

4. 下列药材易泛油的有(　　)

    A. 苦杏仁　　　　　　　　B. 当归　　　　　　　　C. 党参

    D. 天冬　　　　　　　　　E. 枸杞子

5. 空气相对湿度过低易引起的药材变异现象是(　　)

    A. 粘连　　　　　　　　　B. 风化　　　　　　　　C. 潮解溶化

    D. 干裂　　　　　　　　　E. 霉变

6. 空气相对湿度过高易引起的药材变异现象是(　　)

    A. 霉变　　　　　　　　　B. 风化　　　　　　　　C. 潮解溶化

    D. 腐烂　　　　　　　　　E. 粘连

7. 下列药材易霉变的是(　　)

    A. 含淀粉多的药材　　　　　　　　B. 含黏液质多的药材

    C. 含糖分多的药材　　　　　　　　D. 含蛋白质多的药材

    E. 矿物类药材

8. 花类药材易发生的变异是(　　)

    A. 变色　　　　　　　　　B. 霉变　　　　　　　　C. 虫蛀

    D. 气味散失　　　　　　　E. 散瓣

9. 中药饮片验收内容包括(　　)

    A. 相关证明文件　　　　　B. 运输状况　　　　　　C. 数量

    D. 外包装　　　　　　　　E. 外观性状

10. 下列药材可与牡丹皮同储的有(　　)

A. 泽泻 　　　　　　B. 山药 　　　　　　C. 白术

D. 天花粉 　　　　　E. 冬虫夏草

二、简答题

1. 解释:中药材、中药饮片、中成药。

2. 简述中药饮片验收的依据。

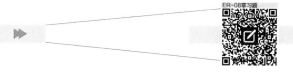

（宫淑秋）

第九章

特殊管理药品的储存与养护

导学情景 ∨

情景描述

　　70 岁的王阿伯不幸患上癌症，经过医生确诊后给予适当的治疗。为了提高患者的生活质量，医生推荐阿伯使用吗啡这种阿片类止痛药。医生交代吗啡易被氧化，遇光易变质和易溶于水，所以储存时最好密封保存，置于阴暗、通风、干燥的地方。

学前导语

　　阿片类药物是世界卫生组织推荐的治疗中重度疼痛的最主要药物。由于其存在成瘾性、易使患者产生依赖性，被列为特殊管理药品。本章我们将带领大家学习特殊管理药品的储存与养护要求。

第一节　特殊管理药品的概念和分类

一、特殊管理药品的概念

　　根据《中华人民共和国药品管理法》的相关规定，国家对麻醉药品、精神药品、医疗用毒性药品、放射性药品实行特殊管理。国务院发布并实施了《麻醉药品和精神药品管理条例》《医疗用毒性药品管理办法》《放射性药品管理办法》。因此，麻醉药品、精神药品、医疗用毒性药品、放射性药品是法律规定的特殊管理药品，简称为"麻、精、毒、放"。

　　1. 麻醉药品　麻醉药品（narcotics）是指具有依赖性潜力，不合理使用或者滥用可以产生生理依赖性和精神依赖性（成瘾性）的药品、药用原植物或者物质，包括天然、半合成、合成的阿片类、可卡因、大麻类等。如临床上使用的止痛药吗啡、哌替啶（杜冷丁）、枸橼酸芬太尼等；止咳药阿桔片、磷酸可待因糖浆等。

　　2. 精神药品　精神药品（psychotropic substances）是指作用于中枢神经系统使之兴奋或者抑制，具有依赖性潜力，不合理使用或者滥用可以产生药物依赖性的药品或者物质，包括兴奋剂、致幻剂、镇静催眠剂等。如去氧麻黄碱、三唑仑、地西泮（安定）、咖啡因等。

知识链接

麻醉药品和精神药品目录

　　由国家药品监督管理局同国务院公安部、国家健康委员会调整并公布。目前我国（2013 年版）规定管制的麻醉药品有 121 种，一类精神药品有 68 种，二类精神药品有 81 种。

---

3. 毒性药品　毒性药品(toxic drug)是医疗用毒性药品的简称,系指毒性剧烈,治疗剂量与中毒剂量相近,使用不当致人中毒或死亡的药品。如毒性西药品种:阿托品、洋地黄毒苷、三氧化二砷等;毒性中药品种:生附子、生巴豆、生马钱子、砒霜、水银、雄黄等。

知识链接

毒　品

是指某些被国家管制的、被滥用的、有依赖性或成瘾性的物质或药物,如鸦片、海洛因、吗啡、摇头丸等麻醉药品和精神药品,其使用与医疗目的无关,而是为了使滥用者对该物质产生依赖,迫使他们无止境地追求用药(即强制性觅药行为),由此造成健康损害,并带来严重的社会、经济、甚至政治问题。可见,毒品必须具备依赖性、危害性和非法性三要素。毒性药品虽毒性剧烈,但不产生依赖性,不属于毒品。

毒品分类:联合国麻醉药品委员会将毒品分为6大类:①吗啡型药物,包括鸦片、吗啡、可卡因、海洛因和罂粟植物等最危险的毒品;②可卡因和可卡叶;③大麻;④安非他明等人工合成兴奋剂;⑤安眠镇静剂,包括巴比妥药物和安眠酮;⑥精神药物,即安定类药物。从毒品对人中枢神经系统的作用来看,可分为抑制剂、兴奋剂和致幻剂等。

---

4. 放射性药品　放射性药品(radiopharmaceuticals)是指用于临床诊断或治疗疾病的放射性核素制剂或者其标记药物。按医疗用途分为裂变制品、推照制品、加速器制品、放射性同位素发生器及其配套药盒、放射性免疫分析药盒等。常用品种如氙$[^{133}Xe]$注射液、枸橼酸镓$[^{67}Ga]$注射液、邻碘$[^{131}I]$马尿酸钠注射液、氯化锶$[^{89}Sr]$注射液等。

ER-9-1

成瘾性药品竟成毒品

放射性药品与其他特殊管理药品的不同之处就在于其含有的放射性核素能放射出 α、β 和 γ 射线,射线具有穿透性,当其通过人体时,可与组织发生电离作用。

《中国药典》(2015 年版)(二部)收载的放射性药物 30 种是由以下放射性核素制备的,分别是 18 氟、32 磷、51 铬、67 镓、89 锶、99 锝、117 锡、125 碘、131 碘、133 氙、153 钐、201 铊。

上述 4 类药品均具有两重性,合理使用是医疗必需品,可以解除患者病痛;然而使用不当或滥用会影响到公众身心健康和生命安全。因此,必须对其生产、供应和使用等环节实施特殊管理。

二、特殊管理药品的分类方法

(一) 麻醉药品分类

1. 按来源及化学成分分类

(1)阿片类:如阿片粉、阿片酊、阿桔片。

(2)可卡因类:如辛可卡因注射剂。

(3)吗啡类:吗啡阿托品注射液、吗啡片剂。

(4)大麻类:大麻与大麻树脂。

(5)合成麻醉药类:哌替啶(杜冷丁)。

2. 按剂型分类　注射剂(美沙酮注射剂)、片剂(阿法罗定片)、糖浆剂(磷酸可待因糖浆)、散剂

（如阿片粉）、透皮贴剂（芬太尼透皮贴剂）、栓剂（阿片全碱栓剂）等。

3. 按临床应用分类 麻醉用（辅助麻醉和麻醉诱导与维持用）如舒芬太尼、瑞芬太尼；镇痛用如双氢可待因、芬太尼、哌替啶；镇咳用如阿桔片等。

（二）精神药品分类

按使人体产生的依赖性和危害人体健康的程度，分为第一类与第二类精神药品。

第一类精神药品：氯胺酮、去氧麻黄碱、三甲氧基安非他明、苯丙胺、三唑仑等。

第二类精神药品：地西泮、咖啡因、去甲伪麻黄碱、异戊巴比妥、阿普唑仑等。

第一类精神药品的管理同麻醉药品管理一样，不能零售，只能在具有麻醉药品和第一类精神药品购用印鉴卡的医疗机构，由具有处方权的执业医师开具处方后方可使用。第二类精神药品可以由具有销售资格的药店，凭执业医师出具的处方，按规定剂量销售，处方保存 2 年备查；一般医疗机构也可以凭处方使用。

（三）医疗用毒性药品分类

按毒性药品来源，分为毒性中药和毒性化学药。

1. 毒性中药（28 种） 常见毒性中药品种有：砒石（红砒、白砒）、砒霜、水银、生马钱子、生川乌、生草乌、生白附子、生附子、生半夏、生南星、生巴豆、斑蝥、青娘子、红娘子、生甘遂、生狼毒、生藤黄、生千金子、生天仙子、闹羊花、雪上一枝蒿、红升丹、白降丹、蟾酥、洋金花、红粉、轻粉、雄黄。

2. 毒性化学药

（1）毒性化学药原料药品种（11 种）：去乙酰毛花苷丙、阿托品、洋地黄毒苷、氢溴酸后马托品、三氧化二砷、毛果芸香碱、升汞、水杨酸毒扁豆碱、亚砷酸钾、氢溴酸东莨菪碱、士的宁。

注：士的宁、阿托品、毛果芸香碱等包括其盐类化合物。

（2）毒性化学药制剂品种：亚砷酸注射液（主要成分为三氧化二砷）。

知识链接

药品类易制毒化学品

原卫生部 2010 年发布并实施《药品类易制毒化学品管理办法》，适用于药品类易制毒化学品的生产、经营、购买以及监督管理。

药品类易制毒化学药品品种目录：①麦角酸；②麦角胺；③麦角新碱；④麻黄素、伪麻黄素、消旋麻黄素、去甲麻黄素、甲基麻黄素、麻黄浸膏、麻黄浸膏粉等麻黄素类物质。

以上所列物质包括可能存在的盐类；药品类易制毒化学品包括原料药及其单方制剂。

（四）放射性药品分类

1. 按核素分类

（1）放射性核素本身即是药物的主要组成部分，如 ^{131}I、^{125}I 等，是利用其本身的理化特性和对人体产生的生理、生化作用以达到诊断或治疗目的。

（2）利用放射性核素标记的药物如 ^{131}I-邻碘马尿酸钠，其示踪作用是通过被标记物本身的代谢过程来体现的。

2. 按医疗用途分类

（1）用于诊断：即利用放射性药品对人体各脏器进行功能、代谢的检查以及动态或静态的体外显像，如甲状腺吸^{131}I功能试验、^{131}I-邻碘马尿酸钠肾图及甲状腺、脑、肝、肾显像等。这类用途的放射性药品较多。

（2）用于治疗：如治疗甲亢的^{131}I等。这类用途的放射性药品较少。

▶ 课堂活动

1. 分发给学生4类药品的外包装或标签，让学生观察找出它们之间在标志内容上的区别，老师展示各类药品的特殊标志图（图9-1，见文末彩图9-1），让学生明确4种特殊管理药品类型的标志图标，并初步了解特殊管理药品的品名与用途。

2. 讨论特殊管理药品监管不当会有什么后果。

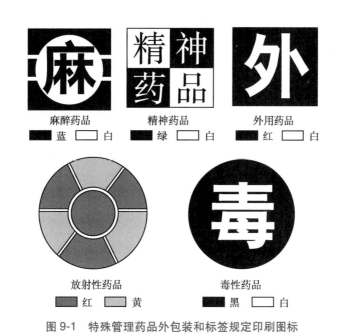

图9-1 特殊管理药品外包装和标签规定印刷图标

点滴积累 ∨

1. 国家对麻醉药品、精神药品、医疗用毒性药品、放射性药品实行特殊管理。特殊管理药品简称为"麻、精、毒、放"。

2. 麻醉药品、精神药品、医疗用毒性药品、放射性药品的概念。

3. 特殊管理药品的分类方法和代表药品举例。

第二节 特殊管理药品的储存和保管要求

国家对麻醉药品、精神药品、医疗用毒性药品和放射性药品实行特殊管理。发布《麻醉药品和精神药品管理条例》（以下简称条例）具体规定麻醉药品药用原植物的种植，麻醉药品和精神药品的实验研究、生产、经营、使用、储存、运输等活动以及监督管理;《医疗用毒性药品管理办法》具体规定毒性药品的生产、收购、经营、供应、调配和违反的处罚并列出毒性药品品种;《放射性药品管理办法》具体规定放射性药品的研究、生产、经营、运输、使用、检验、监督管理。

《中华人民共和国药品管理法》《药品经营质量管理规范》(GSP)要求药品经营企业要建立特殊管理药品的管理制度。对特殊管理药品的验收要实行双人验收制度;特殊管理药品包装的标签或说明书上必须印有规定的标志和警示说明;特殊管理药品的储存要专库或专柜存放,双人双锁保管,专账记录,账物相符;储存麻醉药品、一类精神药品、医疗用毒性药品、放射性药品的专用仓库应具有相应的安全保卫措施。特殊管理药品的购进、销售、运输、使用按国家对特殊药品管理的有关规定办理。

一、麻醉药品、精神药品的储存和保管要求

麻醉药品、精神药品的储存保管流程: 入库验收 → 分类储存 → 在库保管养护 → 出库复核 。

(一)麻醉药品、精神药品的储存养护要求

1. 购销管理要求 国家对麻醉药品和精神药品实行定点经营制度。医疗机构应当根据医疗需要,在麻醉药品和精神药品定点批发企业采购此类药品。麻醉药品和第一类精神药品不得零售,并且由全国性批发企业和区域性批发企业将药品送至医疗机构,医疗机构不得自行提货。第二类精神药品定点批发企业可以向医疗机构或者经市级药品监督管理部门批准实行统一进货、统一配送、统一管理的药品零售连锁企业销售第二类精神药品。

2. 入库验收管理要求 麻醉药品、第一类精神药品入库验收必须货到即验;至少双人开箱验收;数量验收清点到最小包装;入库验收应当采用专用账册记录,记录的内容包括:日期、凭证号、品名、剂型、规格、单位、数量、批号、有效期、生产单位、供货单位、质量情况、验收结论、验收人员双人签字;在验收中发现缺少、缺损的麻醉药品、第一类精神药品应当双人清点登记,报医疗机构负责人批准并加盖公章后向供货单位查询、处理。专用账册的保存期限应当自药品有效期期满之日起不少于5年。

3. 储存养护管理要求

(1)麻醉药品药用原植物种植企业、定点生产企业、全国性批发企业和区域性批发企业以及国家设立的麻醉药品储存单位,应当设置储存麻醉药品和第一类精神药品的专库。专库应当符合以下要求:安装专用防盗门,实行双人双锁管理;具有相应的防火设施;具有监控设施和报警装置,报警装置应当与公安机关报警系统联网。麻醉药品定点生产企业应当将麻醉药品原料药和制剂分别存放。

(2)麻醉药品和第一类精神药品的使用单位应当设立专库或者专柜储存麻醉药品和第一类精神药品。专库应当设有防盗设施并安装报警装置;专柜应当使用保险柜。专库和专柜应当实行双人双锁管理。

(3)第二类精神药品经营企业应当在药品库房中设立独立的专库或者专柜储存第二类精神药品。

(4)以上单位,应当配备专人负责储存养护管理工作,并建立储存麻醉药品、第一类精神药品、

第二类精神药品的专用账册。专用账册的保存期限应当自药品有效期期满之日起不少于 5 年。

4. 出库管理要求　药品出库双人复核,对进出专库(柜)的麻醉药品、第一类精神药品建立专用账册,出库逐笔记录,记录的内容包括:日期、凭证号、领用部门、品名、剂型、规格、单位、数量、批号、有效期、生产单位、发药人、复核人和领用人签字,做到账、物、卡相符。

5. 过期、损坏药品的处理要求　生产、经营企业及医疗机构对过期、损坏的麻醉药品、第一类精神药品应当登记造册,并向所在地县级药品监督管理部门及卫生主管部门申请销毁,管理部门应到场监督销毁。

（二）麻醉药品储存养护实例分析

【磷酸可待因糖浆】除遵循一般药品的入库验收、储存、保管、养护程序与工作要求外,根据特殊管理药品的要求,各环节的特殊操作如下:

（1）入库验收:货到即验;双人验收;数量点收时,要双人验收并清点到最小包装。外包装标志检查:要有麻醉药品标志;验收记录,使用特殊管理药品入库验收记录单,记录内容:日期、凭证号、品名、剂型、规格、单位、数量、批号、有效期、生产单位、供货单位、质量情况、验收结论、验收和保管人员签字。

（2）分类存储:按药品特性、剂型、仓储管理要求进行入库分类,在仓库的特殊管理药品区域,对入库的麻醉药品进行分类,将磷酸可待因糖浆存储在糖浆剂区域,再根据入库药品数量、包装(如形状、体积、重量、内外包装材料特性)、包装标志(如可堆层数、贮藏项下要求遮光、密封、置阴凉处保存等)选择存储位置阴凉库,结合储位条件(地面荷重定额及库房高度)确定堆码层数、堆码方式,进行堆码操作(注意符合"五距"要求,底座要稳固,避免过密、过高)或选择货架进行上架操作(注意安全操作)。然后设置货位卡,对货垛或货架堆放药品进行标志、记录入库信息。专人保管,库房加锁。

（3）在库保管与养护:根据磷酸可待因的理化特性(光照易变质)及糖浆剂的质量特性(高温易发酵酸败等),确定储存条件为避光、密闭、阴凉处保管。在库检查时注意糖浆有无渗漏、受微生物污染、发酵酸败或光解等;检查储存条件是否符合该药品贮藏项下要求,否则调控库房温、湿度等使之符合储存要求;检查在库糖浆品种、数量是否与账、卡相符等。

（4）出库复核:按出库单证进行拣单操作,所拣出磷酸可待因糖浆实行双人复核,复核记录内容包括:日期、凭证号、收货单位或部门、品名、剂型、规格、单位、数量、批号、有效期、生产单位(或供货单位)、拣单人、复核人等,做到账、物、卡相符。专用账册的保存期限应当自药品有效期期满之日起不少于 5 年。

知识链接

我国麻醉药品和精神药品管理的基本制度

《药品管理法》规定:对麻醉药品和精神药品实行特殊管理,进出口实行准许证制度。

《麻醉药品和精神药品管理条例》规定:

1. 种植、生产实行总量控制;并进行定点生产和计划管理。

2. 开展实验研究应当具备相应条件,并经药品监督管理部门批准。

3. 实行定点经营制度,并规定经营企业布局和销售渠道。

4. 医疗机构使用麻醉药品和第一类精神药品实行购用印鉴卡管理。

5. 执业医师使用专用处方，单张处方有最大剂量要求。

6. 运输或邮寄实行运输证明或邮寄证明管理。

7. 对已经发生滥用且造成严重社会危害的麻醉药品和精神药品要采取规定期限内中止生产、经营、使用，或者限定其使用范围和用途等措施。对不再作为药品使用的，应当撤销其药品批准文号和药品标准。对上市销售但尚未列入管制的药品发生滥用，已经造成或可能造成严重社会危害的，要及时将其列入管制或调整管制类别。

8. 建立监控信息网络，对麻醉药品和精神药品生产、进货、销售、库存、使用数量和流向实行实时监控。

二、毒性药品的储存和保管要求

毒性药品的储存保管流程：入库验收 → 分类储存 → 在库保管养护 → 出库复核。

（一）毒性药品的储存养护要求

《医疗用毒性药品管理办法》中的相关要求：

(1)收购、经营、加工、使用毒性药品的单位必须建立健全保管、验收、领发、核对等制度。

(2)严防收假、发错，严禁与其他药品混杂，做到划定仓间或仓位，专柜加锁并由专人保管。

(3)毒性药品的包装容器上必须印有毒药标志，在运输毒性药品的过程中，应当采取有效措施，防止发生事故。

（二）毒性药品储存养护实例分析

【洋地黄毒苷片】除遵循一般药品的入库验收、储存、保管、养护程序与工作要求外，根据特殊管理药品的要求，各环节的特殊操作如下：

(1)入库验收：数量点收时，要双人验收并清点验收到最小包装；外包装标志检查：外包装要有毒性药品标志。验收记录双人签字；使用特殊管理药品入库验收记录单，记录日期、凭证号、品名、剂型、规格、单位、数量、批号、有效期、生产单位、供货单位、质量情况、验收结论、验收和保管人员签字。

(2)分类存储：按药品特性进行入库分类，在仓库的特殊管理药品区域对入库的毒性药品进行分类，将洋地黄毒苷片，存储在片剂区域，再根据入库药品数量、包装与包装标志，选择存储位置阴凉库，结合储位条件确定堆码层数、堆码方式，进行堆码操作或选择货架进行上架操作。设置货位卡对货垛或货架堆放药品进行标志、记录入库信息、记保管账。专人保管，库房加锁。

(3)在库保管与养护：根据洋地黄毒苷的理化特性及片剂的质量特性，确定储存条件：避光、密闭保管。因其有效期短（只有1年），故在库检查时注意药品的有效期，及时填写近效期药品催销表，催促销售业务部门及时销售，避免过期失效。检查储存条件是否符合药品贮藏项下要求，调控库房温、湿度等储存条件使之符合储存要求；药品质量是否稳定；药品品种、数量是否与账、卡相符等。

（4）出库复核：按出库单证进行拣单操作，所拣出洋地黄毒苷片实行双人复核，复核记录内容包括：日期、凭证号、收货单位或部门、品名、剂型、规格、单位、数量、批号、有效期、生产单位（或供货单位）、拣单人、复核人等，做到账、物、卡相符。专用账册的保存期限应当自药品有效期期满之日起不少于 5 年。

三、放射性药品的储存和保管要求

放射性药品的储存保管流程：| 入库验收 | → | 分类储存 | → | 在库保管养护 | → | 出库复核 |。

放射性药品应严格实行专库（柜）、双人双锁保管，专账记录。放射性药品的储存应有与放射剂量相适应的防护装置；放射性药品置放的铅容器应避免拖拉或撞击。

1. 入库验收　收到放射性药品时，应认真核对名称、出厂日期、放射性浓度、总体积、总强度、容器号、溶液的酸碱度与物理性状等，注意液体放射性药品有无破损、渗漏，注意发生器是否已作细菌培养、热原检查。注意放射性药品的包装是否安全实用，是否符合放射性药品质量要求，是否具有与放射性剂量相适应的防护装置。包装是否分内包装和外包装两部分，外包装是否贴有商标、标签、说明书和放射性药品标志，内包装是否贴有标签。查看标签上的药品品名、放射性比活度、装量。查看说明书上的生产单位、批准文号、批号、主要成分、出厂日期、放射性核素半衰期、适应证、用法、用量、禁忌证、有效期和注意事项等。做好放射性药品入库登记。

2. 储存养护管理要求　放射性药品应由专人负责保管；建立放射性药品登记表册，在记录时认真按账册项目要求逐项填写，并做永久性保存。放射性药品应放在铅罐内，置于储源室的储源柜内保管，严防丢失。储存放射性药品容器应贴好标签，常用放射性药品应按不同品种分类放置在通风橱储源槽内，标志要鲜明，以防发生差错。

3. 出库管理要求　要有专人对品种、数量进行复查，出库复核记录双人签名确认。

4. 特殊情况处理　发现放射性药品丢失时，应立即追查去向，并报告上级机关。过期失效而不可供药用的药品，必须按国家有关规定妥善处置。

点滴积累 ∨ ···

1. 特殊管理药品的储存保管流程　入库验收→分类储存→在库保管养护→出库复核。

2. 特殊管理药品的验收　要实行双人验收制度；包装的标签或说明书上必须印有规定的标志和警示说明。

3. 按药品特性、剂型、仓储管理要求进行入库分类储存。

4. 特殊管理药品的储存　要专库或专柜存放，双人双锁保管，专账记录，账物相符。

5. 出库时要由专人对品种、数量进行复查，出库复核记录双人签名确认。

6. "麻、精、毒、放" 4 类特殊管理药品在储存养护管理中规定与要求有相同之处，也有各自的特殊性。

目标检测

一、选择题

（一）单项选择题

1. 下列属于特殊管理药品的是（　　　）

    A. 丹参片　　　　　　　B. 吗啡　　　　　　　C. 维生素 C 片　　　　D. 葡萄糖注射液

2. 下列属于麻醉药品的是（　　　）

    A. 保济丸　　　　　　　B. 维生素 E 胶囊　　　C. 阿片　　　　　　　D. 氯化钠注射液

3. 下列属于精神药品的是（　　　）

    A. 地西泮　　　　　　　　　　　　B. 氯霉素滴眼液

    C. 维生素 C 片　　　　　　　　　　D. 复方氨基酸注射液

4. 下列属于毒性药品的是（　　　）

    A. 碘酊　　　　　　　　B. 生马钱子　　　　　C. 硼酸软膏　　　　　D. 大黄流浸膏

5. 下列属于放射性药品的是（　　　）

    A. 甲硝唑栓　　　　　　B. 冰硼散　　　　　　C. 益母草膏　　　　　D. ^{32}P

6. 原料药盐酸吗啡是白色、有丝光的针状结晶或结晶性粉末,在库储存采用遮光措施维护药品质量,说明药品质量变化的主要影响因素是（　　　）

    A. 光　　　　　　　　　B. 温度　　　　　　　C. 湿度　　　　　　　D. 空气

7. 洋地黄毒苷片在储存期间采取防潮措施,说明此药品质量变化易受影响的因素是（　　　）

    A. 光　　　　　　　　　B. 温度　　　　　　　C. 湿度　　　　　　　D. 空气

8. 验收毒性药品、麻醉药品、精神药品、放射性药品等特殊药品,必须有（　　　）人以上同时在场

    A. 2　　　　　　　　　　B. 3　　　　　　　　　C. 4　　　　　　　　　D. 5

9. 毒性药品的外包装和标签规定印刷图标为（　　　）

    A. 红底白字　　　　　　B. 黑底白字　　　　　C. 蓝底白字　　　　　D. 黄底白字

10. 精神类药品按使人体产生的依赖性和危害人体健康的程度分为（　　　）

    A. 2 类　　　　　　　　B. 3 类　　　　　　　C. 4 类　　　　　　　D. 5 类

11. 特殊药品管理是指毒性药品、麻醉药品、精神药品和（　　　）

    A. 处方药品　　　　　　B. 非处方药品　　　　C. 外用药品　　　　　D. 放射性药品

12. 医疗机构购买麻醉药品和第一类精神药品应凭（　　　）

    A.《麻醉药品、第一类精神药品购销印鉴卡》

    B.《麻醉药品、第一类精神药品购用印鉴卡》

    C.《麻醉药品、第一类精神药品使用印鉴卡》

    D.《麻醉药品、第一类精神药品采购印鉴卡》

13. 验收特殊管理的药品,应注意（　　　）

A. 其包装的标签或说明书有规定的标志和警示说明

B. 处方药和非处方药按分类管理要求,标签、说明书上有相应的警示语或忠告语

C. 非处方药的包装有国家规定的专有标志

D. 毒性药品按危险品要求储存

14. 致幻剂属于( )

A. 放射性药品　　　B. 毒性药品　　　C. 麻醉药品　　　D. 精神药品

15. 毒性中药品种有( )

A. 21 种　　　B. 11 种　　　C. 17 种　　　D. 28 种

16. 储存养护专用账册要永久保存的是( )

A. 麻醉药品　　　B. 毒性药品　　　C. 放射性药品　　　D. 精神药品

17. 特殊管理药品入库验收的人员要求( )

A. 2 人以上　　　B. 2 人　　　C. 3 人以上　　　D. 3 人

18. 第一类精神药品和麻醉药品与第二类精神药品不同的是( )

A. 可以零售　　　　　　B. 不能零售

C. 凭执业医师处方销售　　　D. 可以批发销售

19. 第二类精神药品处方保存( )

A. 2 年以上　　　B. 3 年以上　　　C. 4 年以上　　　D. 5 年以上

20. 根据《麻醉药品和精神药品管理条例》,具有销售第二类精神药品资格的零售企业( )

A. 应当凭执业助理医师出具的处方,按规定剂量销售第二类精神药品

B. 应当凭执业医师出具的处方,按规定剂量销售第二类精神药品

C. 应当凭执业药师出具的处方,按规定剂量销售第二类精神药品

D. 应当凭医师出具的处方,按医嘱剂量销售第二类精神药品

21. 放射性药品储存时应放在( )

A. 铁盒　　　B. 铅罐　　　C. 玻璃瓶　　　D. 塑料瓶

22. 麻醉药品入库验收时应该双人清点到( )

A. 最大包装　　　B. 外包装　　　C. 内包装　　　D. 最小包装

23. 毒性药品专用账册的保存期限应当自药品有效期期满之日起不少于( )

A. 3 年　　　B. 4 年　　　C. 5 年　　　D. 6 年

(二) 多项选择题

1. 下列药品属于特殊管理药品的是( )

A. 丹参片　　　　　　B. 磷酸可待因糖浆　　　C. 维生素 C 片

D. 葡萄糖注射液　　　E. ^{131}I

2. 下列药品属于麻醉药品的是( )

A. 异烟肼片　　　　　　B. 大麻　　　　　　C. 维生素 C 片

D. 可卡因　　　　　　E. 葡萄糖注射液

3. 下列药品属于精神药品的是(　　)

    A. 单糖浆
    B. 碘酊
    C. 盐酸布桂嗪注射液

    D. 清凉油
    E. 苯巴比妥

4. 下列药品属于毒性药品的是(　　)

    A. 生半夏
    B. 磷酸可待因糖浆
    C. 阿托品

    D. 维生素 E 胶丸
    E. 水银

5. 吗啡易被氧化,遇光易变质和易溶于水,所以储存时应(　　)

    A. 密封
    B. 遮光
    C. 阴凉

    D. 干燥
    E. 通风

6. 磷酸可待因糖浆遇光易变质,含糖量为65%,在库储存养护应采取的措施有(　　)

    A. 遮光
    B. 阴凉处保存
    C. 密封

    D. 冷库保存
    E. 常温库保存

7. 阿片酊是棕色液体,其主成分生物碱吗啡易氧化变质,在库储存养护应采取的措施包括(　　)

    A. 避光
    B. 阴凉处保存
    C. 冷库保存

    D. 密封
    E. 温库保存

8. 放射性药品的医疗用途分类有(　　)

    A. 诊断
    B. 保健
    C. 核素分类

    D. 预防
    E. 治疗

9. 水银有毒且具有挥发性,所以它的储存应(　　)

    A. 密封
    B. 阴凉
    C. 通风

    D. 冷藏
    E. 干燥

10. 以下放置含^{131}I 的药品容器错误的是(　　)

    A. 铅
    B. 铁
    C. 铜

    D. 锌
    E. 钢

11. 特殊管理的药品需要实施管理的方面有(　　)

    A. 生产
    B. 经营
    C. 储运

    D. 调配
    E. 实验研究

12. 实行专库专柜储存,专库应当设有防盗设施并安装报警装置,专柜应当使用保险柜的是(　　)

    A. 毒性药品
    B. 第一类精神药品
    C. 放射性药品

    D. 麻醉药品
    E. 第二类精神药品

13. 储存养护专用账册的保存期限应当自药品有效期期满之日起不少于5年的是(　　)

    A. 放射性药品
    B. 第一类精神药品
    C. 毒性药品

    D. 麻醉药品
    E. 第二类精神药品

14. 特殊管理药品的储存保管流程包括( )

    A. 生产   B. 入库验收   C. 出库复核

    D. 调配   E. 储存养护

15. 下列说法正确的是( )

    A. 国家对麻醉药品和精神药品实行定点经营制度

    B. 医疗机构应当凭印鉴卡向本省、自治区、直辖市行政区域内的定点批发企业购买麻醉药品和第一类精神药品

    C. 全国性批发企业和区域性批发企业向医疗机构销售麻醉药品和第一类精神药品,应当将药品送至医疗机构,医疗机构不得自行提货

    D. 医疗机构向全国性批发企业、区域性批发企业采购麻醉药品和第一类精神药品时,应当持《麻醉药品和第一类精神药品购用印鉴卡》,填写"麻醉药品和第一类精神药品采购明细",办理购买手续

    E. 麻醉药品和精神药品的标签应当印有国务院药品监督管理部门规定的标志

16. 麻醉药品和第一类精神药品储存时应当( )

    A. 设立专库   B. 设立专柜   C. 双人管理

    D. 双锁管理   E. 开放陈列

17. 在储存中应该严格实行专库专柜、双人双锁、专账记录的药品有( )

    A. 放射性药品   B. 麻醉药品   C. 精神药品

    D. 急救药品   E. 毒性药品

二、简答题

1. 简述特殊管理药品的分类类型。

2. 特殊管理药品入库验收与一般药品有何不同?

3. 特殊管理药品入库储存与一般药品有何区别?

ER-09章习题

(颜仁梁)

实训项目

实训是掌握职业技能实际训练的简称,是指在学校控制状态下,按照技能人才培养方案与目标,对学生进行职业技术应用能力训练的教学过程。从时空上分,有校内实训和校外实训,包括教学见习、教学实训和生产实训;从形式上分,有技能鉴定达标实训和岗位素质达标实训,包括通用技能实训和专项技能实训;从内容上分,有动手操作技能实训和心智技能实训,包括综合素质要求(创业和就业能力统称跨岗位能力)实训。实训的最终目的是全面提高学生的职业素质,最终达到学生胜任就业岗位、企业满意用人的目的。

实训项目一　药品的入库验收

【实训目的】

通过实训使学生能熟练地进行药品的入库验收工作,熟练掌握药品的入库验收手续及要求。

【实训内容】

药品的入库验收

【实训步骤】

1. 收货

(1)检查运输工具是否密闭,如发现运输工具内有雨淋、腐蚀、污染等可能影响药品质量的现象,及时通知采购部门并报质量管理部门处理。

(2)根据运输单据所载明的启运日期,检查是否符合协议约定的在途时限,对不符合约定时限的,报质量管理部门处理。

(3)供货方委托运输药品的,企业采购部门要提前向供货单位索要委托的承运方式、承运单位、启运时间等信息,并将上述情况提前通知收货人员;收货人员在药品到货后,要逐一核对上述内容,内容不一致的,通知采购部门并报质量管理部门处理。

(4)收货人员应当拆除药品的运输防护包装,检查药品外包装是否完好,对出现破损、污染、标识不清等情况的药品,应当拒收。

(5)药品到货时,收货人员应当查验随货同行单(票)以及相关的药品采购记录。无随货同行单(票)或无采购记录的应当拒收;随货同行单(票)记载的供货单位、生产厂商、药品的通用名称、剂型、规格、批号、数量、收货单位、收货地址、发货日期等内容,与采购记录以及本企业实际情况不符的,应当拒收,并通知采购部门处理。

(6)应当依据随货同行单(票)核对药品实物。随货同行单(票)中记载的药品的通用名称、剂型、规格、批号、数量、生产厂商等内容,与药品实物不符的,应当拒收,并通知采购部门进行处理。

(7)冷藏、冷冻药品到货时,查验冷藏车、车载冷藏箱或保温箱的温度状况,核查并留存运输过程和到货时的温度记录;对未采用规定的冷藏设备运输或温度不符合要求的,应当拒收,同时对药品进行控制管理,做好记录并报质量管理部门处理。

2. 药品的入库验收 验收药品应根据有关法律、法规规定,对药品的外观形状、内外包装、标签、说明书及标志逐一进行检查。并在"药品购进记录"和供货单位收货单上签章。

(1)数量验收:应检查来货与单据上所列的药品名称、规格、批号及数量是否相符,如有短缺、破损应查明原因。

(2)包装、标志检查:药品包装必须印有或者贴有标签并附说明书,每个整件包装中,应有产品合格证。药品包装、标签或说明书应符合国家药品监督管理部门的规定。验收首营品种应有生产企业出具的该批号药品出厂检验合格报告书。特殊管理药品、外用药品和非处方药包装的标签或说明书上必须印有符合规定的标志。进口药品的标签应以中文注明药品的名称、主要成分、进口药品注册证号、药品生产企业名称等,并有中文说明书。中药饮片及中药材应有包装,并附有质量合格的标志,每件包装上,中药材应标明品名、产地、日期、调出单位;中药饮片外包装应印有或贴有标签,标明品名、规格、产地、生产企业、生产批号、生产日期等。

(3)质量检验:药品质量的验收方法,包括外观性状检查和抽样送检2种。外观性状检查由验收人员按照一般的业务知识进行感官检查,观察各种药品的外观性状是否符合规定标准;抽样送检由药检部门利用各种化学试剂、仪器等设备,对药品的成分、杂质、含量、效价等内在质量和微生物限度进行物理的、化学的和生物学方面的分析检验。要全面确定药品的质量情况,必须根据具体情况进行抽样送检。

抽样必须具有代表性和均匀性。对到货的同一批号的整件药品按照堆码情况随机抽样检查。整件数量在2件及以下的,要全部抽样检查;整件数量在2件以上至50件以下的,至少抽样检查3件;整件数量在50件以上的,每增加50件,至少增加抽样检查1件,不足50件的,按50件计。在每件中上、中、下三个不同部位进行抽样检查,如发现异常现象需复验时,应加倍抽样复查。

(4)填写验收记录:药品验收人员应认真填写药品验收记录,并按日或月顺序装订,保存至超过药品有效期1年,但不得少于3年。

【实训提示】

1. 所收药品为进口药品时,应同时对照实物收取加盖有供货单位质量管理部门原印章的该批号药品的《进口药品检验报告书》《进口药品注册证》(或《生物制品进口批件》《进口药材批件》)和《进口药品通关单》的复印件。

2. 特殊管理药品的验收必须由2位验收员在场进行验收,并验收至每一最小销售包装。

3. 对购进药品进行逐批验收;待验收的药品应放在待验区,并在当日内验收完毕。验收合格的药品方可入柜台(货架),并在验收单上签字或盖章,并注明验收合格字样,对货单不符、质量异常、包装不牢固或破损、标志模糊或有其他问题的药品,应不得入柜台(货架)。不合格药品应按规定进行报损和销毁。发现过期失效、裂片、破损、霉变,药品所含成分及药品成分含量、药品包装标志等不符合国家规定的不合格药品,应集中存放于不合格区,做好记录,完善相关手续。由医疗机构负责人负责,填写不合格药品报损销毁记录。

【实训思考】

1. 对销后退回的药品应如何进行验收?

2. 特殊管理的药品验收应注意哪些问题?

【实训体会】

【实训报告】

1. 编制、填写药品的入库验收记录

到货日期:

序号	名称	剂型	规格	批号	有效期	批准文号	生产厂家	生产日期	单位	应收数量	实收数量	供货单位	质量状况	验收结论

验收员:　　　　制单人:　　　　保管员:　　　　　　总页码:

2. 药品抽样验收的具体要求

【实训联系岗位】

1. 适用于药品入库验收员、保管员岗位。

2. 加强药品的入库验收工作,保证药品质量,减少差错,防止假、劣药进入流通领域,保证临床用药安全。

实训项目二　库房温湿度管理

【实训目的】

1. 掌握新版 GSP 要求的温湿度自动监测系统,熟悉系统组成,为温湿度管理建立良好的基础。

2. 掌握温湿度超标采取的措施。

【实训内容】

1. 温湿度自动监测系统组成。

2. 药品库房或仓间安装的测点终端数量及位置。

3. 讨论、总结温湿度自动监测系统报警后采取的措施。

【实训步骤】

1. 温湿度自动监测系统组成

(1)系统由测点终端、管理主机、不间断电源以及相关软件等组成。各测点终端能够对周边环境温湿度进行数据的实时采集、传送和报警;管理主机能够对各测点终端监测的数据进行收集、处理和记录,并具备发生异常情况时的报警管理功能。

(2)熟悉系统温湿度测量设备的最大允许误差。

2. 药品库房或仓间安装的测点终端数量及位置

(1)每一独立的药品库房或仓间至少安装 2 个测点终端,并均匀分布。

(2)平面仓库面积在 $300m^2$ 以下的,至少安装 2 个测点终端;$300m^2$ 以上的,每增加 $300m^2$ 至少增加 1 个测点终端,不足 $300m^2$ 的按 $300m^2$ 计算。平面仓库测点终端安装的位置,不得低于药品货架或药品堆码垛高度的 2/3 位置。

(3)高架仓库或全自动立体仓库的货架层高为 $4.5\sim8m$ 的,每 $300m^2$ 面积至少安装 4 个测点终端,每增加 $300m^2$ 至少增加 2 个测点终端,并均匀分布在货架上、下位置;货架层高在 8m 以上的,每 $300m^2$ 面积至少安装 6 个测点终端,每增加 $300m^2$ 至少增加 3 个测点终端,并均匀分布在货架的上、中、下位置;不足 $300m^2$ 的按 $300m^2$ 计算。高架仓库或全自动立体仓库上层测点终端安装的位置,不得低于最上层货架存放药品的最高位置。

(4)储存冷藏、冷冻药品仓库测点终端的安装数量,须符合上述的各项要求,其安装数量按每 $100m^2$ 面积计算。

3. 分组情景设计温湿度自动监测系统报警后采取的措施

【实训提示】

1. 企业应当对测定终端每年至少进行一次校准,对系统设备应当进行定期检查、维修、保养,并建立档案。

2. 企业应当对监测数据采用安全、可靠的方式按日备份,备份数据应当存放在安全场所,记录及凭证应当至少保存 5 年。疫苗、特殊管理药品的记录及凭证按相关规定保存。

3. 教师强调做好库房温湿度记录的重要性和必要性,并复习温湿度超标时应采取的控制措施。

【实训思考】

1. 系统如何防止因供电中断、计算机关闭或故障等因素,影响其正常运行或造成数据丢失?

2. 如何做到系统各测点终端采集的监测数据真实、完整、准确、有效?

【实训体会】

【实训报告】

1. 设计一个温湿度自动监测系统所监测的库房温湿度记录表。内容合理、全面,应包括温度值、湿度值、日期、时间、测点位置、库区或运输工具类别等。

2. 注意根据药品的质量特性,对药品进行合理储存的温湿度要求和控制、调节的措施。

【实训联系岗位】

1. 适用于药品保管员岗位。

2. 根据药品性质及贮藏要求分区管理:常温、阴凉、冷藏区。设置与其相适应的药库,并根据药品储存要求逐步做到设置常温库(0~30℃)、阴凉库(不高于 20℃)、冷库(柜台)(2~10℃);药库相对湿度应保持在35%~75%,药库应配备温湿度检测设备。发现温湿度异常,应立即采取措施进行调节。

3. 为达到安全储存药品的目的,必须针对药品的特点,防止药品仓库温湿度过高或过低对其造成的不良影响。

(贾 琦)

实训项目三　常见易变中药的储存与养护

【实训目的】

使学生初步掌握中药储存与养护的基础知识,熟练掌握中药常用养护技术。

【实训内容】

1. 砂糖包埋法储存人参。

2. 对抗储存法储存蛤蚧。

3. 除湿养护法储存白术。

【实训步骤】

1. 砂糖包埋法储存人参　人参在储存过程中容易受潮、发霉、生虫及返糖,必须保持干燥。此法可选用洁净、干燥密封的玻璃、搪瓷容器,将干燥、无结块的白砂糖铺于容器底部2~3cm厚,上面平列一层人参,用白糖覆盖使超过参面1~2cm,糖面又置一层人参,再覆以白砂糖。如此一层层排列,最后用白砂糖铺面,加盖密封,置阴凉处。使用时可按需要量取用,然后加盖密封,置阴凉干燥处储存。此法储存小批量人参,能确保此类药物固有的色泽和气味,为理想、简便、有效的方法。主要适用于新开河参、高丽参、普通红参、西洋参、一般生晒参及糖参。

2. 对抗储存法储存蛤蚧　蛤蚧极易受潮、发霉、虫蛀,蛤蚧尾部是药用的主要部分,尤其要特别注意保护。

选用可密封的玻璃、搪瓷容器,洗净、干燥,将生石灰用透气性较好的纸包裹好,放在容器的四角上面用草纸覆盖,然后在容器底部撒一层花椒或吴茱萸,也可用荜澄茄,但花椒的效果较好。然后将干燥的蛤蚧均匀摆放在上面,如果蛤蚧较多,可摆放几层蛤蚧后再撒一层花椒,摆放完后密封容器,置阴凉干燥处储存。

3. 除湿养护法储存白术　白术容易生虫、发霉和走油,故应储存于干燥、阴凉之处,防潮、防热和防风。

用麻袋和竹篓包装,每件重50~70kg,内衬防潮纸,再外套麻袋,置于阴凉干燥处。切制的饮片必须晒干、放冷,装入坛内闷紧,梅雨季节宜入石灰缸存放。白术含挥发油,不宜多年久贮,否则易走油或变黑。

【实训提示】

1. 人参夏季最好储存于冷藏库中,能防虫防霉,并保持色泽不变,但必须注意容器的严密,避免潮气浸入。

2. 人参可储于石灰缸中保存,石灰约占容器的1/4。该法干燥效果较好,但石灰为强碱性干燥剂,储存时间长则易导致人参碎裂,色泽改变,失去香气,使外观和内在质量均受到影响。

3. 蛤蚧除对抗储存外,也可采用密封储存。选用密封塑料袋放入蛤蚧,然后放入小袋包装的吸潮剂和除氧剂进行密封即可。

4. 白术因含挥发油,在高温高湿下易泛油,影响药材质量,贮藏期间应保持环境阴凉、干燥。

【实训思考】

1. 当人参储存量较大时,采用什么方法储存才能较好地保证人参的质量?

2. 人参储存时应注意什么问题?

3. 举出一些常见的中药易变品种并简述储存方法。

【实训体会】

【实训报告】

1. 砂糖包埋法储存人参

商品规格	数量	质量状况	盛装容器	砂糖用量	养护结论

2. 对抗储存法储存蛤蚧

商品规格	数量	质量状况	盛装容器	花椒用量	养护结论

3. 除湿养护法储存白术

商品规格	数量	质量状况	盛装容器	石灰用量	养护结论

【实训联系岗位】

1. 适用于中药养护员岗位。

2. 中药的贮藏技术很多,通过合理的贮藏方法,可以减少工作量,防止药品在储存过程中变质,保证药品质量,确保用药安全。

实训项目四　特殊管理药品的储存与养护

【实训目的】

熟悉特殊管理药品入库分类储存操作,训练按要求及药品特性、包装、仓库条件、进出库规律进行特殊管理药品入库分类储存操作的能力。

【实训内容】

按特殊管理药品要求,药品入库分类储存操作程序,针对入库特殊管理药品类型进行入库储存操作。

【实训步骤】

1. 由教师自定入库特殊管理药品的品种、入库数量、包装规格,库房条件(库房高度、面积、地面荷重定额),学生进行入库验收、分类储存、在库保管与养护、出库复核等模拟操作训练。

学生分组演练入库验收员、保管员、养护员、复核员等角色,并模拟操作。

2. 特殊管理药品的外包装和标签规定印刷图标的各种图案和颜色的组合训练。

具体步骤:货单核对→药品分类→按药品类型、包装、仓库条件、进出库规律确定储存区域及货位(或货架)→收货入库→堆码或上架→检查堆码或上架工作是否符合要求→设置货位卡及标志→记录存储信息(货位卡及保管账)→进入日常保管养护工作。

【实训提示】

先熟悉一般药品入库分类储存程序与要求,各环节工作内容;依所学特殊管理药品分类知识对入库药品进行分类;明确我国药品管理法规对该类药品的储存管理要求;熟悉库房区域划分与货位规划及货位编码标志方法;熟悉储存条件与药品出入库规律;熟悉药品堆码要求及堆码方法与技术;熟悉货位卡及标志规范;熟悉货位卡与保管账的记录方法与要求。

1. 麻醉药品入库前,应坚持双人开箱验收、清点、双人签字入库制度。麻醉药品的管理按"五专"要求管理,"五专"即专人、专柜加锁、专账、专用处方及专册登记。麻醉药品处方保存3年。注射剂除医师处方外,要交回空安瓿换药。大多数麻醉药品特别是针剂遇光易变质,故应避光保存。严格执行出库制度,出库时要由专人对品名、数量、质量进行核查,并由第二人复核,发货人、复核人共同在单据上盖章签字。

2. 一类精神药品必须严格实行专柜、双人双锁保管制度(可和麻醉药品存放在同一专柜内)。建立一类精神药品专用账目、专人登记、定期盘点,做到账物相符,发现问题立即报告药品主管部门。一类精神药品出入库时应坚持双人验收、签字制度。对于破损、变质、过期、失效而不可供药用的品种,应按麻醉药品和精神药品管理条例执行。二类精神药品可储存于普通药库内,但必须设有专柜。

3. 毒性药品须设毒剧药柜。实行专人、专柜、专账,贴明显标签加锁保管的方法。毒性药品应该设立专账卡,每日盘点一次,日清月结。管理人员交接时,应在科主任监督下进行交接,并在账卡上签字,严格交接,做到账物相符。

4. 严格执行国务院有关麻醉药品和精神药品、医疗用毒性药品的管理条例,对各种品种按有关储存条件进行储存保管,防止由于储存保管不当而变质或损坏。由于破损、变质、过期、失效而不可供药用的品种,应清点登记,单独妥善保管,列表上报单位领导审核批准,并上报上级药品监督管理部门,听候处理。如销毁,必须由药监部门批准,在其监督下销毁,并由监销人员签字存档备查,不能随便处理。

【实训思考】

1. 一般药品入库储存程序是怎样的? 各环节工作内容与要求有哪些?

2. 不同类型特殊管理药品储存保管有哪些管理规定? 在入库分类储存各环节要注意什么?

【实训体会】

【实训报告】

按分类储存程序说明各环节工作内容、要求、注意事项与操作结果,最后按要求填写货位卡并记保管账。

1. 能对入库储存药品进行正确分类,明确其贮藏项下要求及相关法规的管理规定及要求。

2. 熟悉仓库条件(储存条件是否符合管理规定与要求;库房高度、可用存储容量、地面荷重、货架存储容量等),药品特性与包装规格、包装材料性能并据此确定合理的存储区域及货位或货架、堆码层数与形式。

3. 能按外包装标志进行搬运与堆码操作,符合“五距”要求。

4. 能按要求在货位卡与保管账上准确、规范记录相关信息。

【实训联系岗位】

1. 适用于特殊管理药品储存和养护岗位。

2. 麻醉药品、精神药品、医疗用毒性药品、放射性药品绝不能与其他药品混合存放,应专库或专柜集中存放,各品种之间要有适当距离,设立专职人员保管、专用账卡登记管理制度。特殊药品的合理堆放:保证特殊药品的储存质量;充分利用空间,保证仓库安全;有利收发,防止工作差错。

3. 毒性药品须由具有责任心强,业务熟练的主管药师以上的药剂人员负责管理。

4. 为了防止药品失盗而流于社会,危害人民健康,扰乱社会秩序,必须制定特殊管理药品安全制度。严格按照特殊管理药品制度进行采购,一般规定按每季度的所供量进行采购,每季度采购一次。严格执行特殊管理药品出入库制度,实行双人双锁,专柜保管。入库前坚持双人开箱验收、清点、双人签字入库,出库时,发货要由专人对品名、数量、质量进行核查,并由第二人复核,发货人、复核人共同在单据上盖章签字。建立专用账目,专人登记,定期盘点,做到账物相符,发现问题应及时报告当地药品主管部门。仓库内要有安全措施,安装防盗门、防护栏、报警器、灭火器等,严防失火、失盗。

实训项目五　药品的出库验发

【实训目的】

通过实训使学生能熟练地进行药品出库验发工作,熟练掌握药品的出库验发手续及要求。

【实训内容】

药品的出库验发

【实训步骤】

1. **核单**　核单即审核出库凭证。核单的目的在于审核凭证的真实性、出库品种的属性,如系特殊管理药品应配备双人操作,通过核单还可以便于作业调度。

2. **配货**　配货又称备货,是按出库凭证所列内容进行的拣出药品的操作过程。

按凭证所列药品名称、剂型、规格、件数从货位上拣出,在发货单上除了记录凭证所列内容,还要记录批号,若批号不同,应分别记录每一批号多少件,签章,核销保管卡片。出库药品堆放于发货区,标写收发货单位,调出日期和品名件数,填写好的出库凭证,转保管人员复核。

3. **复核**　复核是按出库凭证对实物进行质量检查和数量、项目的核对。保管人员将货配齐后,要反复清点核对,既要复核货单是否相符,又要复核货位结存量以及验证出库量是否正确。麻醉药品、一类精神药品、毒性药品、化学危险品和贵重药品,应实行双人收发货制度,必要时仓储部门有关负责人要亲自进行复核。

4. **记录**　药品出库复核应当建立记录。复核人员复核完毕,要认真做好复核记录,以保证能快速、准确地进行质量跟踪。"药品出库复核记录单"的内容,应包括购货单位、药品的通用名称、剂型、规格、数量、批号、有效期、生产厂商、出库日期、质量状况和复核人员等内容。复核记录应保存至超过药品有效期1年,但不得少于3年。

5. **发货**　即将药品交付客户的过程。交付形式可以由仓库运输部门统一配送,客户也可以带业务部门开具的出库凭证自行到库提货,还可以通过交款方式提货,先交款后提货的方式称为"交提",系统内用户也可以先提货后交款称为"提交"。无论"交提"还是"提交",出库凭证上都应有规定的印鉴。

【实训提示】

1. 特殊管理药品的出库必须由2位复核人员在场进行,复核至每一最小销售包装。

2. 药品出库原则"四先出":先产先出、先进先出、易变先出、近期先出。

【实训思考】

1. 直调药品发货有哪些规定?

2. 冷藏药品发货应注意哪些问题?

3. 为什么药品出库要坚持"三查六对"制度?

【实训体会】

【实训报告】

1. 编制、填写药品的入库验收记录

编号:

日期	购货单位	药品通用名称	剂型	规格	批号	有效期至	生产厂商	数量	单位	质量情况	发货人	复核人
说明	1. 有效期栏内应填写有效期至××年××月 2. 出库药品复核时,若无质量问题,在质量情况栏内填写"正常"字样 3. 特殊管理药品出库复核时,要双人复核,在复核人栏内二人均要签字											

2. 停止发货或配送的情况

【实训联系岗位】

1. 适用于药品出库复核员和保管员岗位。

2. 加强药品的出库复核工作,保证药品质量,减少差错,防止假、劣药进入流通领域,保证临床用药安全。

实训项目六　药品冷链运输管理

【实训目的】

使学生在掌握药品冷链运输管理的基本要求后,初步学会药品冷链运输各环节的技术要领。

【实训内容】

药品冷链运输相关设备;运输过程中冷藏药品的温度控制和监测;冷藏药品的发货与装卸;冷藏药品的收货与验收。

【实训步骤】

1. 药品冷链运输相关设备　冷藏药品运输方式选择应确保温度符合要求,应根据药品数量多少、路程、运输时间、贮藏条件、外界温度等情况选择合适的运输工具。

相关设备:冷链专用保温箱、冷链运输冰袋、温湿度自动监测系统、保温厢体、输用制冷机组、带冷源的保温厢体、带运输用制冷机组的保温厢体、冷藏车、保温车等。

2. 运输过程中冷藏药品的温度控制和监测　在运输冷藏、冷冻药品的设备中应配备温湿度自动监测系统,自动对药品储存运输过程中的温湿度环境进行不间断监测和记录。

3. 冷藏药品的发货与装卸　冷藏药品应指定专业人员负责冷藏药品的发货、拼箱、装车工作,并选择适合的运输方式。药品装运前,车辆装运药品时,车辆装载、码放完毕,车辆卸货时的技术要求。

4. 冷藏药品的收货与验收 检查运输药品的冷藏车或冷藏箱、保温箱是否符合规定,对未按规定运输的,应当拒收。查看冷藏车或冷藏箱、保温箱到货时温度数据,导出、保存并查验运输过程的温度记录,确认运输全过程温度状况是否符合规定,并用温度探测器检测其温度。符合规定的,将药品放置在符合温度要求的待验区域待验;不符合规定的应当拒收,将药品隔离存放于符合温度要求的环境中,并报质量管理部门处理。收货须做好记录,内容包括:药品名称、数量、生产企业、发货单位、运输单位、发运地点、启运时间、运输工具、到货时间、到货温度、收货人员等。对销后退回的药品,同时检查退货方提供的温度控制说明文件和售出期间温度控制的相关数据。对于不能提供文件、数据,或温度控制不符合规定的,应当拒收,做好记录并报质量管理部门处理。

【实训提示】

1. 应根据药品的属性选择合适的冷链运输设备。

2. 每台独立的冷藏、冷冻药品运输车辆或车厢,安装的温湿度自动监测系统测点终端数量。

3. 冷藏车的保养及清洁。

【实训思考】

1. 冷链运输药品的种类有哪些?

2. 使用冷藏箱、保温箱运送冷藏药品的标准操作规程是什么?

3. 如何制订冷藏、冷冻药品运输过程中温度控制的应急预案?

【实训体会】

【实训报告】

1. 药品冷链运输相关设备的主要特点

序号	设备	主要特点
1	冷链专用保温箱	
2	冷链运输冰袋	
3	温湿度自动监测系统	
4	保温厢体	
5	输用制冷机组	
6	带冷源的保温厢体	
7	冷藏车	
8	保温车	

2. 模拟填写冷藏药品运输交接单

注意:下表中"运输方式"填"客户自提、物流发货、送货上门";客户上门自提时,"运输人员签字"栏应由客户签字,发货人员应当查验客户运输车辆有保证温度的相关措施,并提供泡沫箱、冰袋等保温措施;在采用物流发货时应签订协议,严格控制运输途中的温度和运输时间,确保药品质量。

药品运输交接单

日期： 年 月 日

供货单位(发运单位)					
购货单位(接收单位)					
药品简要信息(应与所附销售随货同行联相对应)	序号	药品名称/规格/生产企业/生产批号		数量	备注
	1				
	2				
	3				
	4				
	5				
温度控制要求		温度控制设备			
运输方式		运输工具			
启运时间		启运时温度			
保温时限		随货同行联编号			
发货人员签字		运输人员签字			
备注					
以上信息发运时填写 以下信息收货时填写					
到达时间		在途温度			
到达时温度		接收人员签字			
备注					

3. 制订一份冷藏药品运输过程中温度控制的应急预案

【实训联系岗位】

1. 适用于药品冷链运输管理岗位。

2. 药品冷链运输管理技术要求很多,通过合理的冷链运输方法,可以保证药品质量,确保用药安全。

（于 静）

参考文献

1. 鲍新中.物流成本管理与控制.4 版.北京:电子工业出版社,2016.

2. 徐良.中药养护学.北京:科学出版社,2010.

3. 王长琼,袁晓丽.物流运输组织与管理.2 版.武汉:华中科技大学出版社,2017.

4. 国家药典委员会.中华人民共和国药典.2015 年版.一部.北京:中国医药科技出版社,2015.

5. 国家药典委员会.中华人民共和国药典.2015 年版.二部.北京:中国医药科技出版社,2015.

6. 国家药典委员会.中华人民共和国药典.2015 年版.三部.北京:中国医药科技出版社,2015.

7. 国家药典委员会.中华人民共和国药典.2015 年版.四部.北京:中国医药科技出版社,2015.

目标检测参考答案

第一章 绪 论

一、选择题

（一）单项选择题

1. C　　2. D　　3. C　　4. A　　5. D　　6. C　　7. C　　8. D　　9. C　　10. B

（二）多项选择题

1. BCD　2. ABCDE　3. ABCDE　4. ABCDE　5. ABCDE　6. ABCDE

二、简答题

略

第二章 药品的仓储管理

一、选择题

（一）单项选择题

1. B　　2. B　　3. A　　4. B　　5. C　　6. D　　7. B　　8. A　　9. B　　10. C

11. C　　12. B　　13. B　　14. C　　15. D

（二）多项选择题

1. CE　2. ABCDE　3. ACD　4. ABCE　5. ABE　6. ABCD

二、简答题

略

三、实地调研

略

第三章 药品出入库管理

一、选择题

（一）单项选择题

1. C　　2. C　　3. D　　4. B　　5. D　　6. C　　7. A　　8. A　　9. D　　10. C

11. C   12. C   13. D   14. B   15. C   16. C   17. C   18. B   19. A   20. A

21. C   22. D   23. A   24. D   25. D   26. D   27. D   28. D   29. B   30. D

（二）多项选择题

1. ABCDE   2. ABCDE   3. ABDE   4. ABCDE   5. BDE   6. ABCE   7. ABCDE   8. ABCDE

9. ABCE   10. ABCDE

二、简答题

略

第四章　仓库的温湿度管理

一、选择题

（一）单项选择题

1. A   2. B   3. B   4. D   5. D   6. D   7. B   8. B   9. A   10. B

11. B   12. B   13. A   14. D   15. C

（二）多项选择题

1. CD   2. BD   3. ABCDE   4. BC   5. ABCD

二、简答题

略

三、实例分析

实例1：这主要取决于库外与库内绝对湿度大小的对比分析，若库外绝对湿度大于库内，表示库外相对湿度必然大于库内，通风后库内温度无明显变化，但绝对湿度增加，相对湿度增高，因此不可通风，反之则可以通风。

实例2：采取的措施：由于冷库制冷器故障，在保证温湿度的情况下，对该库房的药品采取相应措施，迅速进行在库转移。

报警器突然响起的原因：根据《中国药典》（2015年版）规定，冷库温度要求范围2~10℃，但在实际工作中，为避免超标而导致药品变质，在对计算机系统设置中往往设置在2~8℃，当实际温度超过8℃时便会报警。

第五章　仓库害虫的防治

一、选择题

（一）单项选择题

1. A   2. D   3. C   4. A   5. D   6. B   7. A   8. A   9. D   10. C

（二）多项选择题

1. BCD   2. ABDE   3. BCDE   4. ABCD   5. ABCD

二、简答题

略

三、实例分析

答案:当氧的浓度在8%以下时,能有效地防止害虫的产生,在温度25~28℃时,密封时间15~30天,氧的浓度可达到2%以下,能有效地杀灭幼虫、蛹和成虫。霉菌的生长繁殖就会受到抑制,害虫很快窒息死亡,药材的呼吸强度也会显著降低。

第六章　药品的霉变与防治

一、选择题

（一）单项选择题

1. B　　2. B　　3. A　　4. B　　5. C　　6. D　　7. D　　8. A　　9. B　　10. B

（二）多项选择题

1. ABCD　2. ABCD　3. BC　4. AC　5. ABCDE

二、简答题

略

第七章　常用药品的储存与养护

一、选择题

（一）单项选择题

1. D　　2. B　　3. C　　4. D　　5. A　　6. B　　7. C　　8. D　　9. A　　10. B

11. C　12. D　13. D　14. A　15. C　16. C　17. B　18. A　19. A　20. A

（二）多项选择题

1. ABCDE　2. AB　3. ABCDE　4. AC　5. ABCDE　6. ABCDE　7. ABE　8. ABCDE　9. ABC

10. ABCD

二、简答题

略

三、实例分析

实例1:储存的原因是:三硝酸甘油酯是甘油与硝酸形成的酯类,受到撞击或遇火源易分解产生有毒气体一氧化氮或二氧化氮引起爆炸,因此应储存于密塞的棕色玻璃瓶中,避光保存于凉暗处,远离火源。

实例2:头孢哌酮钠抗生素玻璃瓶。每盒10瓶（0.5g、0.75g、1.0g、1.5g、2.0g、3.0g）;每盒20瓶（0.5g、1.0g）;每小盒1瓶（1.0g）;每小盒1瓶内配1支灭菌注射用水（1.0g、2.0g）。需密闭,冷处（2~10℃）保存。

实例3:略

第八章 中药的储存与养护

一、选择题

（一）单项选择题

1. D   2. A   3. A   4. D   5. B   6. D   7. B   8. D   9. C   10. A

11. A   12. C   13. D   14. C   15. B   16. C   17. A   18. B   19. B   20. C

（二）多项选择题

1. ABCDE 2. ABCDE 3. ABCDE 4. ABCDE 5. BD 6. ACDE 7. ABCD 8. ABCDE

9. ABCDE 10. ABCDE

二、简答题

略

第九章 特殊管理药品的储存与养护

一、选择题

（一）单项选择题

1. B   2. C   3. A   4. B   5. D   6. A   7. C   8. A   9. B   10. A

11. D   12. B   13. A   14. D   15. D   16. C   17. B   18. B   19. A   20. B

21. B   22. D   23. C

（二）多项选择题

1. BE 2. BD 3. CE 4. ACE 5. ABCDE 6. ABC 7. ABD 8. AE 9. ABCE 10. BCDE

11. ABCDE 12. BD 13. BCDE 14. BCE 15. ACD 16. ABCD 17. ABCE

二、简答题

略

附录

附录一　药品批发企业新旧版 GSP 对照

序号	类型	不同点	GSP（2000年版）	GSP（2013年版）	GSP（2016年版）
1	批发企业	总条目数	57 条	122 条	119 条
2	总则	条目数	共 3 条	共 4 条（增加内容：药品生产企业销售药品、药品流通过程中其他涉及储存与运输药品的，也应当符合本规范相关要求）	共 4 条（第 2 条增加内容： 并按照国家有关要求建立药品追溯系统，实现药品可追溯）
3	质量管理体系	质量管理体系	无	共 8 条（第 5~12 条）	无变化
4	组织机构与质量职责	条目数	共 6 条	共 5 条（第 13~17 条）	共 5 条（第 13~17 条）
		质量管理部门的职责	无	明确质量管理部门的职责，共 19 点（第 17 条）	无变化
5	人员与培训	条目数	共 8 条	共 13 条（第 18~30 条）	无变化
		企业负责人的学历和资质	企业负责人中应由具有药学专业技术职称的人员负责质量管理工作	增加企业负责人具体的任职要求（第 19 条：企业负责人应当具有大学专科以上学历或中级以上专业技术职称，经过基本的药学专业知识培训，熟悉有关药品管理的法律法规及本规范）	无变化
		质量负责人资质	无	增加质量负责人任职资质要求（第 20 条：应当具有大学本科以上学历、执业药师资格和 3 年以上药品经营质量管理工作经历，在质量管理工作中具备正确判断和保障实施的能力）	无变化
		质量管理部门负责人资质	应是执业药师或具有相应的药学专业技术职称	增加质量管理部门负责人任职年限的要求（应当具有执业药师资格和 3 年以上药品经营质量管理工作经历）	无变化
		药品检验部门负责人资质	应具有相应的药学专业技术职称	取消了对药品检验部门负责人资质要求	无变化

序号	类型	不同点	GSP（2000年版）	GSP（2013年版）	GSP（2016年版）
		从事质量管理工作人员资质	应具有药学或相关专业的学历，或者具有药学专业技术职称	对从事质量管理人员的资质要求更具体（第22条第1点：应当具有药学中专或医学、生物、化学等相关专业大学专科以上学历或者具有药学初级以上专业技术职称）	无变化
		从事验收、养护工作人员资质	应具有相应的学历或一定的文化程度	对从事验收、养护工作人员资质要求更具体（第22条第2点：应当具有药学或医学、生物、化学等相关专业中专以上学历或者具有药学初级以上专业技术职称）	无变化
		从事中药材、中药饮片验收及养护工作人员资质	无	增加从事中药材、中药饮片验收及养护工作人员资质（见第22条第3点：从事中药材、中药饮片验收工作的，应当具有中药专业中专以上学历或具有中药学中级以上专业技术职称；从事中药材、中药饮片养护工作的，应当具有中药专业中专以上学历或具有中药学初级以上专业技术职称；直接收购地产中药材的，验收人员应当具有中药学中级以上专业技术职称）	无变化
		经营疫苗企业的人员资质	无	增加经营疫苗人员资质（第22条：应当配备2名以上专业技术人员专门负责疫苗质量管理和验收工作，专业技术人员应当具有预防医学、药学、微生物或医学等专业本科以上学历及中级以上专业技术职称，并有3年以上从事疫苗管理或技术工作经历）	将第22条第二款："经营疫苗的企业"修改为"从事疫苗配送的"
		必须配备专职质量管理、验收工作人员	无	明确质量管理、验收工作人员不得兼职其他业务工作（第23条：质量管理、验收工作人员应当在职在岗不得兼职其他业务工作）	无变化
		从事采购、销售、储存工作人员资质	无	增加采购、销售、储存人员的任职资质（第24条：从事采购工作的人员应当具有药学或医学、生物、化学等相关专业中专以上学历，从事销售、储存等工作的人员应当具有高中以上文化程度）	无变化
		培训内容	药品法律、法规、规章和专业技术、药品知识、职业道德等教育或培训	删除了职业道德的培训（第26条：相关法律法规、药品专业知识及技能、质量管理制度、职责及岗位操作规程等）	无变化

序号	类型	不同点	GSP（2000年版）	GSP（2013年版）	GSP（2016年版）
		从事特殊管理的药品、冷藏和冷冻药品储存和运输等工作的人员要求	无	增加从事特殊管理的药品、冷藏和冷冻药品储存和运输等工作人员任职要求（第28条:应当接受相关法律法规和专业知识培训并经考核合格后方可上岗）	无变化
		储存、运输等岗位人员的着装要求	无	第29条:应当符合劳动保护和产品防护的要求	无变化
		健康检查	企业每年应组织直接接触药品的人员进行健康检查	明确需要参加体检的人员及体检次数（第30条:质量管理、验收、养护、储存等直接接触药品岗位的人员应当进行岗前及年度健康检查）	无变化
		就业准入规定岗位工作的人员要求	在国家有就业准入规定岗位工作的人员,需通过职业技能鉴定并取得职业资格证书后方可上岗	改为企业自行培训(第25条:企业应当对各岗位人员进行与其职责和工作内容相关的岗前培训和继续培训,以符合本规范要求)	无变化
6	质量管理体系文件	质量管理体系文件	无	共12条(第31~42条)增加执行药品电子监管的规定	将第36条第21项"执行药品电子监管的规定"修改为:"药品追溯的规定"
7	设施与设备	条目数	共9条	共10条(第43~52条)	共10条(第43~52条)
		库房要求	见第19条、第45条、第46条	增加内容(第46条:库区地面硬化或绿化;库房有可靠的安全防护措施,能够对无关人员进入实行可控管理,防止药品被盗、替换或混入假药;有防止室外装卸、搬运、接收、发运等作业受异常天气影响的措施)	无变化
		库房分区要求	第20条[仓库应划分待验库(区)、合格品库(区)、发货库(区)、不合格品库(区)、退货库(区)等专用场所,经营中药饮片还应划分零货称取专库(区)。以上各库(区)均应设有明显标志]	删除	无变化

续表

序号	类型	不同点	GSP（2000年版）	GSP（2013年版）	GSP（2016年版）
		仓库配备的设施设备	共6点	共10点(第47条,增加内容:有效调控温湿度及室内外空气交换的设备;自动监测、记录库房温湿度的设备;用于零货拣选、拼箱发货操作及复核的作业区域和设备;验收、发货、退货的专用场所;不合格药品专用存放场所;经营特殊管理的药品有符合国家规定的储存设施)	无变化
		分装中药饮片的场所	第26条:分装中药饮片应有符合规定的专门场所,其面积和设备应与分装要求相适应	删除	无变化
		经营中药材、中药饮片要求	应划分零货称取专库(区),经营中药材及中药饮片的应设置中药标本室(柜)	第48条:应当有专用的库房和养护工作场所,直接收购地产中药材的应当设置中药样品室(柜)	无变化
		经营冷藏、冷冻药品的设备要求	无	第49条:经营冷藏、冷冻药品的,应当配备以下设施设备: (一)与其经营规模和品种相适应的冷库,储存疫苗的应当配备两个以上独立冷库; (二)用于冷库温度自动监测、显示、记录、调控、报警的设备; (三)冷库制冷设备的备用发电机组或者双回路供电系统; (四)对有特殊低温要求的药品,应当配备符合其储存要求的设施设备; (五)冷藏车及车载冷藏箱或者保温箱等设备	将第49条"经营冷藏、冷冻药品的"修改为"储存、运输冷藏、冷冻药品的"
		运输药品的设施设备要求	无	第50~52条:运输药品应当使用封闭式货物运输工具。运输冷藏、冷冻药品的冷藏车及车载冷藏箱、保温箱应当符合药品运输过程中对温度控制的要求。冷藏车具有自动调控温度、显示温度、存储和读取温度监测数据的功能;冷藏箱及保温箱具有外部显示或采集箱体内温度数据的功能。储存、运输设施设备的定期检查、清洁和维护应当由专人负责,并建立记录和档案	无变化
8	校准与验证	校准与验证	无	共4条(第53~56条)	共4条(第53~56条)

序号	类型	不同点	GSP（2000年版）	GSP（2013年版）	GSP（2016年版）
9	计算机系统	计算机系统	无	共4条（第57~60条）第57条：企业应当建立能够符合经营全过程管理及质量控制要求的计算机系统,实现药品质量可追溯,并满足药品电子监管的实施条件	将"实现药品质量可追溯,并满足药品电子监管的实施条件"修改为"实现药品可追溯"
10	采购(进货)	条目数	共8条	共11条（第61~71条）	共11条（第61~71条）
		采购活动的要求	无	第61条：确定供货单位的合法资格;确定所购入药品的合法性;核实供货单位销售人员的合法资格;与供货单位签订质量保证协议	无变化
		营企业、首营品种审核资料	较笼统	较明确（第62条：对首营企业的审核,应当查验加盖其公章原印章的以下资料,确认真实、有效：(一)《药品生产许可证》或《药品经营许可证》复印件;(二)营业执照及其年检证明复印件;(三)《药品生产质量管理规范》认证证书或《药品经营质量管理规范》认证证书复印件;(四)相关印章、随货同行单(票)样式;(五)开户户名、开户银行及账号;(六)《税务登记证》和《组织机构代码证》复印件	第62条修改内容：(二)营业执照、税务登记、组织机构代码的证件复印件,及上一年度企业年度报告公示情况;(六)删除
		供货单位销售人员资质	未明确	第64条：加盖供货单位公章原印章的销售人员身份证复印件;加盖供货单位公章原印章和法定代表人印章或签名的授权书。授权书应当载明被授权人姓名、身份证号码,以及授权销售的品种、地域、期限;供货单位及供货品种相关资料	无变化
		质量保证协议内容	未明确	第65条：明确双方质量责任;供货单位应当提供符合规定的资料且对其真实性、有效性负责;供货单位应当按照国家规定开具发票;药品质量符合药品标准等有关要求;药品包装、标签、说明书符合有关规定;药品运输的质量保证及责任;质量保证协议的有效期限	无变化
		供货单位提供票据所列内容	购进药品应有合法票据	第66~67条：企业应当向供货单位索取发票。发票应当列明药品的通用名称、规格、单位、数量、单价、金额等;不能全部列明的,应当附《销售货物或者提供应税劳务清单》,并加盖供货单位发票专用章原印章、注明税票号码;发票上的购、销单位名称及金额、品名应当与付款流向及金额、品名一致,并与财务账目内容相对应。发票按有关规定保存	无变化

序号	类型	不同点	GSP（2000年版）	GSP（2013年版）	GSP（2016年版）
		采购记录所列内容	按规定建立购进记录,做到票、账、货相符。购货记录按规定保存	第68条:采购药品应当建立采购记录。采购记录应当有药品的通用名称、剂型、规格、生产厂商、供货单位、数量、价格、购货日期等内容,采购中药材的还应当标明产地	无变化
		直调药品的采购	未明确	第69条:发生灾情、疫情、突发事件或临床紧急救治等特殊情况,以及其他符合国家有关规定的情形,企业可采用直调方式购销药品,即将已采购的药品不入本企业仓库,直接从供货单位发送到购货单位,并建立专门的采购记录,保证有效的质量跟踪和追溯	无变化
		特殊药品采购	未明确	第70条:采购特殊管理的药品,应当严格按照国家有关规定进行	无变化
		进货质量评审	企业每年应对进货情况进行质量评审	第71条:企业应当定期对药品采购的整体情况进行综合质量评审,建立药品质量评审和供货单位质量档案,并进行动态跟踪管理	无变化
11	收货与验收	条目数	共6条	共13条(第72~84条)	共11条(第72~82条)
		核实运输方式	无	第73、74条:药品到货时,收货人员应当核实运输方式是否符合要求,并对照随货同行单(票)和采购记录核对药品,做到票、账、货相符	无变化
		冷藏、冷冻药品的验收	无	第74条:应当对其运输方式及运输过程的温度记录、运输时间等质量控制状况进行重点检查并记录,不符合温度要求的应当拒收	无变化
		验收地点的要求	验收应在符合规定的场所进行,在规定时限内完成	明确应当按品种特性要求放于相应待验区域进行验收(第75条:收货人员对符合收货要求的药品,应当按品种特性要求放于相应待验区域,或设置状态标志,通知验收。冷藏、冷冻药品应当在冷库内待验;第79条:特殊管理的药品应当按照相关规定在专库或专区内验收)	无变化
		随货同行单的要求	无	第73条:随货同行单(票)应当包括供货单位、生产厂商、药品的通用名称、剂型、规格、批号、数量、收货单位、收货地址、发货日期等内容,并加盖供货单位药品出库专用章原印章	无变化

序号	类型	不同点	GSP（2000年版）	GSP（2013年版）	GSP（2016年版）
		检验报告单的要求	无	第76条：验收药品应当按照药品批号查验同批号的检验报告书。供货单位为批发企业的，检验报告书应当加盖其质量管理专用章原印章。检验报告书的传递和保存可以采用电子数据形式，但应当保证其合法性和有效性	无变化
		验收时抽样的具体要求	验收抽取的样品应具有代表性	更明确（第77条：同一批号的药品应当至少检查一个最小包装，但生产企业有特殊质量控制要求或打开最小包装可能影响药品质量的，可不打开最小包装；破损、污染、渗液、封条损坏等包装异常以及零货、拼箱的，应当开箱检查至最小包装；外包装及封签完整的原料药、实施批签发管理的生物制品，可不开箱检查）	无变化
		验收记录所列内容	无	第80条：验收药品应当做好验收记录，包括药品的通用名称、剂型、规格、批准文号、批号、生产日期、有效期、生产厂商、供货单位、到货数量、到货日期、验收合格数量、验收结果等内容。验收人员应当在验收记录上签署姓名和验收日期。中药材验收记录应当包括品名、产地、供货单位、到货数量、验收合格数量等内容。中药饮片验收记录应当包括品名、规格、批号、产地、生产日期、生产厂商、供货单位、到货数量、验收合格数量等内容，实施批准文号管理的中药饮片还应当记录批准文号	无变化
		实施电子监管药品的要求	无	第81~82条：对实施电子监管的药品，企业应当按规定进行药品电子监管码扫码，并及时将数据上传至中国药品电子监管网系统平台。企业对未按规定加印或加贴中国药品电子监管码，或监管码的印刷不符合规定要求的，应当拒收。监管码信息与药品包装信息不符的，应当及时向供货单位查询，未得到确认之前不得入库，必要时向当地药品监督管理部门报告	删除

序号	类型	不同点	GSP（2000年版）	GSP（2013年版）	GSP（2016年版）
		直调药品验收要求	无	第 84 条:企业按本规范第六十九条规定进行药品直调的,可委托购货单位进行药品验收。购货单位应当严格按照本规范的要求验收药品和进行药品电子监管码的扫码与数据上传,并建立专门的直调药品验收记录。验收当日应当将验收记录相关信息传递给直调企业	删除第 82 条中"进行药品电子监管码的扫码与数据上传"
		对不合格药品控制性管理的重点内容	见第 40 条	第 80 条:验收不合格的还应当注明不合格事项及处置措施	无变化
12	检验	检验	第 37-39 条	删除	无变化
13	储存与养护	条目数	共 2 条	共 6 条(第 85~90 条)	共 6 条(第 83～88 条)
		药品储存要求	共 7 点(第 41 条)	共 12 点(第 85 条,增加及改变内容:储存药品相对湿度为 35%～75%;在人工作业的库房储存药品,按质量状态实行色标管理:合格药品为绿色,不合格药品为红色,待确定药品为黄色;储存药品应当按照要求采取避光、遮光、通风、防潮、防虫、防鼠等措施;药品按批号堆码,不同批号的药品不得混垛,垛间距不小于 5 厘米,与库房内墙、顶、温度调控设备及管道等设施间距不小于 30 厘米,与地面间距不小于 10 厘米;药品与非药品、外用药与其他药品分开存放,中药材和中药饮片分库存放;特殊管理的药品应当按照国家有关规定储存;拆除外包装的零货药品应当集中存放;储存药品的货架、托盘等设施设备应当保持清洁,无破损和杂物堆放;未经批准的人员不得进入储存作业区,仓储作业人员不得有影响药品质量和安全的行为;药品储存作业区内不得存放与储存管理无关的物品。删除内容:易串味的药品、危险品等应与其他药品分开存放;麻醉药品、一类精神药品、医疗用毒性药品、放射性药品应当专库或专柜存放,双人双锁保管,专账记录)	无变化

序号	类型	不同点	GSP（2000年版）	GSP（2013年版）	GSP（2016年版）
		养护工作内容	共9点	共7点(第86条,增加内容:对储存条件有特殊要求的或有效期较短的品种应当进行重点养护;发现有问题的药品应当及时在计算机系统中锁定和记录,并通知质量管理部门处理;删除内容:对由于异常原因可能出现质量问题的药品和在库时间较长的中药材,应抽样送检;负责养护用仪器设备、温湿度检测和监控仪器、仓库在用计量仪器及器具等的管理工作;建立药品养护档案)	无变化
		计算机系统对库存药品的有效期进行自动跟踪和控制	无	第87条:企业应当采用计算机系统对库存药品的有效期进行自动跟踪和控制,采取近效期预警及超过有效期自动锁定等措施,防止过期药品销售	无变化
		药品破损、泄漏时的处理措施	无	第88条:药品因破损而导致液体、气体、粉末泄漏时,应当迅速采取安全处理措施,防止对储存环境和其他药品造成污染	无变化
		对质量可疑药品的处理	无	第89条:对质量可疑的药品应当立即采取停售措施,并在计算机系统中锁定,同时报告质量管理部门确认,且应当采取以下措施:存放于标志明显的专用场所,并有效隔离,不得销售;怀疑为假药的,及时报告药品监督管理部门;属于特殊管理的药品,按照国家有关规定处理;不合格药品的处理过程应当有完整的手续和记录;对不合格药品应当查明并分析原因,及时采取预防措施	无变化
		定期盘点	无	第90条:企业应当对库存药品定期盘点,做到账、货相符	无变化
14	销售	条目数	共6条	共5条(第91~95条)	共5条(第89~93条)
		购货单位的审核	第50条:企业应依据有关法律、法规和规章,将药品销售给具有合法资格的单位	更明确具体(第91条:企业应当将药品销售给合法的购货单位,对购货单位的证明文件、采购人员及提货人员的身份证明进行核实;第92条:企业应当严格审核购货单位的生产范围、经营范围或诊疗范围,并按照相应的范围销售药品)	无变化

续表

序号	类型	不同点	GSP（2000年版）	GSP（2013年版）	GSP（2016年版）
		销售票据、销售记录管理	第53条:销售应开具合法票据,并按规定建立销售记录,做到票、账、货相符。销售票据和记录应按规定保存	更明确具体(第93条:企业销售药品,应当如实开具发票,做到票、账、货、款一致。第94条:销售记录应当包括药品的通用名称、规格、剂型、批号、有效期、生产厂商、购货单位、销售数量、单价、金额、销售日期等内容。中药材销售记录应当包括品名、规格、产地、购货单位、销售数量、单价、金额、销售日期等内容;中药饮片销售记录应当包括品名、规格、批号、产地、生产厂商、购货单位、销售数量、单价、金额、销售日期等内容)	无变化
		直调药品销售	第54条:因特殊需要从其他商业企业直调的药品,本企业应保证药品质量,并及时做好有关记录	第94条:按照本规范第六十九条规定进行药品直调的,应当建立专门的销售记录	无变化
		药品营销宣传	第55条:药品营销宣传应严格执行国家有关广告管理的法律、法规,宣传的内容必须以国家药品监督管理部门批准的药品使用说明书为准	无	无变化
15	出库	条目数	共3条	共7条(第96~102条)	共6条(第94~99条)
		不得出库的几种情况	未明确	第96条:发现以下情况不得出库,并报告质量管理部门处理:药品包装出现破损、污染、封口不牢、衬垫不实、封条损坏等问题;包装内有异常响动或液体渗漏;标签脱落、字迹模糊不清或标识内容与实物不符;药品已超过有效期;其他异常情况的药品	无变化
		出库复核记录所含内容	未明确	第97条:包括购货单位、药品的通用名称、剂型、规格、数量、批号、有效期、生产厂商、出库日期、质量状况和复核人员等内容	无变化
		药品拼箱货的代用包装箱要求	未明确	应当有醒目的拼箱标志(第99条)	无变化

续表

序号	类型	不同点	GSP（2000年版）	GSP（2013年版）	GSP（2016年版）
		出库时的随货同行单要求	未明确	第100条:药品出库时,应当附加盖企业药品出库专用章原印章的随货同行单(票)。直调药品出库时,由供货单位开具两份随货同行(票),分别发往直调企业和购货单位。随货同行单(票)的内容应当符合本规范第七十三条第二款的要求,还应当标明直调企业名称	无变化
		直调药品出库	第48条:由生产企业直调药品时,须经经营单位质量验收合格后方可发运	第100条:直调药品出库时,由供货单位开具两份随货同行(票),分别发往直调企业和购货单位。随货同行单(票)的内容应当符合本规范第七十三条第二款的要求,还应当标明直调企业名称	无变化
		冷藏、冷冻药品的装箱、装车	对有温度要求的药品的运输,应根据季节温度变化和运程采取必要的保温或冷藏措施	第101条:冷藏、冷冻药品的装箱、装车应当由专人负责并符合以下要求:车载冷藏箱或保温箱在使用前应当达到相应的温度要求;应当在冷藏环境下完成冷藏、冷冻药品的装箱、封箱工作;装车前应当检查冷藏车辆的启动、运行状态,达到规定温度后方可装车;启运时应当做好运输记录,内容包括运输工具和启运时间等	无变化
		实施电子监管药品的出库要求	未明确	第102条:对实施电子监管的药品,应当在出库时进行扫码和数据上传	删除
		出库记录及保存时限要求	第45条:药品出库应做好药品质量跟踪记录,以保证能快速、准确地进行质量跟踪。记录应保存至超过药品有效期1年,但不得少于3年	删除记录保存时限的要求(第97条:药品出库复核应当建立记录,包括购货单位、药品的通用名称、剂型、规格、数量、批号、有效期、生产厂商、出库日期、质量状况和复核人员等内容)	无变化
16	运输与配送	条目数	共4条	共13条(第103~115条)	共13条(第100~112条)
		运输与配送要求	无	增加内容(第103~105条、第107条第2点~114条)	
17	售后服务	条目数	共2条	共7条(第116~122条)	共7条(第113~119条)

续表

序号	类型	不同点	GSP（2000年版）	GSP（2013年版）	GSP（2016年版）
		售后服务	第56条:对质量查询、投诉、抽查和销售过程中发现的质量问题要查明原因,分清责任,采取有效的处理措施,并做好记录。第57条:企业已售出的药品如发现质量问题,应向有关管理部门报告,并及时追回药品和做好记录	增加内容(第116~119、121~122条)	无变化
18	附则	首营品种定义	本企业向某一药品生产企业首次购进的药品	本企业首次采购的药品	无变化
		原印章	无	企业在购销活动中,为证明企业身份在相关文件或凭证上加盖的企业公章、发票专用章、质量管理专用章、药品出库专用章的原始印记,不能是印刷、影印、复印等复制后的印记	无变化
		国家有专门管理要求的药品	无	国家对蛋白同化制剂、肽类激素、含特殊药品复方制剂等品种实施特殊监管措施的药品	无变化
		企业信息化管理等	无	企业信息化管理、药品储运温湿度自动监测、药品验收管理、药品冷链物流管理、零售连锁管理等具体要求,由国家食品药品监督管理总局以附录方式另行制定	无变化
		特殊管理药品	无	无	增加1条,作为第181条:麻醉药品、精神药品、药品类易制毒化学品的追溯应当符合国家有关规定
		违反本规范的	无	由食品药品监督管理部门按照《中华人民共和国药品管理法》第79条的规定给予处罚	修改为:按照《中华人民共和国药品管理法》第78条的规定给予处罚

附录二　药品零售企业新旧版 GSP 对照

序号	类型	不同点	GSP（2000年版）	GSP（2013 年版）	GSP（2016 年版）
1	零售企业	总条目数	22 条	59 条	58 条
2	质量管理与职责	质量管理体系	共 4 条	共 4 条(第 123~126 条)增加了明确质量管理部门或人员的职责共计 15 方面;明确了零售企业必须配备计算机系统;明确了企业负责人为药品质量的主要责任人及职责	共 4 条(第 120~123 条)
3	人员管理	条目数	共 5 条	共 9 条(第 127~135 条)	共 9 条(第 124~132 条)
		从业人员守法规定	无	增加企业从事药品经营和质量管理工作的人员,应当符合有关法律法规及本规范规定的资格要求,不得有相关法律法规禁止从业的情形	无变化
		企业法人或企业负责人	无	增加了企业法人或负责人必须是执业药师的规定	无变化
		质量负责人	企业的质量负责人应具有药学专业的技术职称	取消了质量负责人的概念	无变化
		处方审核员	药品零售中处方审核人员应是执业药师或有药师以上(含药师和中药师)的专业技术职称	把执业资格提高到了执业药师资格	无变化
		质量管理人员	企业的质量管理应具有药学或相关专业的学历,或者具有药学专业的技术职称	不变	无变化
		检验人员	药品检验人员应具有药学或相关专业的学历,或者具有药学专业的技术职称	取消了药品检验人员的资质要求	无变化

序号	类型	不同点	GSP（2000年版）	GSP（2013年版）	GSP（2016年版）
		验收人员	企业从事验收工作的人员应经过专业培训,考核合格后持证上岗。国家有就业准入规定的岗位,工作人员需通过职业技能鉴定并取得职业资格证书后方可上岗	验收应当具有药学或者医学、生物、化学等相关专业学历或者具有药学专业技术职称;从事中药饮片质量管理、验收、采购人员应当具有中药学中专以上学历或者具有中药学专业初级以上专业技术职称	无变化
		保管人员	企业从事保管工作的人员应经过专业培训,考核合格后持证上岗。国家有就业准入规定的岗位,工作人员需通过职业技能鉴定并取得职业资格证书后方可上岗	取消了保管人员的资质要求(设置仓库的除外)	无变化
		养护人员	企业从事养护工作的人员应经过专业培训,考核合格后持证上岗。国家有就业准入规定的岗位,工作人员需通过职业技能鉴定并取得职业资格证书后方可上岗	取消了养护人员的资质要求(设置仓库的除外)	无变化
		营业员	企业从事营业工作的人员应经过专业培训,考核合格后持证上岗。国家有就业准入规定的岗位,工作人员需通过职业技能鉴定并取得职业资格证书后方可上岗	营业员应当具有高中以上文化程度或者符合省级药品监督管理部门规定的条件	无变化
		中药调剂员	无	中药饮片调剂人员应当具有中药学中专以上学历或者具备中药调剂员资格	无变化
		岗前培训及继续教育	只规定了质量管理、检验、验收、保管、养护、营业等工作的岗前培训	企业各岗位人员应当接受相关法律法规及药品专业知识与技能的岗前培训和继续培训,以符合本规范要求	无变化

序号	类型	不同点	GSP（2000年版）	GSP（2013年版）	GSP（2016年版）
		年度培训计划	无	企业应当按照培训管理制度制定年度培训计划并开展培训,使相关人员能正确理解并履行职责。培训工作应当做好记录并建立档案	无变化
		监管培训	无	企业应当为销售特殊管理的药品、国家有专门管理要求的药品、冷藏药品的人员接受相应培训提供条件,使其掌握相关法律法规和专业知识	无变化
		着装	无	在营业场所内,企业工作人员应当穿着整洁、卫生的工作服	无变化
		健康检查	没有强调岗前	增加企业应当对直接接触药品岗位的人员进行岗前及年度健康检查,并建立健康档案。患有传染病或者其他可能污染药品的疾病的,不得从事直接接触药品的工作	无变化
		卫生行为	无	增加在药品储存、陈列等区域不得存放与经营活动无关的物品及私人用品,在工作区域内不得有影响药品质量和安全的行为	无变化
4	文件	条目数	无	共10条(第136~145条),增加了文件内容、文件执行、文件的审核与修订、零售质量管理制度、岗位职责、质量职责管理、操作规程、记录建立、记录保存、电子数据录入、电子数据备份等内容	共10条(第133~142条),将第138条改为第135条,第17项修改为:药品追溯的规定
5	设施设备	条目数	共3条	共9条(第146~154条)	共9条(第143~151条)
		经营设施	药品零售企业应有与经营规模相适应的营业场所和药品仓库,企业的营业场所、仓库、办公生活等区域	基本未变	无变化
		营业场所条件	药品零售企业的营业场所和药品仓库环境整洁、无污染物	营业场所应当具有相应设施或者采取其他有效措施,避免药品受室外环境的影响,并做到宽敞、明亮、整洁、卫生。	无变化
		营业场所设备	8小项(包括仓库设施设备)	6小项,较全面	无变化

续表

序号	类型	不同点	GSP（2000年版）	GSP（2013年版）	GSP（2016年版）
		计算机管理	无	第149条:企业应当建立能够符合经营和质量管理要求的计算机系统,并满足药品电子监管的实施条件	将第149条改为第146条,修改为:企业应当建立能够符合经营和质量管理要求的计算机系统,并满足药品追溯的要求
		库房设备	无	企业设置库房的,应当做到库房内墙、顶光洁,地面平整,门窗结构严密;有可靠的安全防护、防盗等措施	无变化
		仓库设施设备	包含在第68条中,较笼统,没有和营业场所分开	7小项,较全面,取消了药品检验、验收和养护设备	无变化
		特殊管理药品存储	在第68条中规定	单列出来,经营特殊管理的药品应当有符合国家规定的储存设施	无变化
		中药饮片存储条件	无	储存中药饮片应当设立专用库房	无变化
		校准检定	无	企业应当按照国家有关规定,对计量器具、温湿度监测设备等定期进行校准或者检定	无变化
6	采购与验收	总条目数	共6条	共7条(第155~161条)	共7条(第152~158条)
		购进管理	规定较笼统	共11条,从购进原则、首营企业审核、首营品种审核、销售人员资格、质量保证协议、合法票据、资金流向、购进记录的内容、药品直调、特殊药品购进、购进评审等方面进行了详细的规定	无变化
		收货	验收人员对购进的药品,应根据原始凭证验收	药品到货时,收货人员应当按采购记录,对照供货单位的随货同行单(票)核实药品实物,做到票、账、货相符	无变化
		收货验收	严格按照有关规定逐批验收并记录。必要时应抽样送检验机构检验	第157条:企业应当按规定的程序和要求对到货药品逐批进行验收,并按照本规范第80条规定做好验收记录,验收抽取的样品应当具有代表性。第161条:验收合格的药品应当及时入库或者上架,实施电子监管的药品,还应按照本规范第81条、第82条的规定进行扫码和数据上传,验收不合格的,不得入库或者上架,并报告质量管理人员处理	将第161条改为第158条,修改为:验收合格的药品应当及时入库或者上架,验收不合格的,不得入库或者上架,并报告质量管理人员处理
		冷藏药品收货	无	冷藏药品到货时,应当按照本规范第74条规定进行检查	无变化

序号	类型	不同点	GSP（2000年版）	GSP（2013年版）	GSP（2016年版）
		查验检验报告	无	验收药品应当按照本规范第76条规定查验药品检验报告书	无变化
		特殊管理药品验收	无	特殊管理的药品应当按照相关规定进行验收	无变化
		验收后处理	无	验收合格的药品应当及时入库或者上架，实施电子监管的药品，还应当按照本规范第81条、第82条的规定进行扫码和数据上传，验收不合格的，不得入库或者上架，并报告质量管理人员处理	无变化
7	陈列与存储	总条目数	共4条	共6条（第162~167条）	共6条（第159~164条）
		温度调控	检查药品储存条件是否符合规定要求	企业应当对营业场所温度进行监测和调控，以使营业场所的温度符合常温要求	无变化
		场所环境	检查药品陈列环境是否符合规定要求	企业应当定期进行卫生检查，保持环境整洁。存放、陈列药品的设备应当保持清洁卫生，不得放置与销售活动无关的物品，并采取防虫、防鼠等措施，防止污染药品	无变化
		陈列要求	共7小项	共10小项，增加了冷藏药品的要求、中药饮片清斗要求和药品与非药品的隔离要求。取消了易串味药品的要求和危险品的陈列要求	无变化
		药品检查	陈列和储存药品的养护工作包括：（一）定期检查陈列与储存药品的质量并记录。近效期的药品、易霉变、易潮解的药品视情况缩短检查周期，对质量有疑问及储存日久的药品应及时抽样送检。（二）检查药品陈列环境和储存条件是否符合规定要求。（三）对各种养护设备进行检查。（四）检查中发现的问题应及时向质量负责人汇报并尽快处理	企业应当定期对陈列、存放的药品进行检查，重点检查拆零药品和易变质、近效期、摆放时间较长的药品以及中药饮片。发现有质量疑问的药品应当及时撤柜，停止销售，由质量管理人员确认和处理，并保留相关记录。增加了拆零药品和中药饮片	无变化

续表

序号	类型	不同点	GSP（2000年版）	GSP（2013年版）	GSP（2016年版）
		有效期管理	无	企业应当对药品的有效期进行跟踪管理,防止近效期药品售出后可能发生的过期使用	无变化
		仓库的存储管理	库存药品应实行色标管理	企业设置库房的,库房的药品储存与养护管理应当符合本规范第二章第十节的相关规定。按批发企业的仓库管理	无变化
8	销售管理	总条目数	共4条	共9条(第168~176条)	共8条(第165~172条)
		资质公示	应在营业场所的显著位置悬挂《药品经营许可证》、营业执照以及与执业人员要求相符的执业证明	无变化	无变化
		在岗执业	无	营业人员应当佩戴有照片、姓名、岗位等内容的工作牌;是执业药师和药学技术人员的,工作牌还应当标明执业资格或者药学专业技术职称;在岗执业的执业药师应当挂牌明示	无变化
		销售药品	销售药品时,处方要经执业药师或具有药师以上(含药师和中药师)职称的人员审核后方可调配和销售。对处方所列药品不得擅自更改或代用。对有配伍禁忌或超剂量的处方,应当拒绝调配、销售,必要时,需经原处方医生更正或重新签字方可调配和销售。审核、调配或销售人员均应在处方上签字或盖章	增加了销售近效期商品和中药饮片的销售规定以及处方留存方式(原件和复印件)(销售近效期药品应当向顾客告知有效期;销售中药饮片做到计量准确,并告知煎服方法及注意事项;提供中药饮片代煎服务,应当符合国家有关规定)	无变化
		销售凭证	无	企业销售药品应当开具销售凭证,内容包括药品名称、生产厂商、数量、价格、批号、规格等,并做好销售记录	无变化

序号	类型	不同点	GSP（2000年版）	GSP（2013年版）	GSP（2016年版）
		拆零销售	药品拆零销售使用的工具、包装袋应清洁和卫生，出售时应在药袋上写明药品名称、规格、服法、用量、有效期等内容，较笼统	药品拆零销售应当符合以下要求：（一）负责拆零销售的人员经过专门培训；（二）拆零的工作台及工具保持清洁、卫生，防止交叉污染；（三）做好拆零销售记录，内容包括拆零起始日期、药品的通用名称、规格、批号、生产厂商、有效期、销售数量、销售日期、分拆及复核人员等；（四）拆零销售应当使用洁净、卫生的包装，包装上注明药品名称、规格、数量、用法、用量、批号、有效期以及药店名称等内容；（五）提供药品说明书原件或者复印件	无变化
		特殊药品零售	销售特殊管理的药品，应严格按照国家有关规定，凭盖有医疗单位公章的医生处方限量供应，销售及复核人员均应在处方上签字或盖章	销售特殊管理的药品和国家有专门管理要求的药品，应当严格执行国家有关规定	无变化
		营销宣传	无	药品广告宣传应当严格执行国家有关广告管理的规定	无变化
		促销员管理	无	非本企业在职人员不得在营业场所内从事药品销售相关活动	无变化
		电子监管	无	增加药品电子监管内容	删除176条药品电子监管内容
9	售后管理	总条目数	共1条	共5条（第177~181条）	共5条（第173~177条）
		零售药品退换	无	除药品质量原因外，药品一经售出，不得退换	无变化
		投诉监督	企业还应设置意见簿和公布监督电话，对顾客的批评或投诉要及时加以解决	企业应当在营业场所公布药品监督管理部门的监督电话，设置顾客意见簿，及时处理顾客对药品质量的投诉，基本未变，特意强调了药品监督管理部门监督电话	无变化
		不良反应	无	企业应当按照国家有关药品不良反应报告制度的规定，收集、报告药品不良反应信息	无变化
		问题药品追回	无	企业发现已售出药品有严重质量问题，应当及时采取措施追回药品并做好记录，同时向药品监督管理部门报告	无变化

续表

序号	类型	不同点	GSP（2000年版）	GSP（2013年版）	GSP（2016年版）
		药品召回	无	企业应当协助药品生产企业履行召回义务,控制和收回存在安全隐患的药品,并建立药品召回记录	无变化

续表

药品储存与养护课程标准

（药品经营与管理、药学、中药
学、药品生产技术等专业用）

ER-课程标准